李淑娟■主编

孕妈妈怎么吃

Yunmama Zenmechi

中国科学技术出版社
·北 京·

图书在版编目（CIP）数据

孕妈妈怎么吃 / 李淑娟主编 . -- 北京：中国科学技术出版社，2021.7
ISBN 978-7-5046-8494-3

Ⅰ . ①孕… Ⅱ . ①李… Ⅲ . ①孕妇－营养卫生－基本知识 Ⅳ . ① R153.1

中国版本图书馆 CIP 数据核字（2019）第 275597 号

策划编辑　崔晓荣
责任编辑　张晶晶
装帧设计　华图文轩
责任校对　邓雪梅
责任印制　马宇晨

出　　版　中国科学技术出版社
发　　行　中国科学技术出版社有限公司发行部
地　　址　北京市海淀区中关村南大街 16 号
邮　　编　100081
发行电话　010-62173865
传　　真　010-62179148
网　　址　http：//www.cspbooks.com.cn

开　　本　720mm × 1000mm　1/16
字　　数　295 千字
印　　张　16.5
版　　次　2021 年 7 月第 1 版
印　　次　2021 年 7 月第 1 次印刷
印　　刷　北京长宁印刷有限公司
书　　号　ISBN 978-7-5046-8494-3/ R · 2498
定　　价　49.00 元

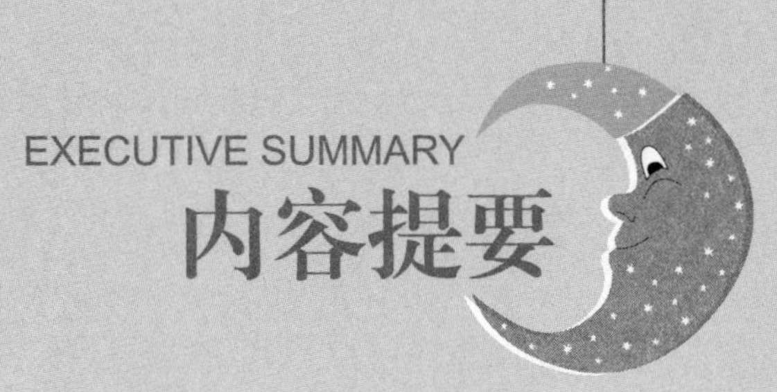

EXECUTIVE SUMMARY
内容提要

本书详细叙述了十月孕程饮食营养细则，分别介绍了孕初期、孕中期及临近分娩期的孕妈妈们该吃什么、怎么吃、日常饮食的原则等，以及哪些食物可以助孕、怎样应对孕早期的妊娠反应、如何帮助孕妇解除偏食挑食等问题。不仅让孕妈妈吃得安心、放心，还考虑了孕妈妈在不同妊娠阶段的饮食口味及营养，对整个孕程中孕妇的生理变化及胎宝宝在成长中的营养需求，也作了详尽的介绍。本书可作为怀孕的妇女和即将怀孕的妇女及其家人孕产保健的指导书。

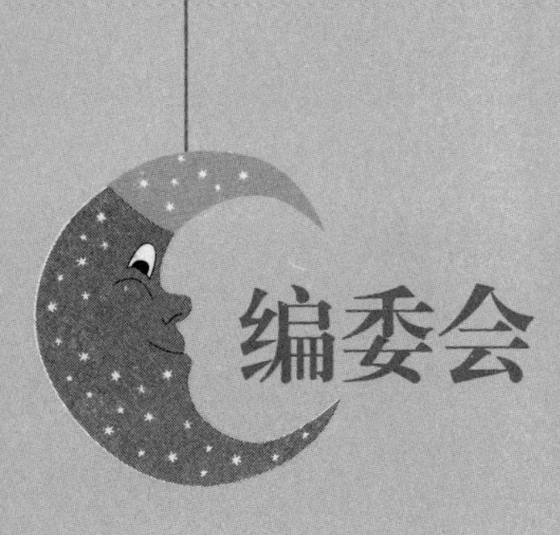

编委会

主编　李　娟

编者　李喜军　李书明

尤燕霞　孙瑞娟

刘美如　冯素芳

黄春霞　宋月萍

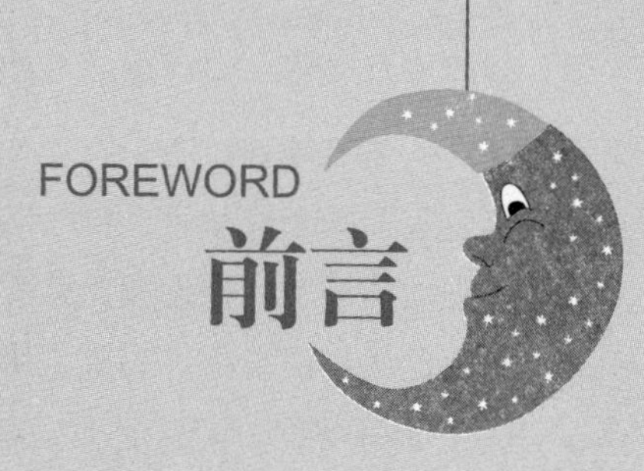

FOREWORD

前言

有人说:“生了孩子，女人才称得上真正的女人，否则就像长不大的孩子一样。”尽管有些偏颇，但不得不承认，很多道理都是在我们有了孩子，做了父母的时候才懂得的，才深切感受到父母当年的不容易。且不说养一个孩子，仅仅是生一个宝宝就不是那么容易的事儿，再往小里说，孕期怎么吃、怎么喝才合理科学，怎么吃才能明晰那些孕期饮食宜忌，做到相宜不犯忌，两个字:不易!

无论怎样，有准备的孕妇与没有准备的孕妇相比，前者的孕期生活要顺利从容得多，妊娠反应也轻得多。有了一些准备，孕期“照章行事”，自然少了不知所措的匆忙，多了从容，更重要的是，胎儿会在优良的环境中健康成长。

有专家说，妊娠期饮食要清淡而又富有营养，蛋白质、维生素及矿物质等营养物质的需求量要比孕前有所增加。要根据自己的胃口和喜爱,适当搭配，以增加摄入量，保证膳食营养更合理。烟、酒对孕妇和胎儿有害而无利，应当戒除。是的，这仿佛是放之四海而皆准的道理，众所周知，但具体细节呢?孕事纷呈复杂，该从哪儿做起?

鉴于此，这本《孕妈妈怎么吃》以“同步”为准则，细说了你十月孕程该吃什么，不该吃什么，分月娓娓道来，不仅让你孕期饮食少了迷惑，还让孕期“吃”得安心、放心，不仅照顾好孕妈妈的饮食口味，还照顾好孕妈妈在整个孕程的生理变化，照顾到了胎宝宝在成长、变化过程中的所需营养，尤为可贵的是，我们考虑到孕期出现的种种变化，考虑到孕期出现的种种不适，考虑到孕期用药的诸多不宜，我们对孕期不适提供了种种营养调理方案，一一对照，就能十月孕程一路好歌，天使驾到，一路安心、放心。

一书在手，准爸爸准妈妈抛下那些重重顾虑，在不知不觉中开始自己“要个宝宝”的十月孕程，开始“造人”之旅，开始与TA同呼吸、共命运的十个月！母强才能子壮，把握明星营养素，过好“吃”这道饮食关，还给自己健康，还给自己优雅的身材，另外，为家里添一个非常健康的宝宝。

十月孕程，一路有你，有胎宝宝，还有我——《孕妈妈怎么吃》。

编者

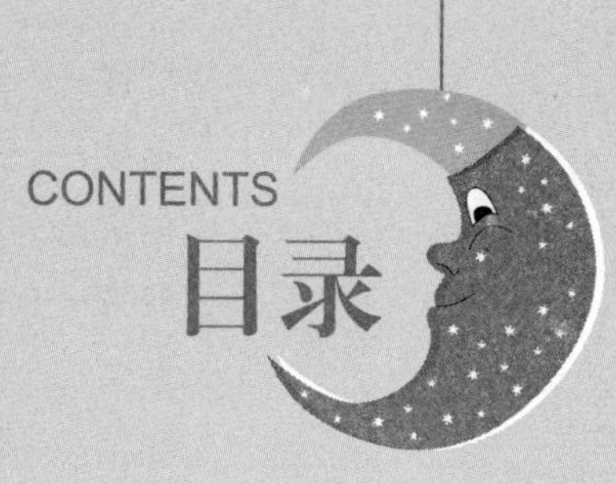

CONTENTS
目录

Part 1 备孕，助你怀上最棒的一胎

对号入座，准妈妈备孕饮食指导

各行其是，准爸爸备育饮食指导

排毒优先，“清道夫”大搜索

优生备忘录：孕前怎么吃听听专家怎么说

Part 2 孕1月，精卵幸福相遇

本月推荐：不可不知的明星营养素

饮食推荐——助你“好孕”食谱

早孕应对：应对早孕反应的食谱

安胎备忘录：想要宝宝棒先要妈妈好

Part 3 孕 2 月，胎宝宝安营扎寨正发育

安胎备忘录：想要宝宝棒先得妈妈好

Part 5 孕 4 月，越来越活跃的胎宝宝

本月推荐：不可不知的明星营养素

饮食百科——助你“好孕”食谱

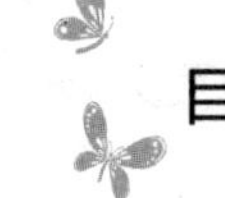

Part 8 孕 7 月，营养健康补，宝宝快成长

本月推荐：不可不知的明星营养素

饮食百科——助你“好孕”食谱

安胎备忘录：想要宝宝棒先得妈妈好

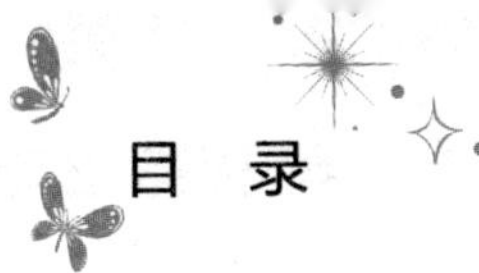

Part 9 孕 8 月，轻松迈进孕晚期

Part 11 孕 10 月，宝宝驾到，幸福来敲门

Part 12 “坐月子”怎么吃才科学

附 录

孕期检查，母子健康心中有数

控制体重：这样吃孕期长胎不长肉

Part 1

备孕，助你怀上最棒的一胎

想要一个健康、聪明的宝宝，该如何做好孕前准备呢？对此，准妈妈和准爸爸有其相同之处，又在很多方面有明显的区别。因此，本章在力倡排毒的基础上，将孕前准爸爸、准妈妈要做的事情做一个梳理和分类，以便孕前准备各行其是，各自对号入座。

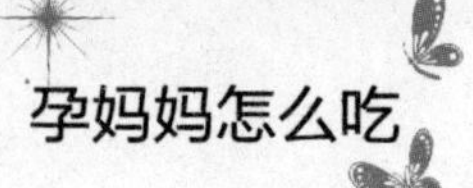

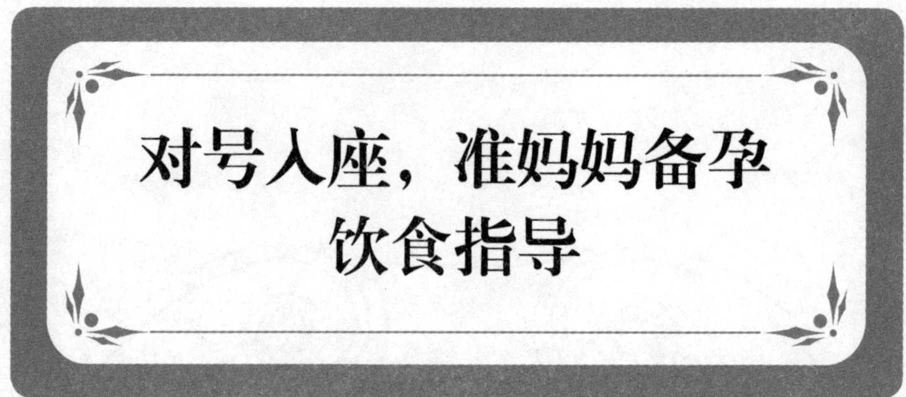

对号入座，准妈妈备孕饮食指导

只有健康的体魄才能孕育健康的后代。孕前调理要根据自身的实际状况来定，孕妈妈最好先去医院做一次全身性的检查，及时了解自己的身体健康状况和身体所需要的营养成分。要宝宝，准妈妈该怎么做？体形肥胖者、偏食素食者以及不同体质的准妈妈有不同饮食调理之法，如何吃？要因人而异，对号入座。

❁ 有讲究，孕前饮食做到“三保证”

人们通常比较重视孕期营养，而对孕前的营养却往往容易忽视。实际上，孕前营养对于优生也是相当重要的。研究发现，女性孕前体重与新生儿的出生体重相关，如有的女性生出巨大婴儿，常与孕前或孕后营养不合理有关，许多出生体重低的婴儿，往往是由母亲孕前体重较轻，或孕后体重增加较少造成的。

那么，孕前的饮食应该怎么安排呢？结合受孕后的生理特点来看，女性孕前的营养应参照平衡膳食的原则，多吃一些含有丰富蛋白质、较高热量的食物，多吃一些蔬菜和水果，适当提高脂肪、糖类的摄入量，增加肉类、鱼虾类、蛋类及豆制品的食物供给。总体来说，应做到“三保证”。

1. 精卵正常发育——蛋白质保证充足

优质蛋白质主要是通过增加肉、蛋、鱼虾、豆制品的摄入来实现。孕前夫妻双方应每天在饮食中摄取优质蛋白质 40 ~ 60 克，以保证受精卵的正常发育。

2. 精强卵壮——热能保证达标

保证身体能够摄入较高的热量主要是通过提高主食的质量来达到的。夫

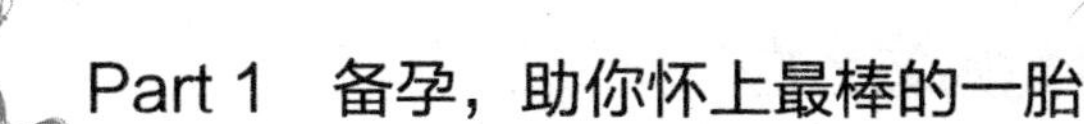

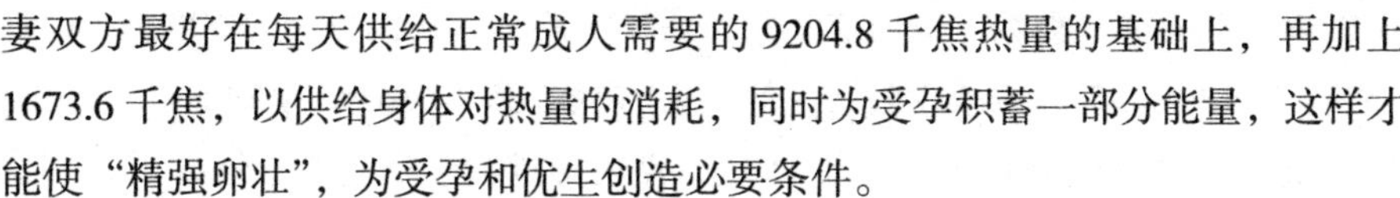

妻双方最好在每天供给正常成人需要的 9204.8 千焦热量的基础上，再加上 1673.6 千焦，以供给身体对热量的消耗，同时为受孕积蓄一部分能量，这样才能使“精强卵壮”，为受孕和优生创造必要条件。

3. 精卵正常——维生素保证合理

适量的维生素有助于精子、卵细胞及受精卵的发育与成长。妇产专家建议孕前夫妻双方每天摄入牛奶 500 毫升，鸡蛋 1 ~ 2 个，肉类 150 ~ 200 克，豆制品 50 ~ 150 克，水果 100 ~ 150 克，蔬菜 500 克，主食 400 ~ 600 克，植物油 40 ~ 50 毫升，坚果类食物 20 ~ 50 克。

除了维生素之外，还要补充充足的矿物质和微量元素。钙、铁、锌、铜等对构成骨骼、造血、提高智力、维持体内代谢的平衡有重要作用。此外，很多担心肥胖而拒绝脂肪食物的女性要注意了，因为脂肪所含的脂肪酸是构成机体细胞组织不可缺少的物质，增加优质脂肪的摄入对怀孕必不可少、非常有益。

❃ 肥胖者，备孕减肥“并驾齐驱”

身体胖瘦，体重是一个重要指标，不仅是身形，它还是衡量人体营养的一个指标。一个人可以根据自身体重是否达到理想标准来调节自己的饮食。那么，育龄女性是不是就越胖越好呢？事实上，远不止如此。母强子壮固然没有错，但如果患了肥胖却往往会平添很多孕育的“麻烦事儿”。孕妈妈肥胖不仅会引发高血压、高脂血症、糖尿病等疾病，还会引起卵巢功能不全、子宫发育不良。此外，由于肥胖破坏了体内激素的平衡，会影响神经系统、内分泌系统，可造成排卵障碍，出现月经少甚至闭经，甚至导致不孕症。统计数据显示，在育龄肥胖女性中，不怀孕的比例可以占到 1/4，此结果真的是触目惊心。那么，肥胖女性如何在孕前通过饮食来调节自己的体重呢？

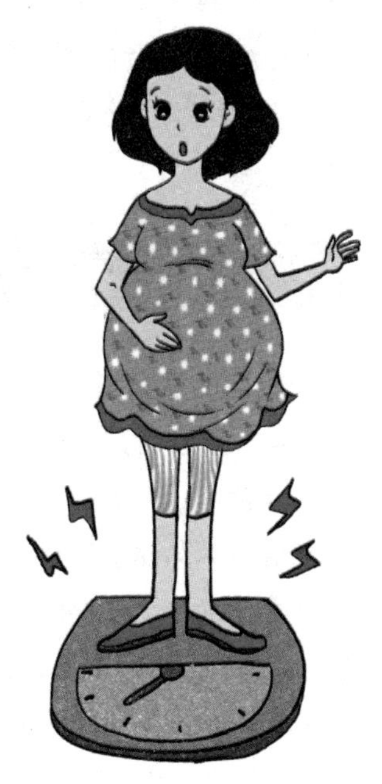

肥胖女性的饮食应在膳食营养素平衡的基础上减少每日摄入的总热量，原则是低热量、低脂肪、适宜优质蛋白（如鱼、鸡蛋、豆制品、鸡肉、

牛奶等）和糖类，糖类、蛋白质和脂肪所提供热量的比例分别为 60% ~ 65%、15% ~ 20% 和 25%，以减少脂肪（如肥肉、内脏、蛋黄、坚果、植物油等）为主。

此外，从饮食习惯上来看，每餐不要吃得过饱，吃七八分饱即可，用小餐具进食，增加满足感，按进食计划把每餐食品计划好；不暴饮暴食，优雅地细嚼慢咽，延长进食时间，可减少饥饿感。饮食上，尤其要挑选低脂肪食品，按少食多餐的原则完成每日饮食计划。这里要提醒那些爱美女士，怀孕后不主张减肥。这里，推荐两款瘦身食谱，以孕前参照适用。

减肥瘦身怎么吃

（1）双菇苦瓜丝

原料：苦瓜 150 克，香菇、金针菇各 100 克，酱油、姜、糖、香油各适量。

做法：将苦瓜顺丝切成细丝，姜片切成细丝；香菇浸软切丝，金针菇切去尾端洗净；油爆姜丝后，加入苦瓜丝、冬菇丝及盐，同炒片刻；将金针菇加入同炒，加入调味料炒匀即可食用。

助孕理由：香菇、金针菇能降低胆固醇；苦瓜富含纤维素，可减少脂肪吸收。

（2）枸杞烧鲫鱼

原料：鲫鱼 1 条，枸杞子 12 克，豆油、葱、姜、盐、胡椒面、味精适量。

做法：将鲫鱼去内脏、去鳞，洗净，葱切丝，姜切末；将油锅烧热，鲫鱼下锅炸至微黄，加入葱、姜、盐、胡椒面及水，稍焖片刻；投入枸杞子再焖烧 10 分钟，加味精即可食用。

助孕理由：枸杞子可防治动脉硬化；鲫鱼含脂肪少，有利于减肥。

❋ 素食者，备孕不能随心所欲

所谓的素食者，是指拒绝动物性食物而只吃植物性食物的人。这里要明确的是，素食者并不等同于只吃蔬菜水果。有些女性怀孕前就吃素，怀孕后想增加点营养，但心有余而力不足，一见到荤菜就恶心，因此只好依旧吃素食。专家指出，女性孕前及孕中吃素食也可以，但一定要搭配营养丰富的食物。

素食者有什么问题？就怀孕所必需的营养而言，素食者最主要的问题是蛋白质缺乏。蛋白质是由氨基酸构成的，在人体所需要的 21 种氨基酸中，9 种是人体自身无法合成的，因此必须来自饮食。这 9 种决定性的氨基酸（组氨

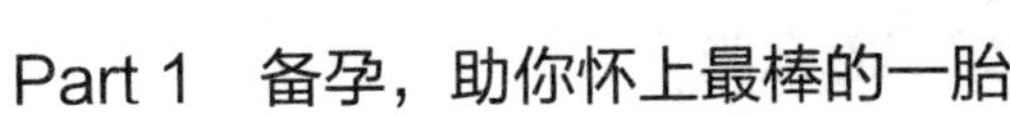
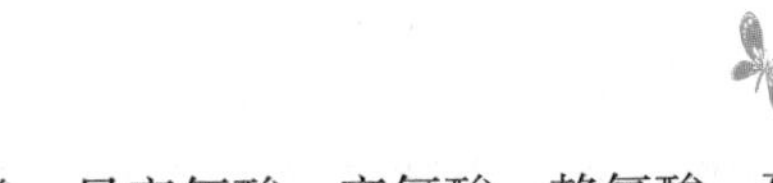

酸、异亮氨酸、亮氨酸、赖氨酸、蛋氨酸、苯丙氨酸、苏氨酸、色氨酸和缬氨酸）经常称为“基本氨基酸”。所以，孕前就要做好调理准备。

1. 摄取蛋白质——以植物蛋白为主

摄取足够的蛋白质，以供应孕后胎宝宝的成长发育，因为蛋白质是构成生物体的主要原料，女性在孕前摄取充足的蛋白质，具有建造组织的功能。蛋白质的主要来源包括肉、蛋、奶、豆类食品。一般来说，动物性蛋白质是比较理想的蛋白质来源，而素食准妈妈因为饮食习惯的不同，蛋白质的来源则以植物性蛋白质为主。为了满足孕期所需，营养师建议素食准妈妈应该多摄取奶、蛋及豆制品，其中豆制品（如豆腐、豆干、豆浆）中所含的蛋白质属于高生理价值，更是不错的选择；如果准妈妈为全素者，不妨在孕期改吃奶蛋素，增加蛋白质的摄取来源，但若真的无法改变饮食习惯，一定要多摄取含有高质量蛋白质的黄豆制品。

2. 补充维生素——多吃海藻类食物

素食女性较容易缺乏维生素 B_{12}，尤其是全素者。而维生素 B_{12} 的主要功能在于促进红细胞再生、维护神经系统健康，以及帮助脂肪、糖类、蛋白质的吸收，女性孕前及孕中如果摄取不足，容易出现恶性贫血、倦怠等问题。由于维生素 B_{12} 主要存在于动物性食物中，蔬菜类食物中仅有海藻类和紫菜含维生素 B_{12}，因此建议素食女性孕前要多吃海藻类、蛋、奶、紫菜等食物。如果素食女性（尤其是全素者）担心维生素 B_{12} 的摄取量不足，建议可适度补充复合维生素。

3. 补充铁质——选对食物是关键

通常情况下，从植物性食物中所摄取的铁质比较不容易被人体吸收，这也就是素食女性有时会出现铁质摄取略显不足的原因。为了确保补充铁质，素食女性除了要多吃富含铁质的食物，如紫菜、葡萄干、苋菜、樱桃、葡萄、大枣、红凤菜、苹果等，也要搭配食用维生素 C 含量高的水果，如番茄、番石榴、猕猴桃等，以帮助铁质的吸收。另外，茶和咖啡会影响铁质吸收，素食女性最好少喝。

4. 均衡营养——饮食的基本原则

均衡营养是孕前及孕期健康饮食的关键，对素食女性来说当然也不例外。素食女性也应该以均衡摄取为原则，多吃五谷根茎类、奶类、豆蛋及面制品类、蔬菜类、水果类、油脂类等六大类食物，才能获得孕期所需的均衡营养。

❋ 阳虚质，补肾助阳，调补冲任

体质特征：面色灰暗，缺少光泽；形体偏胖，精神状态不好，总是无精打采；经常感到身体疲惫，没有力气，喜欢躺着；怕冷，四肢发冷，手脚经常发凉；浑身无力，懒得说话，语声低微；口中乏味，不喜喝水或喜热饮；大便偏稀，小便多，或水肿，小便不利。

饮食指导：应注意少吃寒凉、生冷之品。

怀孕，对每一位想做妈妈的女性都是一项重大考验，不仅在心理上、物质上要有充分的准备，最重要的是要有健康的身体，这样才有条件顺利受孕，才能担起“十月怀胎”的重任。因此，在决定怀孕前最好先去医院做一次身体全面检查，排除器质性疾病，然后结合月经情况，以气、血、阴、阳为重要法则，辅以调肝、补肾、健脾进行孕前调养。这样，可以更加顺利地实现做妈妈的愿望。

助阳怎么吃

（1）虫草全鸡

原料：冬虫夏草10克，老母鸡1只，姜、葱、胡椒粉、食盐、黄酒适量。

做法：将老母鸡杀好去毛、内脏洗净，鸡头劈开后纳入虫草10枚扎紧，余下的虫草与葱、姜一同放入鸡腹中，放入罐内，再注入清汤，加盐、胡椒粉、黄酒，上笼蒸1.5小时，出笼后去姜、葱，加味精调味即可。

助孕理由：补肾助阳，调补冲任，适用于体质虚弱的孕妈妈食用。

（2）温补鹌鹑汤

原料：鹌鹑2只，菟丝子15克，艾叶30克，川芎15克。

做法：加清水1200克煎至400克，去渣取汁；药汁与鹌鹑一同隔水炖熟即可。

助孕理由：温肾固冲，适用于妇女宫寒，体质虚损者。

❋ 血虚质，调补血虚型月经过多

体质特征：面色苍白或枯黄且没有光泽；指甲和嘴唇缺少明显的血色；手脚麻木经常头晕目眩；月经量少或后期或闭经；舌淡呈苔白。

饮食指导：孕妇贫血关系着未来宝宝的健康，所以及时补血很重要。究其原因而言，很多准妈妈因为一些饮食误区所致，所以，忌吃辛辣和燥血食物，避免补血的误区，是孕妈妈走出贫血的首选。都有哪些饮食误区呢？归结起来看，主要有以下几类：

误区 1：只吃大枣可以补血

大枣本身虽具有补血的作用，但若只单吃大枣，效果相当微弱，若女性想借食物来补血，建议用大枣搭配葡萄干、龙眼等食品一起吃，效果会比单吃大枣更有用。

长期服用大枣容易产生胀气，且会使身材变胖，怕胖的人不宜长期服用，一周吃 2 ~ 3 次即已足够，以免补了血还得担心肥胖的问题。

误区 2：保健品可以代替贫血治疗

贫血是一种症状，而不是独立的疾病。在治疗时必须明确缺铁性贫血。市场销售的各种补血保健品，虽然含有一定量形式的铁，对缺铁性贫血治疗有辅助效果，但因为铁含量低，不能代替正规补铁。

误区 3：荤菜不利于健康

部分女性受某些媒体的误导，只注重植物性食品的保健功效，导致富含铁元素的动物性食品摄入过少。

实际上，动物性食物不仅含铁丰富，其吸收率也高，达 25%。而植物性食物中的铁元素受食物中所含的植酸盐、草酸盐等的干扰，吸收率很低，约为 3%。因此，不吃或少吃肉容易引起缺铁性贫血。

误区 4：牛奶鸡蛋够营养

专家评：牛奶的含铁含量很低，且吸收率只有 10%。鸡蛋中某些蛋白质还会抑制铁的吸收。例如，用牛奶喂养的婴幼儿，如果忽视添加辅食，常会引起缺铁性贫血。因此，牛奶鸡蛋虽然营养丰富，但要依赖它们来补充铁质则不可取。

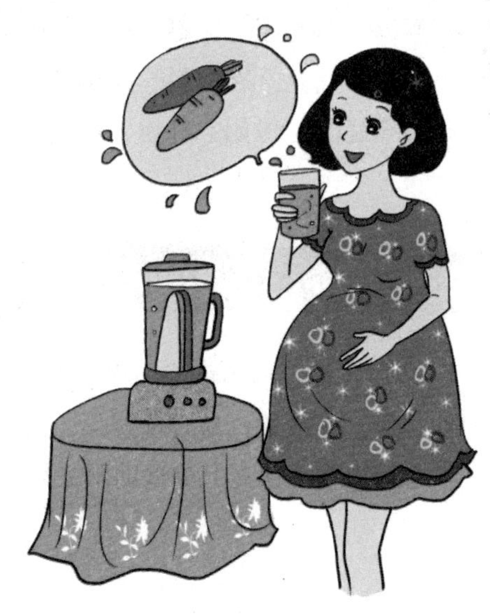

误区 5：蔬菜水果不能补铁

许多人认为蔬菜与水果对补铁没有什么好处。其实，蔬菜水果中富含维生素 C、柠檬酸及苹果酸，这类有机酸可与铁形成络合物，从而增加铁在肠道内的溶解度，有利于铁的吸收。

血虚怎么吃

（1）枸杞肉丁

原料：猪肉 250 克，枸杞子 15 克，番茄酱 50 克。

做法：将肉洗净后切成小丁，用刀背拍松，加酒、盐、湿淀粉拌匀，用六七成热的油略炸后捞出，待油热后复炸并捞出，油沸再炸至酥膨起，枸杞子磨成浆，调入番茄酱、糖、白醋，成酸甜卤汁后倒入余油中，炒浓后放入肉丁，拌匀即可。

助孕理由：有补益肾精、滋养阴血之功效。

（2）乌贼骨炖鸡

原料：乌贼骨 30 克，当归 30 克，鸡肉 100 克，精盐、味精适量。

做法：把鸡肉切丁，当归切片，乌贼骨打碎用纱布包好，装入陶罐内加清水 500 毫升，精盐适量，上蒸笼蒸熟，每日 1 次。一般 3 ～ 5 次可见效。

助孕理由：当归和鸡肉都是补血佳品，所以对血虚型月经过多，颇具疗效。

（3）花生枸杞蛋

原料：鸡蛋、花生仁、枸杞子、大枣、红糖各适量。

做法：先将花生仁、枸杞子煮熟，再放入红糖、大枣、鸡蛋一起煮，每日 1 次，连服 10 ～ 15 天。

助孕理由：补血补铁。

（4）枸杞大枣粥

原料：枸杞子、大枣、粳米各适量。

做法：将这 3 种原料一起熬成粥，每日 3 ～ 4 次，连服 30 天。

助孕理由：滋阴、补血、益气。

✻ 阴虚质，帮助孕妈妈滋阴养血

体质特征：形体偏瘦，面色偏红；时常午后感觉烘热，口燥咽干；舌红，苔少或干；喜冷饮；易心烦急躁，夜寐不安或梦多；大便偏干。

饮食指导：饮食上少食助阳之品，多食黑木耳、藕汁等清热、凉血止血之品。

阴虚怎么吃

（1）海参粥

原料：海参 15 克，大米 60 克，葱、姜末适量。

做法：将海参用温水泡发后洗净切成小块，大米洗净，入锅中加入海参、葱、姜末、盐及水熬成粥即可。

助孕理由：本粥具有滋阴养血、清泻虚火之功效。

（2）菜薏仁墨鱼汤

原料：淡菜 60 克，干墨鱼 100 克，薏苡仁 30 克，枸杞子 15 克，猪瘦肉 100 克。

做法：将墨鱼浸软，洗净，连其内壳切成 4 ~ 5 段；淡菜浸软后，洗净；猪瘦肉亦洗净切块。把三者一齐入砂锅，加清水适量，大火煮沸后，文火煮 3 小时，最后调味即可。

助孕理由：本汤具有滋阴补肾之功效。

❀ 气虚质，孕妈妈补中益气看过来

体质特征：身倦乏力而且少言懒语并且爱出汗；头晕目眩常感到面色淡白。

饮食指导：常吃些补中益气的药膳食品，可食一些补中益气的药膳，如大枣、桂圆、羊肉、高良姜等。

气虚怎么吃

（1）枸杞莲子汤

原料：莲子 150 克，枸杞子 25 克，白糖适量。

做法：将莲子用开水泡软后剥去外皮，去莲心，再用热水洗两遍；枸杞子用冷水淘洗干净待用；钢精锅加适量清水，放莲子、白糖煮沸 10 分钟后，放入枸杞子再煮 10 分钟，即可盛碗，佐餐食之。

助孕理由：本汤可补中益气、补肾固精、养心安神。适用于孕妈妈肝肾不足、眩晕、耳鸣、腰酸、气短等症。

（2）益脾饼

原料：白术 20 克，鸡内金 10 克，干姜 4 克，大枣 175 克，面粉 350 克，食盐、食用油各适量。

做法：将白术、干姜用纱布包起扎紧，放入砂锅内，下洗净去核的大枣，加适量水，先旺火烧沸转文火熬1小时左右，药汁留用；枣肉取出捣成泥，与面粉，研成细粉的鸡内金、食盐、药汁和成软面团。然后分成小面团，擀成薄饼，文火烙煎，做三餐主食用。

助孕理由：健脾、益气、开胃。可用于准妈妈脾弱气虚，运化失常所致的食少便溏、脘腹胀满、倦怠无力等症。

❋ 肝郁滞，理气解郁缓解孕期疲劳

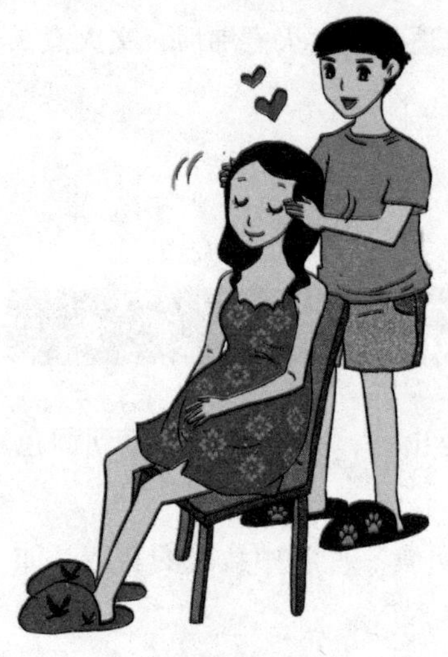

体质特征：经常胸闷和抑郁或易怒；胸闷，喜欢长出气；乳房胀痛和月经不调或闭经或痛经；咽喉如有梗物会感到吞不下又吐不出。

饮食指导：尽量不吃油腻和不容易消化的食物。

肝郁怎么吃

（1）郁芍兔肉汤

原料：兔肉100克，白芍15克，郁金12克，陈皮5克。

做法：将兔肉洗净切块，与白芍、郁金、陈皮一起入锅，文火煮2小时，再加食盐调味即可，食肉饮汤。

助孕理由：本汤可理气解郁，适合准妈妈孕前服用。

（2）茉莉花糖茶

原料：茉莉花5克，白糖10克。

做法：将茉莉花、白糖入杯，用沸水冲泡15 ~ 30分钟即可。

助孕理由：本茶可理气解郁，适合准妈妈孕前服用。

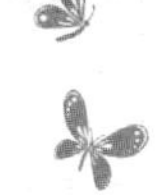

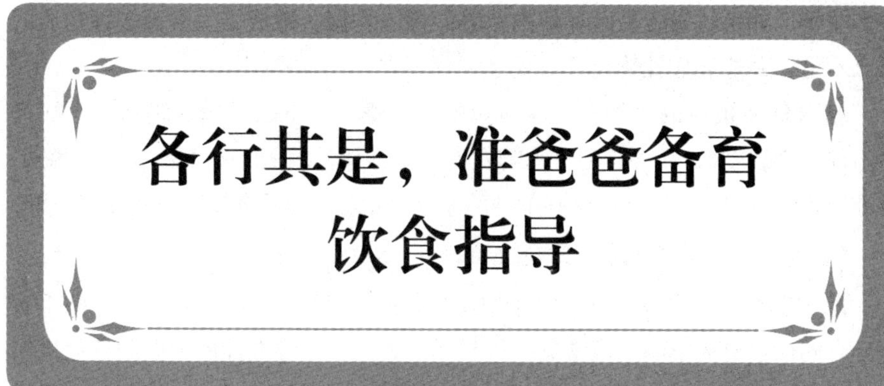

各行其是，准爸爸备育饮食指导

要孕育一个健康聪明的孩子，除了女方以外，男方精子的数量和质量同样至关重要，同为优生之本。因此，准爸爸同样也应积极去准备。因为精子成熟需要 2 个多月的时间，所以男方的准备也至少在 3 个月之前开始：储备营养、养精保精、补充叶酸及少喝碳酸饮料，多吃水果蔬菜。

❃ 储备营养，养精蓄锐做好三件事

计划生育，准爸爸的营养也不容忽视。归结起来，应主要从脂肪、优质蛋白和锌、硒等营养素着手重点把握。

1. 脂肪——摄取适量

脂肪远不只是很多人认为的增肥添肉，脂肪中的胆固醇转化可以产生性激素，胆固醇是合成性激素的重要原料，脂肪中还含有精子生成所需的必需脂肪酸，如果缺乏必需脂肪酸，不仅影响精子的生成，而且还可能引起性欲下降。

富含脂肪的食物有很多，如肉类、鱼类、禽蛋类食物都含有较多的胆固醇，尤其是多吃深海鱼，深海鱼中含有的必需脂肪酸，能参与激素的产生和平衡，有益男性生殖健康，适量摄入有利于性激素的合成。

2. 优质蛋白——摄入充分

合理补充富含优质蛋白的食物，对孕期而言不可忽视，这是因为蛋白质是细胞的重要组成部分，也是生成精子的重要原材料，有益于协调男性内分泌功能以及提高精子的数量和质量。但是，值得注意的是，蛋白质物质摄入不是多多益善，如果过量容易破坏体内营养的摄入均衡，造成维生素等多种物质的摄入不足，并造成酸性体质，对受孕十分不利。

富含优质蛋白的食物有：深海鱼虾、牡蛎、大豆、瘦肉、鸡蛋等。海产品不仅污染程度低，还含有促进大脑发育和增强体质的 DHA、EHA 等营养元素，对准爸爸十分有益，所以建议有条件的家庭，可以每天适量食用一些深海鱼虾。

3. 锌、硒等营养元素——补充合理

除了脂肪和优质蛋白外，人体内的矿物质和微量元素摄取，对男性生育力具有同样重要的影响。最常见的就是锌、硒元素。锌在体内可以调整免疫系统的功能，改善精子的活动能力。人体内锌缺乏会引起精子数量减少、畸形精子数量增加及性功能和生殖功能减退甚至不育；缺硒会减少精子活动所需的能量来源，使精子的活动力下降。

含锌较高的食物有：贝壳类海产品、动物内脏、谷类胚芽、芝麻、虾等。

含硒较高的食物有：海带、墨鱼、虾、紫菜等。

❀ 精益求精，多吃补精的食物

为了孕育一个健康聪明的宝宝，男士从孕前 3 个月开始就要合理补充矿物质和微量元素，以提高精子的质量。那么，哪些食物有助于提高精子的质量呢?

1. 富含钙的食物

钙元素对精子的运动、获能、维持透明质酸酶的活性及在受精过程中起着举足轻重的作用。如果机体缺钙，就会使精子运动迟缓。因此男士应多吃一些富含钙的食物，如酥鱼、牛奶、排骨汤、虾皮、海带、金针菜、芫荽、甜杏仁。

2. 含有精氨酸的食物

精氨酸有提高精子质量的能力。富含精氨酸的食物有鳝鱼、泥鳅、墨鱼、海参、淮山药、芝麻、花生仁、葵花子、榛子、银杏、豆腐皮等。

3. 含有镁的食物

镁有助于调节人的心脏活动、降低血压、预防心脏病、提高男性的生育能力。含镁较多的食物有核桃仁、马铃薯、通心粉、海产品、燕麦粥等。

4. 含锌的食物

精子中富含微量元素锌能提高精子质量，锌对维持男性正常的生殖功能起着不可小觑的作用。因为锌是精子代谢必需的物质，并能增强精子的活力，含锌较高的食物主要有：动物内脏、谷类胚芽、虾、芝麻、贝类海产品等。

5. 含果糖的食物

提高精子质量与精囊中所含果糖的数量有关。如果精液中果糖含量低，容易引起死精症。而果糖在蜂蜜及各种水果，如苹果、梨、甜橙、菠萝、葡萄中含量尤丰。

❋ 补充叶酸，男人不可袖手旁观

“赶紧补点叶酸，预防宝宝出生缺陷”，这对“计划”生育的女性而言，几乎众所周知。为了预防先天畸形儿出生，几乎每个女性在怀孕前，都会被千叮咛万嘱咐。但你知道吗，补充叶酸并不是女人的专利，男人也不可袖手旁观。服用叶酸不仅能预防出生缺陷，还能生出聪明健康的宝宝。

宝宝虽然在母体中孕育，但宝宝的优劣在孕前则决定于男人的精子和女性卵子的质量。男性从婚后开始每日补充叶酸，可以提高精子质量，增加女性受孕机会；再摄入如 β 胡萝卜素、锌等营养物质，可以更好地提升男性“种子”的数量和质量。而适当补充维生素 B_6，则可以帮助男性的“优良种子”在女性的幸福土地上“播种、扎根、发芽、结果”，为培育健康宝宝打下基础。

对此，美国加利福尼亚州立大学伯克利分校的研究人员分析了 89 名健康男性的精子质量，并记录其每日摄入锌、叶酸、维生素 C、维生素 E 和 β 胡萝卜素的情况。结果显示，摄入叶酸量最高的男性，出现精子异常的概率最低。可见叶酸对于男性生殖健康是相当重要的。对此，世界上比较认可的方法是：每日补充 0.8 毫克叶酸增补剂来弥补食物中叶酸摄入的不足。

❋ 戒烟戒酒，把住嘴成就宝宝健康

想要宝宝，有吸烟习惯的准爸爸得做出一点“牺牲”了，做到戒烟戒酒。对于烟瘾酒瘾较大的人而言，这是一种挑战，但相比宝宝一生的健康，这也暂时可以“屈从”。为什么一定要这样呢？

吸烟的影响：吸烟叼着自在，但对优生影响不可低估。吸烟会影响精子的发育，烟气中许多化学物质能诱发精子异常、精子数量减少、精子运动能力改变。日本一项研究指出：每日吸烟 30 支的男子，畸形精子可超过 20%，父亲吸烟可导致新生儿畸形，吸烟愈多，其比例愈高。瑞士医学研究表明：烟草中的尼古丁可以使男性精子形成所需要的适宜内环境遭到破坏（主要为酸碱度不正常），使他的精子发育不良，结果会导致未来的婴儿出现形态和功能等方面的缺陷。

饮酒的影响：不吸烟可以，喝酒能行吗？不行！男性酗酒对生育影响很大，导致睾丸萎缩、不育和性欲降低、性功能障碍的占 70% ~ 80%。酒精中毒，使精子数量减少，活力降低，畸形精子、死精子的比率升高，从而影响受孕和胚胎发育。男性酗酒者还表现出高雌激素状态（如出现女性盾形的阴毛分布），还易并发维生素 A 和锌缺乏，生育力下降。

基于以上理由，因此，为了下一代的健康出生，准爸爸应尽量做到禁酒、戒烟，尤其同房前不要喝酒。

❋ 碳酸饮料，杀伤精子没商量

精子对于男性来说非常重要，男人们强壮的体魄有利于正常排精。碳酸饮料可以解渴，同时里面所含的糖类也可以补充能量，所以，很多男性朋友都喜欢喝碳酸饮料，那么，碳酸饮料会杀死精子吗？很多男性朋友可能会有些许疑问，那么让我们来听听专家的分析吧！

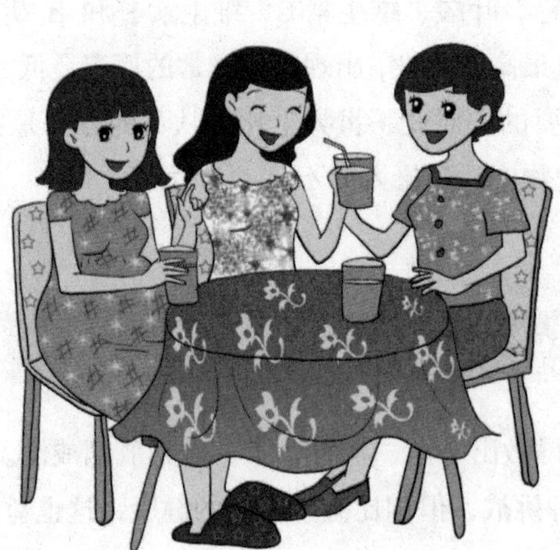

碳酸饮料对精子质量有影响，不宜多喝。据有关专家实验证明：碳酸饮料就是汽水，其主要特点是在饮料中加入了二氧化碳。根据国家软饮料分类标准，在碳酸饮料中专门有一种类型就是可乐型，它是指含有焦糖色、可乐香精或者类似可乐果、果香混合而成的碳酸饮料。

美国哈佛大学医学院的科学家曾经对目前出售的三种不同配方的可口可乐饮料，进行了杀伤精子的试验，得出的结论是：男子饮用可乐型饮料，会直接伤害精子，影响男子的生养能力。若受损伤的精子一旦与卵子结合，可能会导致胎儿畸形或先天不足。医学家们将成活的精子加入一定量的可乐饮料中，1 分钟后测定精子的成活率。试验表明，新型配方的可乐饮料能杀死 58% 的精子，而早期配方的可乐型饮料可全部杀死精子。所以，根据相关的研究表明，碳酸饮料中的酸性物质、添加剂、防腐剂和咖啡因共同作用，会在一定程度上降低性能力，限制精子的活力，在一定的程度上影响了男性的生养能力。

新婚男子饮用可乐型饮料，精子会直接遭到杀伤，从而影响男子的生殖能力。若受伤的精子一旦与卵子结合，可能会导致胎宝宝畸形，或先天性不足。

所以要生育的准爸爸以少饮或不饮可乐饮料为宜，尤其是老配方型可乐，以免损害精子，影响生育。有精液质量异常，如少精子症、弱精症、死精症等的不育男子，应禁忌饮用可乐。因为它们的成分中含一种亚硝酸盐，会杀精。

✽ 水果蔬菜，男性生殖必需的物质

现代人的生活水平提高了，讲究食疗养生，很多男人便想到了补肾壮阳，通过食物壮阳，因此大鱼大肉地吃。其实这里有个误区，即多吃这些蔬菜水果可以提高性欲。那么，孕前男人该怎么吃呢？

很多植物和健康食品都有助于增加精子数量及提高精子质量。经常吃南瓜叶、南瓜子、洋葱等食物，可以有助于男性提高精子质量。

1. 南瓜叶——提高男子精子质量

南瓜叶中提取汁液，加入相等分量的牛奶，每天喝一杯有助增强性欲，提高精子质量，并恢复其状态。

2. 西瓜——男子性功能的天然药

西瓜瓤对人体绝对安全，是一种能够促进男子性功能的天然药物。西瓜中含有大量瓜氨酸，这种天然瓜氨酸具有与“伟哥”类似的药理作用。瓜氨酸进入人体后同样可增加流入阴茎海绵体内的血液量，以及促进血管内释放出一氧化氮。一般人知道，“伟哥”见效较快，但对人体有一定副作用，而“天然伟哥”无副作用，但见效较慢，要吃下 3 个西瓜才能达到服用一粒“伟哥”的效力。

3. 巧克力——提高男子性功能

巧克力也能提高人的性欲，它甚至比壮阳药物“伟哥”更具功效。“伟哥”有着令人不悦的副作用，而巧克力除了能提高性功能之外，还是最佳的抗氧化剂，能够帮助防治心脏病、高血压和糖尿病。

4. 番茄——增加男性精子数量

在番茄和某些贝壳类动物体内发现的番茄红素，可以增加不育男性精子数量。在不育男性的体内，番茄红素的含量偏低。有一项调查表明，接受调查的男性年龄为 23 ~ 45 岁，在实验进行过程中，他们连续 3 个月，每日 2 次口服 2 毫克番茄红素。结果发现，番茄红素指数和不育症之间存在直接的联系。在口服番茄红素 3 个月以后，医生发现 67% 的患者的精子状况有了显著改善。73% 的患者的精子活动更加活跃，63% 的患者的精子结构有了改善。

5. 韭菜——蔬菜中的“伟哥”

韭菜具有温中下气、补肾益阳等功效，被称为“起阳草”，堪称蔬菜中的“伟哥”。韭菜籽有固精助阳、补肾、暖腰膝的作用，用于治疗阳痿、遗精、多尿等症。韭菜粥有补肾壮阳、温中下气的功效，可用于治疗阳痿阴冷、腰膝酸痛等症。韭菜炒鲜虾有健胃补虚、益精壮阳的作用；韭菜炒羊肝有温肾固精、补肝明目的作用，适用于阳痿遗精、月经不调、经漏带下等症。

此外，“助性”还要防止“败性”食物。竹笋可影响人体对钙、锌的吸收与利用，缺锌可使性欲下降，性功能减退。芹菜有抑制精子生成的作用，从而使精子数量下降，出现阳痿；多食大蒜有明显的杀精子作用，故准备当爸爸的人不宜多食大蒜。葵花子的蛋白质部分含有抑制睾丸的成分，能引起睾丸萎缩，影响正常的生育功能；木瓜含有一种十分强的酶——木瓜蛋白酶，可与黄体酮相互作用，从而阻碍怀孕或造成流产。过多食用胡萝卜，摄入大量胡萝卜素，会引起闭经，同时抑制卵巢正常的排卵功能。

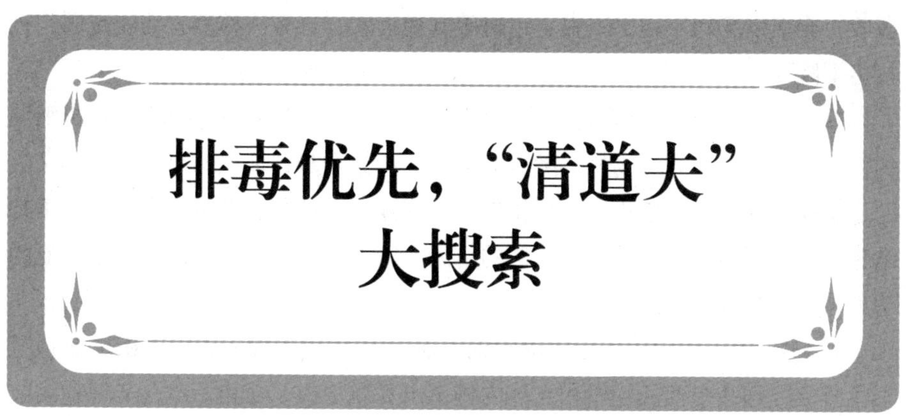

排毒优先，“清道夫”大搜索

孕期不能用化妆品，在怀孕期间，生活中积聚的毒素引起诸如便秘、黄褐斑等问题，很多女性会出现皮肤暗淡、长斑等现象，此外，中医认为，婴幼儿一些疾病，如新生儿黄疸、鹅口疮等，是从母体带来的，因为母体“藏毒”，所以婴幼儿才会生病。备孕女性只有先行清除体内毒素，才能为胎儿创造良好的成长环境。

❀ 这些排毒表现说明你急需排毒

既然如此，那么，怎么看出准妈妈准爸爸需要排毒呢？下面这些反应，帮助你认识自己的身体，认识到迫在眉睫的排毒。

肥胖：如果你的体重超过标准体重 20%，或体重指数［体重：千克 / 身高 ^{2}（kg/m^2）］大于 24，就属于肥胖了。肥胖是一种营养过剩疾病，如果长期过量食用高脂、高热量食物，体内毒素就会滋生，造成机体失衡，引发肥胖。肥胖患者除体弱无力、行动不便、动作时气喘、心悸、怕热多汗或腰痛、下肢关节疼痛等症状外，大多有糖、脂肪、水等物质代谢和内分泌方面的异常。

便秘：如果你排便间隔时间多于 3 天或 3 天以上，你可能患上了便秘。按照症状不同，便秘可分为习惯性便秘和偶发性便秘两种类型。大肠暂时贮存粪便，并控制排便，是人体排出毒素的主要通道之一。如果毒素在体内停留时间较长，影响脾胃的运行，造成大肠的传导失常，导致肠道不通而发生便秘。长期便秘，粪便不能及时排出，会产生大量毒素堆积，这些毒素会被人体再次吸收，会引发肠胃不适、口臭、色斑等其他症状，导致人体器官功能减弱，抵抗力下降。

痤疮：痤疮是一种毛囊与皮脂腺的慢性炎症性皮肤病。各种毒素在细菌的作用下产生大量有毒物质，随着血液循环到达全身；而当排出受阻时，又会通过皮肤向外渗溢，使皮肤变得粗糙，出现痤疮。此外，微量元素缺乏、精神紧张、高脂或高糖类饮食都是痤疮的诱因。所以我们不能只注意“面子”上的功夫，而忽视了体内的“环保”。

口臭：口臭是指口内出气臭秽的一种症状，多由肺、脾、胃积热或食积不化所致，这些东西长期淤积在体内排不出去就变成了毒素。贪食辛辣食物或暴饮暴食，疲劳过度，感受邪热，虚火郁结，或某些口腔疾病，如口腔溃疡、龋齿及消化系统疾病都可以导致口气不清爽。

湿疹：多是由消化系统疾病、肠胃功能紊乱、精神紧张，或环境中各种物理、化学物质刺激所引起的皮肤炎症性反应性疾病，它也是由于新陈代谢过程中产生过多的废物不能及时从体内排出造成的。

黄褐斑：内分泌发生变化、长期口服避孕药、肝脏疾患、肿瘤、慢性酒精中毒、日光照射都是黄褐斑发生的原因。每个人都期望自己拥有娇好的容颜，可是不知从什么时候开始，你的脸上出现了黄褐色或淡黑色斑片，那一片片呈地图状或蝴蝶状的斑片，使肌肤失去了原有的水嫩光泽。

皮肤瘙痒：皮肤是人体最大的排毒器官，皮肤上的汗腺和皮脂腺能够通过出汗等方式排出其他器官无法解决的毒素。外界的刺激、生活不规律、精神紧张以及内分泌障碍等使皮肤的这种功能减弱就会引发瘙痒。

慢性胃炎：是由饮食没有节制，脾胃虚弱、劳逸过度所引起的各种慢性胃黏膜炎性病变。

❋ 柠檬——清肺净血的“柠檬酸仓库”

柠檬，又称柠果、洋柠檬、益母果等。因其味极酸，肝虚孕妇最喜食，故称益母果或益母子。柠檬中含有丰富的柠檬酸，因此被誉为“柠檬酸仓库”。因为味道非常酸，故只能作为上等调味料，用来调制饮料菜肴、化妆品和药品。

柠檬是世界上最有药用价值的水果之一，它富含维生素C、糖类、钙、磷、铁、维生素B_1、维生素B_2、烟酸、奎宁酸、柠檬酸、苹果酸、橙皮苷、柚皮苷、

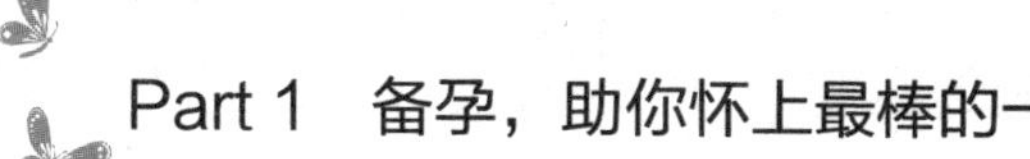

香豆精、高量钾元素和低量钠元素等，对人体十分有益。

维生素C能维持人体各种组织和细胞间质的生成，并保持它们正常的生理功能。人体内的母质、黏合和成胶质等，都需要维生素C来保护。当维生素C缺少时，细胞之间的间质——胶状物也就跟着变少。这样，细胞组织就会变脆，失去抵抗外力的能力，人体就容易出现坏血症。维生素还有更多用途，如预防感冒、刺激造血和抗癌等作用。

柠檬酸具有防止和消除皮肤色素沉着的作用，爱美的女性应该多食用。

注意：柠檬一般不生食，而是加工成饮料或食品。如柠檬汁、柠檬果酱、柠檬片、柠檬饼等，可以发挥同样的药物作用，如提高视力及暗适应性、减轻疲劳等。

排毒怎么吃

柠檬甘蔗汁：柠檬60克，甘蔗250克。切碎或略捣碎绞取汁液，徐徐服用。柠檬汁与蔗汁配用，更能益胃生津、止渴除烦、排毒和胃。可用于准妈妈排毒清热，改善心烦口渴症状。

荔枝——补脾益血的“南国果品”

荔枝又名离枝。诗人白居易曾描述：“此果若离开树干，一日则色变，二日则香变，三日则味变，四五日后色、香、味都已没有存，所以名离枝。”荔枝与香蕉、菠萝、龙眼一同号称“南国四大果品”。现代研究认为，荔枝果肉中含丰富的葡萄糖、蔗糖，总糖量在70%以上，列居多种水果之首，具有补充能量、增加营养的作用。研究证明，荔枝对大脑组织有补养作用，能明显改善失眠、健忘、神疲等症状。

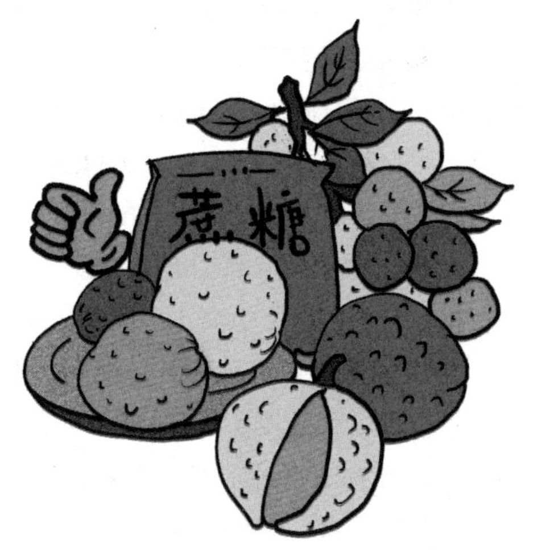

荔枝性平，味甘、微酸，具有生津止渴、补脾益血之功效，可调治孕期头晕、心闷、烦躁不安症状，

以及背膊不适症状，颈淋巴结结核，脓肿和疔疮，发小儿痘疮。李时珍说：荔枝气味纯阳。新鲜荔枝食入过多，会出现牙龈肿痛、口痛或鼻出血。所以牙齿有病及上火患者忌食。

此外，荔枝性热，多食易上火，并可引起“荔枝病”。荔枝果实除食用外，核入药为收敛止痛剂，治心气痛和小肠气痛。

排毒怎么吃

荔枝虾球：沙虾12只，新鲜荔枝12个，食盐、料酒、蛋清、淀粉、生姜适量。荔枝去核，放入淡盐水中浸泡片刻捞出。把虾去头留尾去虾肠，用食盐、料酒、1个鸡蛋清腌制10分钟。将虾身卷曲放入荔枝内，做成荔枝虾球待用。生姜切成碎粒，淀粉放入清水中备好。锅下油烧温，放入姜粒爆香，然后把荔枝虾球虾身朝下放入锅里，倒入水淀粉，焖煮至虾身变色，撒入食盐，即可出锅。《随身居饮食谱》记载：“荔枝甘温而香，通神益智，填精充液，辟臭止痛，滋心营，养肝血，果中美品，鲜者尤佳。”现代医学认为，荔枝含维生素A、维生素B_1、维生素C，还含有果胶、游离氨基酸、蛋白质及铁、磷、钙等多种元素，具有补肾、改善肝功能、加速毒素排除、使皮肤细嫩等保健功效。

❋ 白菜——稀释毒素，解除孕期胸烦

白菜原产于我国北方，是十字花科芸薹属叶用蔬菜，通常指大白菜；也包括小白菜以及甘蓝的栽培变种结球甘蓝，即“圆白菜”或“洋白菜”。白菜可炒食、做汤、腌渍，与小白菜一起成为我国居民餐桌上必不可少的一道美味蔬菜。大白菜含多种维生素、无机盐、纤维素及一定量的糖类、蛋白质、脂肪等营养成分，有“百菜之王”的美誉。

此外，白菜富含钾且钠含量少，不但可使机体保存多余的水分，减轻心脏负担，其中锌含量也高于肉类和蛋类，有促进幼儿生长发育的作用。

中医学认为，白菜味甘，性平，无毒，可以帮助孕妇通利肠胃，解除孕期胸烦。大白菜是现今餐桌上必不可少的一道家常美食，大白菜具有较高的营养价值，含有丰富的多种维生素和矿物质，特别是维生素C和钙、膳食纤维的含量非常丰富。对于护肤、养颜、防止女性乳腺癌、润肠排毒、促进人体对

动物蛋白的吸收等，都有极大作用。中医学还认为大白菜能养胃生津、除烦解渴、利尿通便、清热解毒，多食大白菜，还能预防和治疗便秘，预防痔疮及结肠癌等。

排毒怎么吃

白菜粥：大白菜、熟米饭（白菜与米饭的比例是4:1，如果是家常早餐，白菜和米饭的比例可以是2:1）。将白菜切成短丝，准备好葱姜蒜末。在热锅中倒入适量的油，用葱、姜、蒜爆锅后再放入白菜丝翻炒，出汤后加水和米饭，改成中火熬制，直至将米粥熬黏为止；出锅前放入少量的盐。白菜含有丰富的纤维素，可促进肠蠕动，帮助消化，防止便秘。每天选择两餐吃白菜，除了排毒之外，还有很好的减肥效果。

海带——消除孕期水肿的“海上之蔬”

海带，海藻类植物之一，是一种在低温海水中生长的大型海生褐藻植物，属于褐藻门布科，为大叶藻科植物，因其生长在海水中，柔韧似带而得名。海带是一种营养价值很高的蔬菜，同时具有一定的药用价值。海带的烹调方法很多，如海带炖排骨、海带烧肉、肉丝海带、海带汤、凉拌海带丝等。海带上常附着一层白霜似的白粉，即甘露醇，它是一种贵重的药用物质。现代科学研究证明，甘露醇具有降低血压、利尿和消肿的作用。海带有“长寿菜”“海上之蔬”“含碘冠军”的美誉。

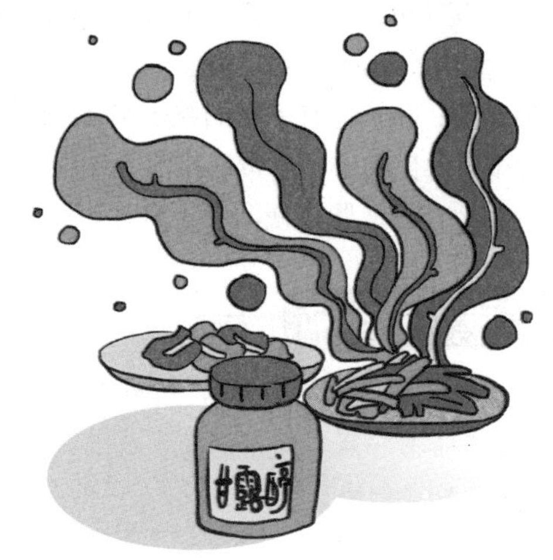

中医学认为，海带味咸，性寒，入肝、胃、肾三经。具有软坚、散结、消炎、平喘、通行利水、祛脂降压等功效，并对防治硅肺病有较好的作用。海带胶质能促使体内的放射性物质随同大便排出体外，从而减少放射性物质在体内积聚，也减少了放射性疾病的发生概率。尤其适用于精力不足、缺碘、气血不和、神经衰弱的孕妈妈食用，海带中的褐藻酸能减慢肠道吸收放射性元素锶的速度，使锶排出体外，具有预防白血病的作用。此外，海带对有毒元素镉也有促排作用。此外，常食海带可令秀发润泽乌黑。

排毒怎么吃

海带绿豆汤：海带 50 克，绿豆 50 克，红糖 50 克，水煮服食，每日 1 次。不仅可以帮助孕期排毒，缓解皮肤湿毒瘙痒，还能帮助孕妈妈调治高血压、高血脂等症状。

水煎海带汤：海带 20 克，决明子 30 克，水煎，吃海带饮汤，每日 2 次。可调治孕期肝火头痛、眼结膜炎。

腌拌海带：水发海带 500 克，洗净切小块，煮熟后捞出，加白糖 200 克拌匀，腌渍 1 日后即可食用。每日 2 次，每次食用 50 克。调治孕妈妈的慢性咽炎。

紫菜——利水消毒的“蔬菜之冠”

紫菜，是海中互生藻类的统称。紫菜属海产红藻，叶状体由包埋于薄层胶质中的一层细胞组成，深褐色、红色或紫色，紫菜生长在海中，附在石头上。纯青色，取来晒干后则变成紫色。研究显示，紫菜含蛋白质、脂肪、胡萝卜素、维生素 B_1、维生素 B_2、维生素 B_{12}、维生素 C、烟酸、胆碱、氨基酸（丙氨酸、谷氨酸、天冬氨酸等）、碘、钙、磷、铁等成分。紫菜中，其蛋白质、铁、磷、钙、维生素 B_1、胡萝卜素等含量居各种蔬菜之冠，故紫菜又有“营养宝库”的美称。

紫菜还可以入药，制成中药，具有化痰软坚、清热利水、补肾养心的功效。煮汁后饮用，用于治咽喉炎。产妇食用后可滋补身体，排除毒素，加快体质恢复的速度。除了含有丰富的维生素 A、B 族维生素外，最重要的是它蕴含丰富的纤维素及矿物质，可帮助排泄身体内的废物及毒素。

但要注意：腹痛便溏者不宜食用；胃肠消化功能不好者应少量食用。

排毒怎么吃

紫菜散：紫菜 15 克，研成细末。每次 5 克，蜂蜜兑开水送服。本方取紫菜清热化痰、蜂蜜润肺止咳之特点。本品除排毒之外，还可用于孕期咳嗽痰稠或腥臭。

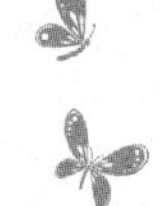

✻ 韭菜——散瘀排毒，治小便频数等

韭菜，又名起阳草，多年生草本植物，韭菜的营养价值很高，每100克可食用部分含蛋白质2 ~ 2.85克，脂肪0.2 ~ 0.5克，糖类2.4 ~ 6克，纤维素0.6 ~ 3.2克。还有大量的维生素，如胡萝卜素0.08 ~ 3.26毫克，维生素B_1 0.05 ~ 0.8毫克，烟酸0.3 ~ 1毫克，维生素C 10 ~ 62.8毫克。韭菜含的矿物质元素也较多，如钙10 ~ 86毫克，磷9 ~ 51毫克，铁0.6 ~ 2.4毫克。现代医学认为，有阳亢及热性病症的人不宜食用。韭菜的粗纤维较多，不易消化吸收，所以一次不能吃太多的韭菜，否则大量粗纤维刺激肠壁，往往引起腹泻。最好控制在一顿100 ~ 200克，不能超过400克。

韭菜除做菜用外，还有良好的药用价值，以种子和叶等入药。韭菜含有大量维生素和粗纤维，能增进胃肠蠕动，治疗便秘，预防肠癌。其根味辛，入肝经，温中，行气，散瘀；其叶味甘辛咸，性温，入胃、肝、肾经，温中行气，散瘀，具有健胃、提神、止汗固涩、补肾助阳、固精等功效。韭菜活血散瘀，理气降逆，温肾壮阳；韭汁对痢疾杆菌、伤寒杆菌、大肠埃希菌、葡萄球菌均有抑制作用。《本草纲目》中记载："韭籽补肝及命门，治小便频数，遗尿。"

韭菜性味甘、辛，性温，无毒，含有挥发油及硫化物、蛋白质、脂肪、糖

排毒怎么吃

韭菜炒胡桃：核桃仁（去皮）30克，先以芝麻油炒微黄，放入适量食盐，后入韭菜120克，炒熟后食用。胡桃仁与韭菜同用，甘辛温润，不仅可以帮助清除体内毒素，还有养肾助阳之功，在排除体内毒素的同时，还可用于肾虚阳痿、腰酸尿频等。

韭汁地黄丸：韭菜500克，绞取汁液，用干地黄250克，浸于韭菜汁中，日晒或以小火煮至汁干后，将地黄捣烂为丸，每丸约3克。早、晚各服2丸，温开水送服。生地黄能凉血止血，与本品配伍有排毒、散瘀之功效。不仅可以帮助清除体内淤积毒素，还可用于吐血、咳血、衄血、尿血或血淋等，尤其适用于有瘀血者。

韭汁牛乳汤：韭菜250克，生姜30克，切段或捣碎，纱布包，绞取汁液；兑入牛乳250克，加热煮沸，慢慢温服。本方用牛乳补养胃气，生姜温中化痰止呕，韭菜汁开胃降逆、散瘀。三者合用，不仅可以排毒清瘀，还能用于脾胃虚寒，呕吐少食，或噎膈反胃，胸膈作痛，胃有痰浊瘀血者。

类、维生素 B、维生素 C 等，有健胃、提神、温暖的作用。根、叶捣汁有消炎止血、止痛之功效。在《本草纲目》中，韭菜的功效是："生汁主上气，喘息欲绝,解肉脯毒。煮汁饮,能止消咳盗汗。韭籽补肝及命门,治小便频数,遗尿。"

✻ 豆芽——增加抗毒能力的"如意菜"

豆芽，也称芽苗菜，是各种谷类、豆类、树类的种子培育出可以食用的"芽菜"，也称"活体蔬菜"，又被称为如意菜。豆芽能减少人体内乳酸堆积，消除疲劳，其含有干扰素生剂，能诱生干扰素，增加体内抗生素，增加体内抗病毒、抗癌肿的能力，含有丰富的维生素 C、维生素 B_1、膳食纤维。日本科学家发现，绿豆在发芽过程中，部分蛋白质可分解为氨基酸，从而增加原有氨基酸的含量。其中还含有纤维素，若与韭菜同炒或凉拌，用于老年及幼儿便秘，既安全又有良效。它还有清除血管壁中胆固醇和脂肪的堆积、防止心血管病变的作用。

豆芽菜是黄豆芽、绿豆芽、黑豆芽和小豆芽的总称，是中国传统的菜肴。明朝李时珍在《本草纲目》中指出：惟此豆芽白美独异，食后清心养身。古人赞誉它是"冰肌玉质""金芽寸长""白龙之须"，豆芽的样子又像一把如意，所以人们又称它为如意菜。

中医学认为，绿豆芽性凉、味甘无毒，能清暑热、调五脏、解诸毒、利尿除湿，可用于饮酒过度、湿热郁滞、食少体倦。高血压和冠心病患者，夏季可常食素炒绿豆芽。民间用绿豆芽同鲫鱼炖服，治乳汁不下。绿豆芽榨汁，加白糖代茶饮，治尿路感染、小便赤热、尿频等症。

需要注意的是：豆芽不宜与猪肝同食。

排毒怎么吃

豆芽汤：绿豆芽 150 ~ 200 克，煎汤，可解孕期热毒，还能帮助解除酒毒。

绿豆芽汁：取绿豆芽 500 克，洗净，捣烂绞汁，加白糖适量，代茶饮服。用于孕期泌尿系感染者出现小便赤热、尿频等症状。

拌黄豆芽：黄豆芽 250 克，洗净后用沸水焯一下，加入适量醋、盐、味精等调味品，佐餐常食。可治疗孕前期便秘。

豆芽陈皮饮：取绿豆芽 500 克，陈皮 10 ~ 15 克，加入适量水，煎汤代茶饮，可起到排毒清热、除黄痰、利小便、滋润内脏之功。尤其是孕期因热症致咳嗽、咳吐黄痰，或伴有咽喉肿痛、小便少而色黄、大便不畅者。

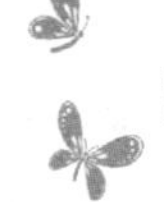

❋ 红薯——减少因便秘而引起的中毒

红薯又称甘薯、红苕、白薯、地瓜。其之所以称为番薯，大抵因为它是“舶来品”。相传番薯最早由印第安人培育，后来传入菲律宾，被当地统治者视为珍品，严禁外传，违者要处以死刑。16世纪，有两个在菲律宾经商的中国人，设法将一些番薯藤编进竹篮和缆绳内，瞒天过海，运回了福建老家，遂种植遍及中华大地。

红薯有极高的营养价值。红薯含有丰富的淀粉、维生素、纤维素等人体必需的营养成分，还含有丰富的镁、磷、钙等矿物元素和亚油酸等。这些物质能保持血管弹性，对孕期习惯性便秘十分有效。此外，红薯是一种理想的减肥食品，它的热量只有大米的1/3，而且因其富含纤维素和果胶而具有阻止糖分转化为脂肪的特殊功能。因此，在日本被誉为长寿食品。

红薯不仅营养丰富，同时又具有很好的药用功效。当代《中华本草》说其：“味甘，性平。归脾、肾经。”“补中和血、益气生津、宽肠胃、通便秘。主治脾虚水肿、疮疡肿毒、肠燥便秘。”白地瓜所含纤维相当于米面的10倍，其质地细腻，不伤肠胃，能加快消化道蠕动，有助于排毒通便，清理消化道，缩短食物中有毒物质在肠道内的滞留时间，减少因便秘而引起的人体自身中毒，降低肠道致癌物质浓度，预防孕期痔疮等。

红薯不宜和柿子同时食用。红薯的主要成分是淀粉，进食后会产生大量果酸，如果与柿子同时食用，果酸可与柿子的单宁、果胶起凝聚作用，形成胃结石。如果食量多的情况下，应该至少相隔5个小时以上。

排毒怎么吃

炒红薯：红薯250克。加食用油、盐炒熟，一次吃完，每日2次。不仅可以排除体内毒素，还能调治孕期便秘。

酸奶红薯泥：黄心红薯1根、果粒酸奶（或者普通酸奶）适量、鲜奶油（或者鲜牛奶）两大匙。将红薯洗净蒸熟；将蒸熟的红薯去皮摁成泥；加入鲜奶油拌匀；将红薯泥放入盘中，整形（如果想更美观，可以用小碗装好，倒扣）；将酸奶淋在红薯泥上，还可以撒上喜欢的水果、干果之类，作为零食或者饭后甜点都好。本品有润肠的作用，可帮助准妈妈排除体内毒素。

❋ 糙米——排除毒素，提高免疫功能

糙米，是指除了外壳之外都保留的全谷粒，即含有皮层、糊粉层和胚芽的米。由于口感较粗，质地紧密，煮起来也比较费时，但是糙米的营养价值比精白米高，与全麦相比，糙米的蛋白质含量虽然不多，但是蛋白质质量较好，主要是米精蛋白，氨基酸的组成比较完全，人体容易消化吸收，但赖氨酸含量较少，含有较多的脂肪和糖类，短时间内可以为人体提供大量的热量。

糙米有提高人体免疫功能、排除毒素、促进血液循环、消除沮丧烦躁的情绪、预防便秘等功效。糙米经过肠道时会吸附肠内毒素，最后将其从肠道内排出，有大肠“清道夫”的美誉。研究显示，糙米的营养远胜于精白米，如糙米中钙的含量是白米的 1.7 倍，含铁量是 2.75 倍，烟碱素是 3.2 倍，维生素 B_1 高达 12 倍。糙米中的维生素 E 是白米的 10 倍，纤维素高达 14 倍。从以上数据不难发现，常食糙米对健康是非常有益的。

排毒怎么吃

糙米茶：糙米 1 碗，加水 8 碗。用没沾油的锅，把糙米翻炒而不要爆裂地炒到黄褐色为止；同时在锅中放 8 碗水，煮开后放进炒过的糙米马上停火；原封不动地放 5 分钟；将糙米过滤后当茶喝。此茶可促进小便畅通，排出体内过剩的养分及毒素，更有帮助胰腺分泌胰岛素之功能。

南瓜糙米饭：糙米 2 杯，南瓜 1/2 个（约 600 克）。辅料：盐 1 茶匙。糙米洗净，加水 3 杯浸泡 1 小时，连同浸泡的水放入电锅，外锅加水 1 杯，煮饭；南瓜去皮洗净、切丁，10 分钟后拌入米饭中，同时加盐调味，略微拌匀后再煮；待电锅开关跳起，再焖片刻即可盛出食用。此饭不仅可以帮助排除毒素，润肠通便之功效，还能补中益气，增进孕期营养。

糙米绿豆粥：绿豆 50 克，陈皮 5 克，糙米 50 克，粳米 50 克，白糖适量。将绿豆、糙米、粳米淘洗干净浸泡 20 分钟，陈皮清洗干净；把食材倒入电压锅内胆；加入热水；倒入陈皮。此粥具有理气健脾、排毒化痰之功效，不仅可以清热解毒，还能除湿化痰，非常适合孕前清除体内毒素，排毒润肠。

✲ 魔芋——孕妈妈的“血液净化剂”

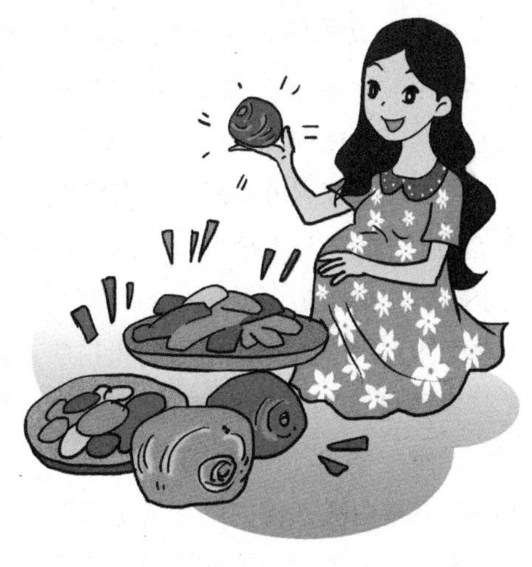

魔芋，又名磨芋、鬼芋、鬼头、花莲杆等，魔芋营养十分丰富，含淀粉35%，蛋白质3%，以及多种维生素和钾、磷、硒等矿物质元素。魔芋含有16种氨基酸，10种矿物质微量元素和丰富的食物纤维，对防治糖尿病、高血压有特效；魔芋低热、低脂、低糖，对预防和治疗结肠癌、乳腺癌、肥胖症的人群可以说是一种上等的既饱口福又治病健体的食品，还可以防治多种消化系统常见慢性疾病，减少有害物质在胃肠、胆囊中的滞留时间，有效保护胃黏膜，清洁胃壁。由此可见，魔芋是一种“天赐良药”。

魔芋具有较高的医学价值，我国古代医学典籍《本草纲目》《三元延寿》《开宝本草》等均有所记载：魔芋有毒、味辛、性寒，有解毒、消肿、行瘀、化痰、散积等多种功能。中医称之为“蛇六谷”，是有名的胃肠“清道夫”“血液净化剂”，能有效清除肠壁上的废物，预防便秘，其丰富的植物纤维素，帮助活跃肠道功能，加速排泄体内有害毒素，预防和减少肠道系统病变发生率。

排毒怎么吃

魔芋烧鸭：魔芋2个，鸭子1只，绍酒、食用盐、酱油、味精、嫩姜、胡椒粉、蒜片等适量。将魔芋切成5厘米长、1.3厘米宽的条，与茶叶（装布袋中）一道放在沸水里氽两次，让茶叶把可能留在魔芋中的杂味吸去，将嫩肥鸭洗净、取其净肉，切成同魔芋条相同的鸭条，入油锅炒至呈浅黄色时取出。将炒锅烧热，先下花椒粒和豆瓣酱，炒出香味，加肉汤煮沸，捞出花椒与豆瓣渣，再加绍酒、盐、酱油、味精、嫩姜、胡椒粉、鸭条、魔芋条、蒜片，烧至汁浓鸭酥时，加青蒜苗段、味精，用湿淀粉勾芡推匀即成。本品可补充营养、排除毒素，尤其适用于血压偏高的妇女孕前调理之用。

魔芋饮：魔芋粉5～10克，加沸水约200毫升搅拌均匀饮用。一日1～2次。适合孕前排毒通便。

❋ 猪血——孕前解毒清肠的“液态肉”

猪血，又称液体肉、血豆腐和血花等，是最理想的补血佳品。猪血的营养十分丰富，素有“液态肉”之称。据测定：每100克猪血含蛋白质16克，高于牛肉、瘦猪肉蛋白质的含量，而且容易消化吸收；另一特点是含脂肪量极少，每100克仅含0.4克，是瘦猪肉脂肪量的1/70，属低热量、低脂食物。另外，猪血中所含人体必需的无机盐，如钙、磷、钾、钠等，微量元素铁、锌、铜、锰也较多。猪血蛋白质所含的氨基酸比例与人体中氨基酸的比例接近，非常容易被机体利用。因此，猪血的蛋白质在动物食物中最容易被消化吸收。

中医学认为，猪血味甘、苦，性温，有解毒清肠、补血美容的功效。猪血富含维生素 B_2、维生素C、蛋白质、铁、磷、钙、烟酸等营养成分。猪血中的血浆蛋白被人体内的胃酸分解后，产生一种解毒、清肠的分解物，能够与侵入人体内的粉尘、有害金属微粒发生化合反应，易将毒素排出体外。所以，

排毒怎么吃

猪血鲫鱼粥：猪血300克，鲫鱼（去鳞及内脏）100克，粳米100克，白胡椒少许。加适量水，共煮成粥。孕前常服可治疗贫血、神经性头痛、身体虚弱、神经衰弱、失眠多梦等症。

绿菠猪血汤：菠菜3棵，猪血100克，葱段10克，盐、香油各适量。菠菜择去黄叶，洗净后切段；猪血洗净后切块；锅置于火上，放入适量香油，炒香葱段后放入适量开水，大火煮开；将猪血放入锅中，煮至水再次滚沸，加入菠菜段、盐，煮至菠菜变色即可。一招鲜：准备一锅水，烧开后，将菠菜放入开水中焯一会儿，2～3分钟就可以了。因为菠菜中含有草酸，它会有碍机体对钙的吸收，经过这样的处理，能去除菠菜中的草酸，涩味也被去除了。本品具有下气、润肠、助消化等功能，女性因生理特性普遍存在贫血的症状，多喝菠菜猪血汤，可补血、明目、润燥，尤其适合孕前补充体内铁。

猪血豆腐汤：猪血300克，豆腐、青菜、虾皮各50克。猪血与豆腐切成小块，青菜洗净切碎；水煮开后，先加入少量的虾皮、盐，再加入豆腐、青菜、猪血，煮3分钟即成。本品不仅可以排毒，还能用于孕前补铁、补钙。

如果孕前长期接触有毒有害粉尘的人，特别是每日驾驶车辆的司机，应多吃猪血。另外，猪血富含铁，对贫血而面色苍白者有改善作用，是排毒养颜的理想食物。

猪血不宜与黄豆同吃，否则会引起消化不良；忌与海带同食，会导致便秘。

草莓——清洁肠胃的“水果皇后”

草莓又叫红莓、洋莓、地莓等，是一种红色的水果。草莓是对蔷薇科草莓属植物的通称，属多年生草本植物。草莓的外观呈心形，鲜美红嫩，果肉多汁，含有特殊的浓郁水果芳香。草莓营养价值高，含丰富的维生素C，有排除毒素、帮助消化的功效，被誉为“水果皇后”。现代医学研究认为，草莓对胃肠道疾病和贫血均有一定的滋补调理作用。除了可以预防维生素C缺乏病外，对改善便秘和治疗痔疮、高血压、高脂血症均有一定的效果。

中医学认为，莓味甘酸、性凉、无毒，入肺、脾经，具有解毒清热、生津止渴、生津润燥、促进消化之功效。草莓所含的多种有机酸、纤维素、果胶和矿物质等能清洁肠胃、消除便秘。《本草纲目》中记载其能：“补脾气，固元气，制伏亢阳，扶持衰土，壮精神，益气，宽痞，消痰，解酒毒，止酒后发渴，利头目，开心益志。”

排毒怎么吃

草莓果冻：新鲜草莓150克，清水150克，细砂糖45克，白兰地1小匙，鱼胶粉2小匙，清水2大匙。草莓切片，加入清水，砂糖用小火煮开，煮至草莓有些软烂了即可，小火煮2～3分钟；鱼胶粉2小匙加清水2大匙泡软；用网筛将煮好的草莓汁过滤，用匙压烂草莓把汁沥出来，草莓泥不要。鱼胶粉泡好；将鱼胶粉放入加水的锅内，隔水加热至液态；再将开始滤好的草莓汁倒入鱼胶粉汁中混合均匀。加入白兰地混合均匀；放至温热时，再倒入玻璃杯内；在果冻杯内加入适量切片草莓，放入冰箱冷藏过夜即可。

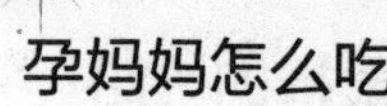

黑木耳——孕妈妈清胃涤肠上好佳食

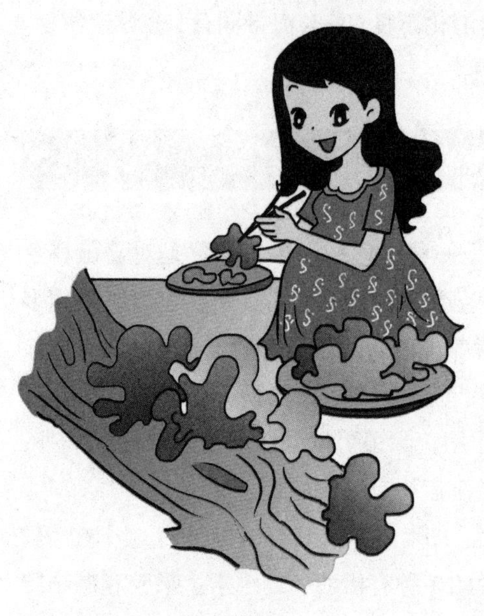

黑木耳别名光木耳，真菌学分类属担子菌纲，木耳目，木耳科。色泽黑褐，质地柔软，味道鲜美，营养丰富，可素可荤，不但为中国菜肴大添风采，而且能养血驻颜，令肌肤红润，容光焕发，并可防治缺铁性贫血等，具有很多药用功效。

中医学认为，木耳因生长在潮湿阴凉的环境中，认为它具有补气活血、凉血滋润的作用，能够消除血液中的热毒。黑木耳中的植物胶质有较强的吸附力，可将残留在人体消化系统内的杂质排出体外，起到清胃涤肠的作用。黑木耳对体内难以消化的谷壳、木渣、沙子、金属屑等具有溶解作用，对胆结石、肾结石等也有化解功能。

排毒怎么吃

黑木耳大枣汤：黑木耳粉10克，大枣粉50克。用适量的开水，把黑木耳粉和大枣粉冲开即可。黑木耳中的胶质可以将残留在消化道中的杂质、废物吸附后排出体外，此外，黑木耳含有的类核酸物质，可以降低血液中的胆固醇和三酰甘油的含量，连续食用1周，不仅能排毒，还能起到纤体丰胸的效果。

黑木耳大枣粥：黑木耳15克，大枣6枚，大米60克，红糖30克。将黑木耳用温水泡发，去杂，洗净，撕成小片；大米淘洗干净，备用；锅内加水适量，放入大枣、大米煮粥，八成熟时加入木耳片、红糖，再煮至粥熟即成。每日2次，连服5～7天。黑木耳有活血润燥、凉血排毒等功效，可用于孕前去寒、破瘀、缓肝。

优生备忘录：孕前怎么吃 听听专家怎么说

想要孕育健康的宝宝，孕前准备就要充分。有哪些食物不利于健康，又有哪些烹饪方法不利于“优生优育”，有哪些饮品少碰为妙呢？

❀ 把住嘴，孕前六类食物难“幸孕”

第一禁忌：避免“污染”食品。

禁忌理由：食物从其原料生产直至食用前的全过程中，会经历很多必需的环节，可能会不同程度地受到污染，给人的身体带来危害。因此，应尽量选用新鲜天然食品，避免食用含添加剂、色素、防腐剂的食品；蔬菜应充分清洗干净，水果最好去皮后再食用，以避免农药污染。

第二禁忌：慎食致敏食品。

禁忌理由：过敏体质的人食用可能致敏食物对胎儿的影响尚未引起人们的重视，但事实上，致敏食品很可能会引起流产、早产，导致胎儿畸形等多种恶性后果。

第三禁忌：避免吃腌制食品。

禁忌理由：这类食品虽然美味，但内含亚硝酸盐、苯丙芘等，对身体很不利。

第四禁忌：避免吃过多的糖。

禁忌理由：若经常食用高糖食物，常常会引起糖代谢紊乱，甚至成为潜在的糖尿病患者。

第五禁忌：避免吃罐头食品。

禁忌理由：罐头食品中含有的添加剂和防腐剂，是导致畸胎和流产的危险因素。

第六禁忌：避免吃人参、桂圆。

禁忌理由：中医学认为孕妇多数阴血偏虚，食用人参会引起气盛阴耗，加重早孕反应、水肿和高血压等；桂圆辛温助阳，孕妇食用后易动血动胎。因此，建议食用前谨慎考虑。

❀ 孕前补营养，鸡蛋“煮着吃”

鸡蛋营养丰富，还有其他重要的微量元素，如钾、钠、镁、磷，特别是蛋黄中的铁质达 7 毫克 /100 克，但所含的铁是非血色素铁，单独吃鸡蛋补铁，铁的生物利用率较低，只有 3%，贫血的人可与一些维生素 C、含有铁的蔬菜、肉类搭配着吃，能很好地提高鸡蛋中铁的吸收。

蛋黄中含有较丰富的卵磷脂，是一种强有力的乳化剂，能使胆固醇和脂肪颗粒变得极细，顺利通过血管壁而被细胞充分利用，从而减少血液中的胆固醇。而且蛋黄中的卵磷脂消化后可释放出胆碱，进入血液中进而合成乙酰胆碱，是神经递质的主要物质，可提高脑功能，增强记忆力。

从搭配而言，鸡蛋中的磷很丰富，但钙相对不足。所以，将奶类与鸡蛋共同食用可营养互补。鸡蛋中维生素 A、维生素 B 也很丰富。维生素、铁、钙、钾等人体所需的矿物质，可分解和氧化人体的致癌物质，具有防癌作用。

鸡蛋吃法多种多样，到底怎么吃好呢？据研究，鸡蛋吃法和营养有很大关系：煮蛋为 100%，炒蛋为 97%，嫩炸为 98%，老炸为 81.1%，开水、牛奶冲蛋为 92.5%，生吃为 30% ~ 50%。由此来说，煮鸡蛋是最佳的吃法，但要注意细嚼慢咽，否则会影响吸收和消化。不过，对儿童来说，还是蒸蛋羹、蛋花汤最适合，因为这两种做法能使蛋白质松解，很容易被身体消化吸收。

要提醒准妈妈的是：茶叶蛋一定要少吃，因为茶叶中含酸化物质，与鸡蛋中的铁元素结合，对胃起刺激作用，影响胃肠的消化功能。另外，鸡蛋是高蛋白食物，准妈妈最好不要食用过多，以避免增加肾脏负担，每天两个鸡蛋营养就够了。而且准妈妈最好吃整个鸡蛋，蛋白中的蛋白质含量较多，而其他营养成分则是蛋黄中含得更多。

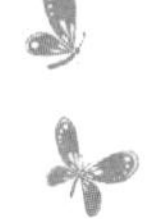

❀ 孕妇常吃薯片易增加妊娠风险

薯片是指由马铃薯（土豆，香港习惯称之为薯仔）制成的零食。制作方法是把马铃薯切为薄片，然后炸或烤至脆口并加以调味即可。

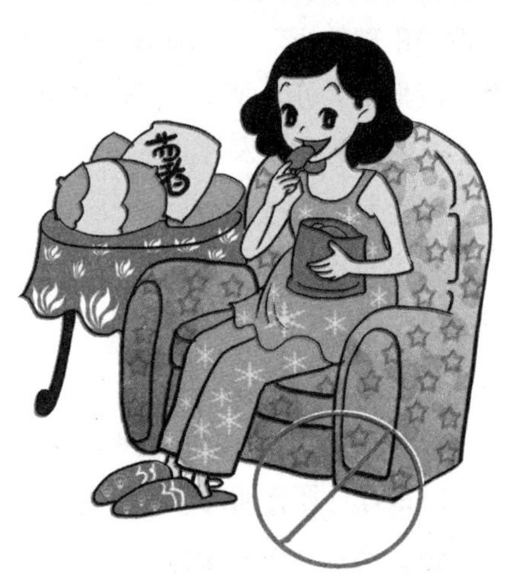

薯片的营养价值较低，含有少量脂肪和能量，多吃破坏食欲。引起此危害的原因是薯片含高度盐分，吃薯片不会只吃一片，满足到味觉后，或许把一整包吃完才会停止，此时便会不知不觉地吃下大量盐分，增加了肾脏的负担，也给身体造成不必要的损伤。

此外，薯片对于孕育的影响也很大。如果不小心食入发芽、腐烂了的土豆却可导致人体中毒。这是因为土豆中含有一种叫龙葵素的毒素，而且龙葵素较集中地分布在发芽、变绿和溃烂的部分。有人测定，每千克土豆嫩芽中龙葵素的含量可高达 5200 毫克，高出土豆块中 60 ~ 65 倍。龙葵素被吸收进入血液后有溶血作用，还可麻痹运动、呼吸中枢，刺激胃黏膜，最终可因呼吸中枢麻痹而死亡。

此外，龙葵素的结构与人类的甾体激素，如雄激素、雌激素、孕激素等性激素类似。孕妇若长期大量食用含生物碱较高的土豆，除了会引起肥胖外，还会诱发妊娠高血压综合征，增加妊娠风险，体内蓄积过多会产生致畸效应。有人推算，有一定遗传倾向并对生物碱敏感的孕妇，食入 44.2 ~ 252 克土豆，即可能生出畸形儿。而且土豆中的生物碱并不能因常规的水浸、蒸、煮等烹调方式而减少。有鉴于此，孕妇还是不吃或少吃土豆为好。

❀ 少喝为妙，备孕期饮品要忌口

孕期是很难熬的，因为自己喜欢吃的东西往往就是需要忌口的东西。在孕妇的饮食注意事项中，有 5 种饮品，备孕期为了宝宝着想，无论你多嘴馋，也请远离吧。

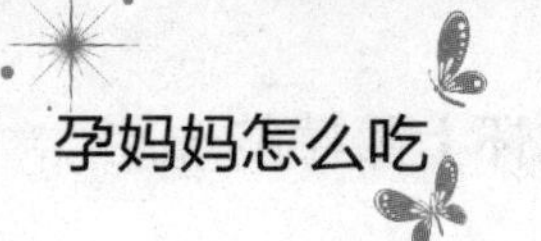

第一禁忌：咖啡因食品

禁忌理由：过量饮用咖啡、茶及其他含咖啡因的饮料和食物，将会影响女性的生理健康。研究发现，咖啡因作为一种能够影响女性生理变化的物质，在一定程度上可以改变女性体内雌、孕激素的比例，同时还会间接抑制受精卵在子宫内的着床和发育。

第二禁忌：绿茶饮料

禁忌理由：绿茶饮品中添加大量的糖和其他添加剂，如糖精、防腐剂等，应尽量少喝。

第三禁忌：酸奶制品

禁忌理由：市面上的某些酸奶，含有较多的糖分，并不适合所有人群饮用。购买时最好选择普通的无脂酸奶，必要时可自己加入一些水果。

第四禁忌：罐装浓汤

禁忌理由：罐装浓汤含盐、脂肪、人造添加剂、防腐剂，还有一些脱水胡萝卜调制成的营养价值非常低的“混合物”。一罐浓汤含1000毫克钠，大约是人体每天所需量的一半。

第五禁忌：酒精类饮品

禁忌理由：研究发现，酒精是造成畸胎和导致婴儿智力低下的重要因素。这是由于酒精可以在没有任何阻碍的情况下通过胎盘进入胎儿体内，使得胎儿体内的酒精浓度和母体内的酒精浓度一样。并且酒精对大脑和心脏的危害非常大，如果女性在孕期饮酒，会对宝宝的智商造成影响，若过度的酗酒会造成新生儿反应迟钝、智力低下等。

❋ 不可忽视，准爸爸用药有讲究

准妈妈若用药不当，会影响胎儿发育乃至造成畸形，对此众人皆知。但准爸爸擅自用药甚至滥用药物，也会对胎儿造成不利影响。那么，准爸爸用药如何保证安全呢？

药物对准爸爸的影响有多大

影响男性性生活的药物，也会间接影响优生、优育。正常情况下，睾丸组织与供应睾丸营养的血液之间有一个防护层，医学上称为血生精小管屏障，这一屏障可以阻止血液中某些物质进入睾丸。但并非用药就可以“高枕无忧”，因为也有某些药物能通过血生精小管屏障，从而影响睾丸功能，干扰精子的形成，所以，准爸爸用药也一定要谨遵医嘱。

药物对精子的影响大体包括两个方面。首先，干扰精子的形成。常见的一些免疫调节剂，如环磷酰胺、氮芥、长春新碱、顺铂等，其药物毒性强，可直接干扰精子 DNA 的合成，包括使遗传物质成分改变、染色体异常和精子畸形。另外，还有吗啡、氯丙嗪、红霉素、利福平、解热镇痛药、环丙沙星（人工抗生素）、酮康唑（抗真菌药）等。这些药物，可通过干扰雄激素的合成而影响精子的受精能力，导致男性不育症、妇女习惯性流产（早期胚胎丢失）。其次，药物通过血生精小管屏障进入睾丸，随精液通过性生活排入女性的阴道，经阴道黏膜吸收后进入血液循环，使低体重儿和畸胎的发生率增高，而且也会增加围生期胎儿的死亡率。

准爸爸不能随意使用的药物

（1）免疫调节剂——使染色体异常和精子畸形

如前所述，环磷酰胺、氮芥、顺铂等药物，因其毒性强，可直接干扰精子 DNA 的合成，男性不育症、妇女习惯性流产（早期胚胎丢失），其中部分原因就是男性精子受损的结果。

（2）心血管药——使性欲减弱和勃起障碍

如常用的甲基多巴、肼苯哒嗪（肼屈嗪）、美卡拉明、哌唑嗪，以及治疗青光眼和高血压的可乐定，治疗冠心病的洋地黄、地高辛、黄夹苷（强心灵），都会导致男性性功能下降。治疗心律失常的普萘洛尔（心得安），剂量稍加大，就很容易出现性欲减弱和阴茎勃起障碍等副作用。

（3）降压药——影响男性的性功能

如治疗高血压的利血平，即使剂量较小，也会影响大多数男性患者的性功能，甚至造成不能射精，有的还会诱发抑郁症，使原有的性功能障碍及性欲低下更趋严重。因此准爸爸不宜选用利血平。胍乙啶也容易导致阴茎不能勃起、射精延迟，甚至不能射精。

（4）利尿药——降低性功能并伤害精子

如螺内酯有抗雄性激素的作用，若长期使用，会降低性功能并伤害精子。氢氯噻嗪（双氢克尿塞）也会降低性功能；呋塞米（速尿）和布美他尼（丁苯氧酸）可诱发低血钾症，有时还会发生勃起功能障碍，但补充钾盐后情况可改善。

（5）中草药——对精子有杀伤力

大多数中草药是天然植物。但是，对准爸爸而言，中草药也非绝对保险。例如，雷公藤对精子有较强的杀伤力。另外，在产棉地区的准爸爸要特别注意，千万不要食用棉籽油，否则也会误了生育大计。

（6）各种性激素类药物——影响人体内分泌

如雄激素、氯米芬，可影响人体的内分泌功能，医生常常用其治疗内分泌疾病。但是，这些药物是双刃剑，使用得当，有助于生育；使用不当则抑制精子发育。准爸爸应用雌激素、孕激素类药物时，还可能导致性快感降低，性欲迅速减退甚至消失，从而影响射精功能。

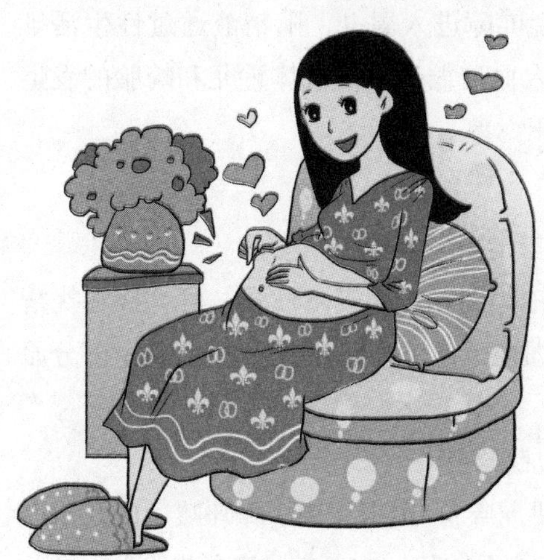

还有，诸如泼尼松、地塞米松等糖皮质激素，如果长期大量应用，也会降低准爸爸的性功能并伤害精子的健康。这些药物使低体重儿和畸胎的发生率增高，增加围生期胎儿的死亡率。

另外，还有一些药物也能进入精液，如甲硝唑（灭滴灵）、氨苄西林、苯丙胺、二苯基海因等，但现在的研究还不十分清楚它们对精子、受精卵及胎儿有何影响。

总之，在妻子怀孕期，丈夫用药也一定要小心，可能的话，最好停用一切药物。

孕1月，精卵幸福相遇

妊娠早期无所谓，这是很多人的误解。事实上，妊娠早期是胎儿脑细胞形成数目能否达到正常的关键时期。胚胎所需的营养是直接从子宫内膜中取得的，而子宫内膜所含营养的状况也自然影响着胚胎的质量，可以说准妈妈早期的营养和补充是宝宝发育的关键。因此在怀孕第1个月，哪些该吃，哪些不该吃，要结合受孕的生理特点科学饮食。

❋ 透视宝宝：胎宝宝什么样啦

身长：1 厘米左右。

体重：约 1 克。

外貌：长大后的肤色、身高、长相等已经处于相对确定的状态。

其他：此时的胎宝宝被叫作“胎芽”，胎宝宝的神经系统、血管系统及循环系统的原形几乎都已经出现。

❋ 孕味十足：准妈妈身体在变化

子宫：子宫的大小与孕前相比没什么变化，但子宫壁会变得柔软。

乳房：乳房会稍变硬，乳头颜色变深且很敏感。

反应：会出现恶心、呕吐的妊娠反应。

其他：有些准妈妈会有类似感冒样症状。

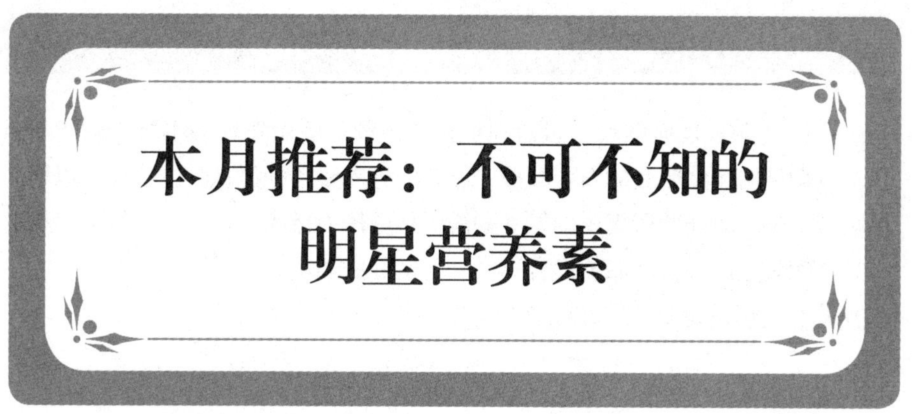

本月推荐：不可不知的明星营养素

叶酸是人体三大造血原料之一，能促进红细胞的生成，因此，补充叶酸可防止孕妇贫血、早产，防止胎儿畸形，这在妊娠早期尤为重要。

❋ 叶酸——预防神经管畸形

功效说明：妊娠早期是胎儿神经器官发育的关键时期。孕妇缺乏叶酸，容易造成新生儿出生缺陷，如无脑儿和脊柱裂等神经管畸形。如果胎儿无头盖骨，大脑组织一部分或全部缺少，即为无脑畸形；如胎儿脊椎骨出现裂口，其内的骨髓组织突出来，即为脊柱裂。

研究结果表明，孕前及孕期补充叶酸可使神经管畸形的发生率降低至少 50%。

补充数量：每日 400 ~ 600 微克。神经管畸形常发生于受孕后的第 3 周和第 4 周，叶酸的补充在妊娠的前 3 个月非常重要。

食物来源：孕妈妈要常吃富含叶酸的食物，如面包、粳米和面粉等谷类食物，以及牛肝、菠菜、龙须菜、芦笋、豆类、苹果、柑橘、橙子等。

除了食补以外，还可以口服叶酸片来保证每日所需的叶酸。

❋ 蛋白质——为胚胎提供良好环境

功效说明：优质的动物蛋白和植物蛋白都是胚胎发育必不可少的优质蛋白。妊娠早期虽然胚胎的发育缓慢，但此时更需要各种氨基酸的供应，以使胚胎顺利生长。而胚胎所需要的氨基酸需要从母体中摄取，此时孕妈妈最好摄取充足的优质蛋白，为胚胎的发育提供一个良好的环境。

补充数量：每日 70 ~ 75 克。

❋ 锌——防止胎儿智力发育不良

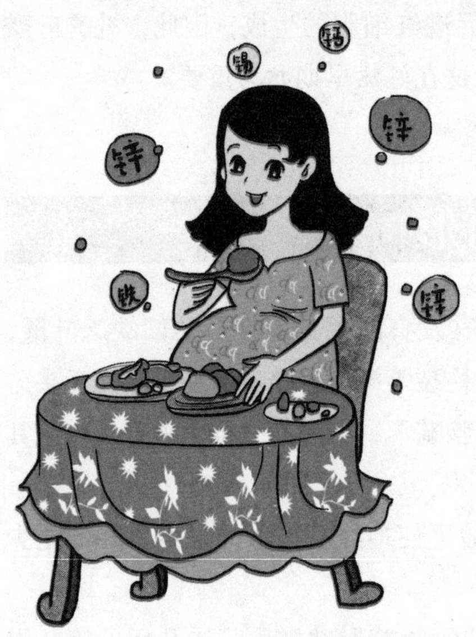

功效说明：锌对胎儿智力发育的影响从最初就开始了。我们知道，胎儿发育最先是受精卵通过有丝分裂进行增殖，在子宫内逐渐发育成组织和器官，而有丝分裂的前提是 DNA 复制和 RNA 转录，锌则是 DNA 复制、RNA 转录和核酸合成所需酶的必需组成成分。妊娠头 3 个月，胎儿对各种理化因素非常敏感，如果在此期间准妈妈缺锌，很容易导致胎儿发育不良或畸形。

补充数量：每日 10 ~ 15 毫克。

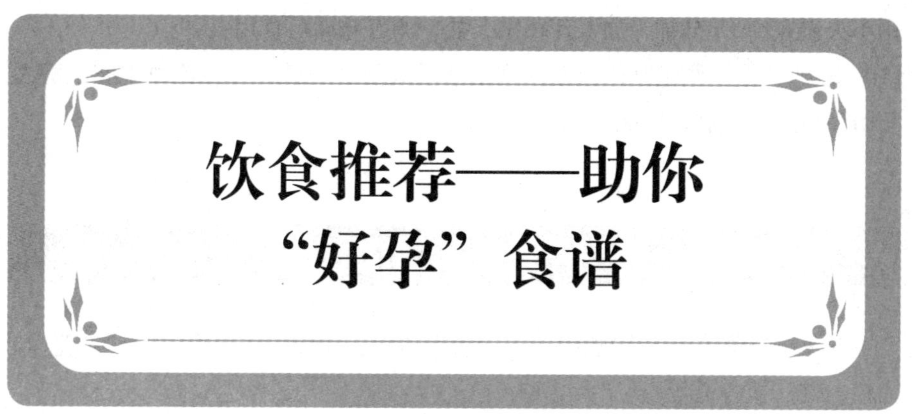

饮食推荐——助你“好孕”食谱

在妊娠早期，由于妊娠反应，大多数孕妇都会出现恶心、呕吐、食欲缺乏等状况，尤其在早晨及饭后比较明显，有的还会出现偏食、厌食的现象。很多孕妇担心会影响孩子的发育而强迫自己吃这吃那，但往往又会吐得一干二净。其实在妊娠早期，孕妇不用太担心，饮食方面可参照以下食谱。

❀ 香菇肉粥——帮助补充维生素及钾、铁

原料：猪绞肉 100 克，香菇 2 ~ 3 朵，芹菜、虾干各 30 克，红葱头 2 ~ 3 粒，白米 50 克，酱油 1 小匙，胡椒粉 1/8 小匙。盐、料酒、食用油各适量。

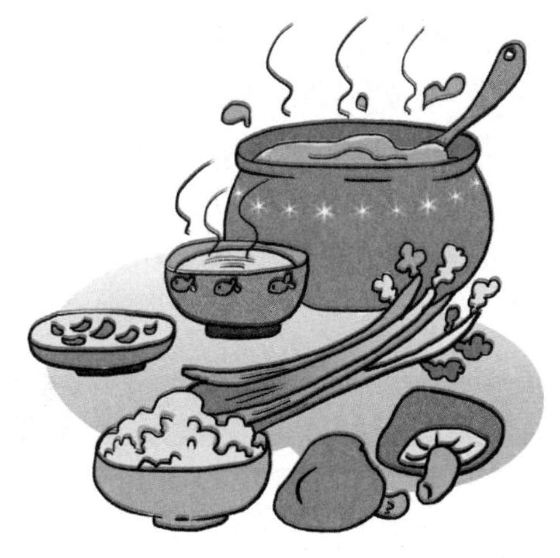

做法：将虾干、红葱头、芹菜洗净，分别切细末；香菇泡软，去蒂，切丝，绞肉放入碗中加入料酒、酱油、胡椒粉拌匀备用；将白米洗净，放入锅中加水两杯半大火煮开，改小火煮成半熟稀饭；锅中倒入 1/2 匙食用油，放入红葱头，用中火爆香，加入香菇、调好的绞肉、虾干炒熟，盛起；加入半熟稀饭以中火煮开，再

用小火慢煮约15分钟，加入芹菜末、盐，调好味即可食用。

保孕理由：香菇中富含B族维生素及大量钾、铁，可降低血中胆固醇及预防高血压、肾病，还能增强机体抵抗力。

❋ 鲜奶四蔬——帮助补充蛋白质及维生素

原料：花椰菜、西蓝花、生菜、甜椒各50克，椰汁20毫升，鲜奶50毫升，面粉、糖、盐各适量。

做法：

① 把所有原料切成小块，用滚水焯熟，沥干待用。

② 素上汤煮开，加入面粉、慢火搅匀，再加入糖、盐、椰汁、鲜奶，煮开后即可离火。把制作好的奶汁淋在焯熟的鲜蔬菜上即可。

保孕理由：西蓝花和生菜中都含有丰富的叶酸。

❋ 糯米绿豆粥——帮助补充蛋白质

原料：糯米250克，绿豆100克，草莓250克，白糖适量。

做法：将绿豆淘洗干净，用清水浸泡4小时；草莓择洗干净。糯米淘洗后与泡好的绿豆一并放入锅内，加入适量清水，用大火烧沸后，转小火煮至米粒开花、绿豆酥烂时，加入草莓、白糖搅匀，稍煮一会儿即成。

保孕理由：此粥含有丰富的蛋白质、糖类、钙、磷、铁、锌、维生素C、维生素E等多种营养素。中医认为，酸甜化阴养胃，适于早期妊娠之准妈妈食用，特别适合在夏季、初秋食用，还具有清热解毒、消暑利水等作用。

❋ 核桃山楂糕——准妈妈清热养心的佳品

原料：鸡蛋750克，面粉600克，白糖600克，豆沙400克，青梅、山楂糕各15克，葡萄干10克，核桃仁10克，香油适量。

做法：把面粉放入笼上蒸熟，晾凉擀碎、过箩；把鸡蛋磕入盆内，放白糖，用筷子打至起泡发白，呈泡沫状，以插入一根筷子不倒为宜。再兑入蒸好的熟面中，用筷子轻轻拌匀；将木框放在屉内，铺上屉布，倒入1/2蛋糊，用大火蒸15分钟后取出，在蛋糕坯上铺匀用香油调好的豆沙馅，再倒入剩下的蛋糊铺平，在上面撒上青梅、葡萄干、核桃仁、山楂糕，再蒸20分钟后取出晾凉，切成小块（或条）装盘即可。

保孕理由：本品含有丰富的优质蛋白质、钙、磷、铁、锌和多种维生素，有滋阴润燥、养心安神、健脾和胃、清热解毒等功效，适合准妈妈作为夏季的保健食品。

❋ 蒸甜包——益气补虚，补充氨基酸

原料：馒头粉500克，核桃仁100克，芝麻100克，花生仁50克，果酱100克，白糖80克，食用油、果脯适量。

做法：将炒锅置于火上，加入适量食用油，烧热后分别将核桃仁、芝麻、花生仁炒熟；将炒熟的花生仁去皮与核桃仁一并压碎，放入小盆中；加入炒熟的芝麻、白糖、果酱，搅拌均匀。

将馒头粉放于盆中，加水和成面团；案板上撒上干粉，取出面团揉匀，搓成长条，切成50克左右一个的面块，分别用面棍擀成中间稍厚、边缘稍薄的圆皮，放入调好的馅，捏成月牙形或圆形，并在顶部粘少许果脯，上笼蒸约20分钟即可。

保孕理由：此蒸包富含糖类、蛋白质、必需氨基酸、钙、铁、锌、烟酸，妊娠早期食用可起到补脾胃、养肝肾、益气补虚的作用。

❋ 肉末炒豌豆——帮助补充叶酸

原料：鲜嫩豌豆100克，猪肉50克，料酒、食用油、葱、姜各适量。

做法：将豌豆洗净；猪肉剁成肉糜，待用；油温热后，放入葱、姜煸炒出香味后放入肉末，倒入少许料酒，加酱油煸炒，然后放入豌豆，调味后，用旺火快炒，炒熟即可。

保孕理由：每100克豌豆中含叶酸82.6毫克，是蔬菜中叶酸含量较高的品种。

❋ 香椿核桃仁——帮助胎宝宝神经系统发育

原料：香椿苗 250 克，核桃仁 100 克，盐、糖、醋、香油各适量。

做法：将香椿苗去根、洗净，用淡盐水浸泡一下；核桃仁用淡盐水浸泡一下，去内皮。从盐水中取出香椿苗和核桃仁，加盐、糖、醋、香油拌匀即可。

保孕理由：本品清香可口，常食有助于增强机体免疫力，同时有利于胎宝宝的神经系统发育。

❋ 栗子牛肉——补虚养血，适合妊娠早期食用

原料：牛肉（肥瘦）400 克，栗子（鲜）150 克，料酒 20 克，盐 5 克，酱油 20 克，味精 4 克，白砂糖 10 克，胡椒粉 2 克，大葱 5 克，姜 5 克，辣椒（红、尖、干）2 克，香油 5 克，花生油 40 克。

做法：牛肉洗净切成 3 厘米见方的小块；牛肉块用黄酒、少许酱油、胡椒粉、葱、姜腌渍片刻；牛肉投入七成热的油锅中炸至外表结硬时捞出沥油；锅留底油少许，放入干红椒、葱、姜煸香；烹入黄酒、精盐、酱油、白糖调和后倒入牛肉、栗子及适量清水烧开；撇净浮沫，改用小火焖煮至汤汁稠浓时下味精翻炒均匀；旺火收汁，淋上香油翻匀出锅，晾凉后装盘即可。

保孕理由：栗子含蛋白质、脂肪、糖类、淀粉、维生素、钙、磷、铁、钾等无机盐及胡萝卜素、B 族维生素、叶酸等多种成分。牛肉含有丰富的蛋白质、脂肪、B 族维生素、烟酸、钙、磷、铁、胆甾醇等成分，具有强筋壮骨、补虚养血、化痰息风的作用，适合孕期准妈妈食用。

❋ 花式海鲜羹——补充营养，增加食欲

原料：鲜虾仁 100 克，蟹柳 5 条，西芹半根，胡萝卜半根，鸡蛋 1 个，姜 2 片。食盐 2 茶匙，白糖半茶匙，椰汁 2 罐，上汤 1 杯，色拉油 1 汤匙。

做法：将鲜虾仁开边、去肠，飞水至熟，蟹柳、西芹、胡萝卜分别切成菱形粒，鸡蛋打入碗中，取蛋清待用；起锅爆香姜片，放入虾仁、西芹粒、胡萝卜粒略炒，注入上汤煮沸；放蟹柳粒略煮，加食盐、白糖调味烧沸，勾芡，推入蛋清，倾入汤碟即可。

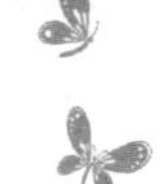

保孕理由：益气养血，清热解毒。

❋ 醋熘土豆丝——补充营养，增加食欲

原料：土豆 2 个，西兰花 50 克，青椒 1 个，红椒 1 个，葱花少许，蒜蓉少许。食盐 1 茶匙，香醋 1 汤匙，上汤半汤匙，花生油 1 汤匙。

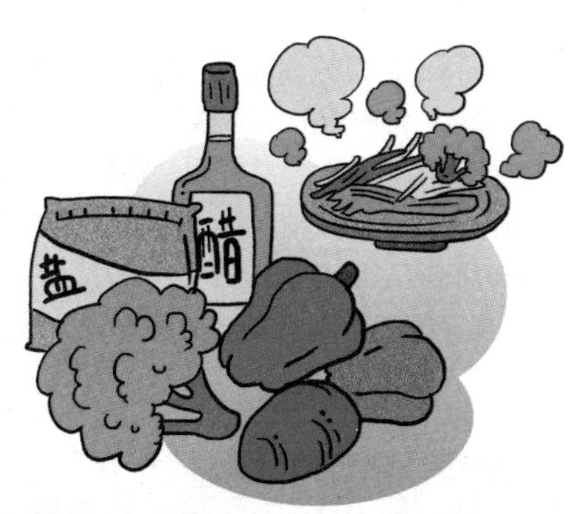

做法：将土豆去皮，洗净切丝，用清水浸泡；西蓝花洗净，切小件，用盐水飞水，过冷水，青、红椒切丝；起锅爆香青红椒丝、蒜蓉，放入土豆丝翻炒，溅入香醋，注入上汤，炒至刚熟，加食盐调味炒匀；大火收汁，撒入葱花，上碟，用西蓝花围边即可。

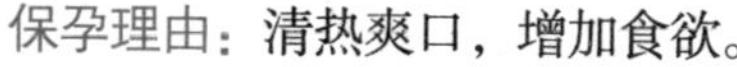

保孕理由：清热爽口，增加食欲。

❋ 清蒸鲤鱼——让妊娠呕吐准妈妈“吃得香”

原料：新鲜鲤鱼 1 条。

做法：将鱼去鳞、肠、肚，置于菜盘中，放入笼中蒸 15 ~ 20 分钟，取出后即可食用。

保孕理由：妊娠呕吐的准妈妈越吃越香，对缓解恶吐尤有良效。

❋ 番茄烧豆腐——增进食欲，增强抗病能力

原料：番茄 200 克，豆腐 2 块，食用油 75 克，糖（最好是白糖）少许，酱油少许。

做法：炒完番茄片后，加入适量清水，烧开。放入豆腐块和适量糖、酱油，加少许盐，烧透。放入少许绿色蔬菜，即可上盘。

保孕理由：此菜红、白、绿相间，色美味鲜。番茄中含有大量维生素 C，对于骨骼、牙齿、血管、肌肉组织极为重要，并且能增进食欲，增加对疾病的抵抗能力。豆腐的营养价值也十分高。

❋ 炒鲜芦笋——健脾养胃，增进食欲

原料：鲜芦笋 300 克，色拉油、精盐、味精、姜末、淀粉各适量。

做法：将鲜芦笋洗净整理干净，抹刀切成 30 厘米左右长的段，沸水中焯透，捞出投凉，沥净水分后备用。炒锅上火烧热，加适量底油，用姜末炝锅，添少许汤，加精盐、味精，再下芦笋，翻炒均匀，用水淀粉勾芡，淋明油，出锅装盘即可。

保孕理由：本品具有健脾养胃、增进食欲的功效，适合准妈妈食用。

❋ 油炸茄子——消肿止痛，防治妊娠期贫血

原料：茄子 200 克，西红柿 100 克，大蒜、植物油、老抽、精盐、白糖各适量。

做法：将茄子洗净切块，用油炸。将整瓣大蒜炒香，加入西红柿，煸炒至有红油浸出，再加入炸好的茄子块，加老抽、精盐、糖等调味即成。

保孕理由：本品营养丰富，具有消肿止痛、防治妊娠期贫血的功效。

❋ 糖拌番茄——去火开胃，补充维生素

原料：番茄 300 克，白糖 50 克。

做法：将番茄洗净，切去蒂，用开水烫一下，剥去薄皮，然后切成块，放在盘内。把白糖均匀地撒在番茄上即可。

保孕理由：本品糖类、维生素 C、胡萝卜素及水分含量较高，具有去火开胃之功效。

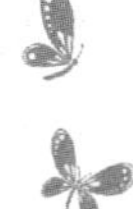

❋ 海带冬瓜汤——帮助孕妇补充蛋白质

原料：淡菜 30 克，水发海带 100 克，冬瓜 500 克，熟猪油、料酒、盐、味精、葱结、姜片各适量。

做法：淡菜用温水泡软，洗净，去杂质，放入锅内，加少许水、料酒、葱结、姜片，用中火煮至酥烂；海带切成菱形块；冬瓜去皮、籽，切成块。锅内放熟猪油，烧至五成热时，放入冬瓜、海带略炒一下，加入开水，用中火煮 30 分钟，再放入淡菜及原汤，烧沸后用味精、食盐调味即可。

保孕理由：本月多喝此汤，能帮助孕妇补充丰富的蛋白质、钙、铁、锌、碘等微量元素。

❋ 豆浆蜜饮——脑力劳动准妈妈的佳品

原料：豆浆 250 毫升，蜂蜜 50 克。

做法：豆浆烧开，再将蜂蜜加入，搅匀即成。

保孕理由：本品有助于消除疲劳、改善睡眠、润肺止咳、提高机体免疫力，尤其适合从事脑力劳动的准妈妈。

❋ 黄豆饴糖浆——妊娠早期缓疲劳、补虚劳

原料：黄豆 60 克，饴糖 20 克。

做法：黄豆用清水浸泡 8 ~ 10 小时，捞出洗净；将泡好的黄豆倒入全自动豆浆机杯体中，加清水至上、下水位线之间，接通电源，按下指示键，煮至豆浆机提示豆浆煮好，用过滤网滤出豆浆，加入饴糖拌匀，即可饮用。

保孕理由：此道豆浆中，饴糖含有麦芽糖、蛋白质、脂肪、维生素 B、维生素 C、烟酸等营养成分，搭配黄豆制成豆浆，妊娠早期食用可滋阴补虚、养心益肺、缓解疲劳。

早孕应对：应对早孕反应的食谱

在得知怀孕的消息带来的喜悦过后，早孕反应可能会打乱准妈妈的生活，准妈妈会发现自己特别热衷于某种食物，也可能闻到油腻的味道就一阵恶心想吐……别急，下面这组缓解早孕反应的食谱是宝宝中心专门为怀孕初期出现孕吐等不适症状的准妈妈制作的，在享受营养美食的同时，还可以有效缓解早孕反应，帮准妈妈轻松度过孕期。

❊ 绿豆粥——调节食欲，缓解早孕反应

原料：粳米250克，绿豆50克，冰糖20克。

做法：将粳米、绿豆淘洗干净；锅内放入适量清水，将洗净的粳米、绿豆，用大火烧沸，转用文火熬成粥，加入冰糖，搅拌均匀即可。

保孕理由：绿豆香甜嫩滑，有清肝泄热、和胃止呕的功效，适合孕期食欲不好的准妈妈，对缓解早孕反应有良好的效果。

❊ 竹菇姜粥——清胃和中，除烦止呕吐

原料：米100克，生姜5克，竹菇30克，糖20克。

做法：将竹菇洗净，放入砂锅内，加水煎汁，去渣；生姜去外皮，用清水洗净，切成细丝；将米淘洗干净，直接放入洗净的锅内，加清水适量，置于

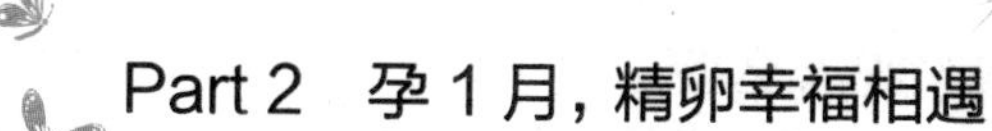

火上，大火煮沸，加入生姜丝，煮至粥将熟时，兑入竹菇汁，再煮至沸即成，最后，加入白糖调味。

保孕理由：竹菇中蛋白质的含量大多比一般蔬菜、水果的含量要高。姜具有清胃和中、除烦止吐的功效，是治疗恶心、呕吐的食材，对缓解早孕反应有明显功效。

❀ 芦笋瘦肉汤——适合食欲不好的准妈妈

原料：瘦猪肉 100 克，鲜芦笋 150 克，黄芪 15 克，食用油 15 克，盐 3 克，姜 8 克，葱 5 克，蒜 8 克，鸡精 2 克。

做法：将瘦肉切片，用盐稍腌制一下，鲜芦笋切成段，葱、蒜切成碎末，姜切成片；锅烧热后放入油至六成热，放蒜末、姜片煸炒至香，再将肉片放入锅中划散，最后放入芦笋、黄芪，加水适量，煲汤至熟时撒上葱花、鸡精即可。

保孕理由：芦笋是一种高维生素、高纤维素、高蛋白食物，且含有丰富的叶酸。此菜口味清淡，味道鲜美，适合孕期食欲不好的准妈妈。

❀ 枸杞豆腐——适合被孕吐困扰的准妈妈

原料：嫩豆腐 200 克，香菜 10 克，枸杞子 5 克，香油 20 克，蚝油 10 克。

做法：嫩豆腐洗净后，切成小丁装盘；枸杞子洗净，用开水泡约 15 分钟，取出沥干，与香菜同撒于豆腐上，备用；将锅烧热，倒入蚝油少许，放水煮开后加入香油，淋于豆腐上即可。

保孕理由：枸杞子含有丰富的钾、钠、钙、镁、铁、铜、锰、锌等元素及 22 种氨基酸和多种维生素。豆腐是植物蛋白的最好来源，同时，还含有丰富的钙和镁。这道菜清淡可口，营养丰富，很适合被孕吐困扰的准妈妈食用。

❀ 甜脆黄瓜——缓解准妈妈妊娠早期胃口不适

原料：黄瓜500克，香菜200克，熟花生米20克，青、红椒各20克，食用油5克，白醋15克，白糖5克，精盐2克，蒜瓣10克，鸡精2克。

做法：将黄瓜洗净去蒂后，切成薄片，放些许盐稍稍腌制10分钟；青、红椒去籽切成细粒；香菜切成段。锅内放油烧至四成热，放入黄瓜片快速翻炒几下，再调入蒜瓣、白醋、白糖、香菜、花生米、青红椒粒、鸡精后翻炒出锅。

保孕理由：黄瓜有清热、止呕、解渴、利水、消肿的功效，腌制后带有酸味，能促进胃酸分泌，对准妈妈妊娠早期胃口不适有缓解作用。

❀ 香椿拌豆腐——减轻早孕反应呕吐症状

原料：豆腐300克，香椿100克，葱花5克，香油10克，精盐3克，鸡精2克，食用油适量。

做法：豆腐用开水烫一下，切成小方丁，放入碗中；香椿洗净，用开水烫一下，切成末，放在豆腐上面；锅内放油烧至七成热，加入豆腐丁、香椿快速翻炒，最后加入精盐、香油、鸡精拌匀装盘即可。

保孕理由：香椿的营养价值较高，除了含有蛋白质、脂肪、糖类外，还有丰富的维生素、胡萝卜素、铁、磷、钙等多种营养成分。豆腐含丰富的蛋白质和钙。本品可增进食欲，帮助消化，减轻早孕反应呕吐症状。

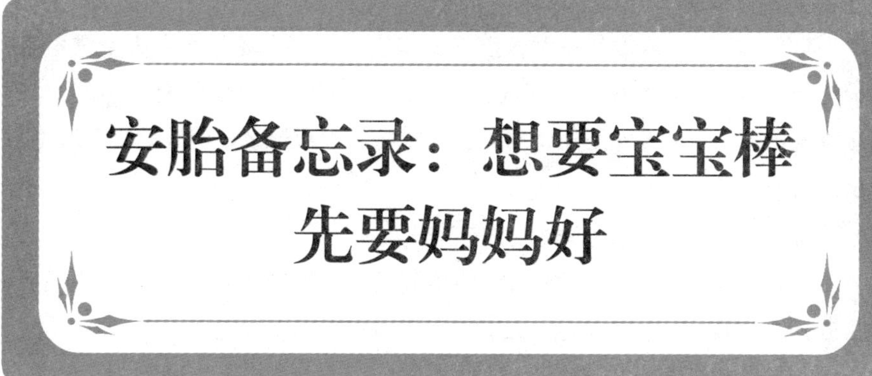

安胎备忘录：想要宝宝棒先要妈妈好

现代人的营养问题多是营养过剩，而不是营养不够。如何吃才算合理？应注意：吃得多不如吃得好，摄取均衡的饮食，选择多样天然健康的食物，尽量少喝不健康的饮料，服药要谨遵医嘱，尤其不要让“天然避孕药”出来挡道。这是妊娠早期营养的重要原则。

❃ 5 种伤害孕妇身体健康的调料

很多孕妇在孕期总是偏好某一种味道，百吃不厌，总是会叮嘱掌勺的人多加点调料，但她们往往忽略了部分调料除了美味还会给身体带来危害。

调料即调味品，包括传统的调味品，如香料、盐、酱油等，以及制成品，如鸡精、沙拉酱、番茄酱等。食用调味品前要仔细阅读其配料，含防腐剂、色素的制品少用为好。

第 1 种：盐

“坏孕”说明：盐分摄入过多，会导致孕妇晚期出现水肿，可见足踝及小腿皮肤绷紧光亮，用手按压出现凹陷，长时间站立行走、中午不午睡则更加严重。这是因为孕妇内分泌发生变化，导致水潴留；同时增大的子宫压迫下肢静脉，使血液回流受阻，下肢出现水肿。

第 2 种：酱油

“坏孕”说明：酱油中含有 18% 的盐，孕妇在计算盐的摄入量时需要把酱油计算在内。同时酱油中含有防腐剂和色素，应尽量少吃。

第 3 种：辣椒

“坏孕”说明：辣椒是一种营养成分丰富的蔬菜，尤其含有大量维生素，适量吃辣椒对人摄取全面的营养成分有好处。但辣椒会刺激肠胃、引起便秘、加速血流量等。孕妇虽然不是绝对禁止吃辣椒，但应适量，前置胎盘者应绝对禁止食用辣椒。

第 4 种：花椒、八角、桂皮、五香粉

“坏孕”说明：花椒、八角、桂皮和五香粉属于热性调味品，易消耗肠道水分，使肠道分泌液减少而造成肠道干燥和便秘，孕妇应尽量少吃或不吃。

第 5 种：姜

“坏孕”说明：生姜刺激性较大，容易引起孕妇肠道不适感。但适量的姜也能缓解早期孕吐症状，所以，做饭时，用少量的姜调味即可。

✻ 备孕，别让天然避孕药坏“好孕”

1．胡萝卜

“坏孕”理由：胡萝卜中含有丰富的胡萝卜素、多种维生素以及对人体有益的其他营养成分。美国新泽西州罗特吉斯医学院的妇科专家研究发现，妇女过多食用胡萝卜，大量胡萝卜素会引起闭经和抑制卵巢的正常排卵功能。在一定方面上，胡萝卜有助避孕。

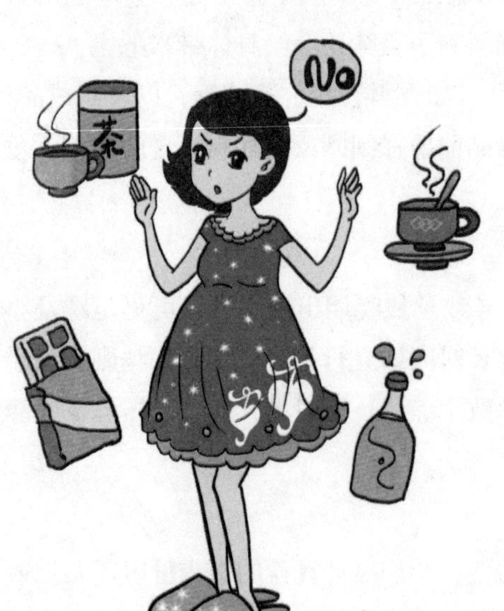

2．大蒜

“坏孕”理由：大蒜能灭杀精子。多食大蒜能克伐人的正气，还有明显的杀精作用，有一定的避孕作用。

3．木瓜

“坏孕”理由：木瓜有很好的避孕效果。木瓜中含有酶木瓜蛋白酶，可与黄体酮相互作用，从而达到避孕的效果。

4．芹菜

“坏孕”理由：芹菜有杀精奇效。

国外有医生经过实验发现，男性多吃芹菜会抑制睾酮的生成，从而有杀精作用，会减少精子数量。健康良好、有生育能力的年轻男性连续多日食用芹菜后，精子量会明显减少甚至达到难以受孕的程度，这种情况在停食芹菜后几个月又会恢复正常。

5. 远离酒精

“坏孕”理由：酒精进入体内，会引起人体的染色体畸变和基因突变。如果酒后受孕，则会使胎儿的发育受到很大影响，可能导致智力发育不良、细微动作发展障碍及出现各种各样的畸形，如兔唇、短腿、先天性心脏病等。

6. 少喝咖啡、茶，少吃巧克力

“坏孕”理由：咖啡中含有的咖啡因会改变女性体内雌、孕激素的比例，从而间接抑制受精卵在子宫内的着床和发育。茶、巧克力中也含咖啡因，因而应适当少吃。

❋ 谨遵医嘱，准妈妈孕期服药要当心

众所周知，孕期，特别是怀孕初期，准妈妈应尽量避免用药，可用可不用的药物坚决不用。但如果确实有病就让病肆意滋生吗？当然不是，不得不服药者，应在严格遵照医嘱的情况下服用。

需要明确的是，孕期用药切不可自作主张。如果准妈妈自行用药不当，不仅对自身有害，还可能引起胎儿畸形。据调查，绝大部分准妈妈在孕期或多或少都服用过药物，其中有一部分准妈妈是未经医生开处方而自行服药的。所以，怀孕后，对于如何用药，规避那些有害胎儿的药物一定要做到“心中有数”。

什么时间用药对胎儿有影响?

什么时候怀孕的，对很多准妈妈来说都是一笔“糊涂账”，所以，服药也往往是服过了后才想起来，到底什么时间用药会对胎儿产生影响呢？这要从精子和卵子的存活说起。具体来说，卵子在体内可以存活2～3天，精子可以存活48小时，从受精到着床，形成胚胎，这段时间使用了一些药物，对胎儿不会有太大的影响，不必过分担心。这是因为第1周受精卵尚未种植在子宫内膜，一般不受药物影响；如受精后1～2周用药，受精卵已种植于子宫内膜，但组织尚未分化，药物产生的影响除流产外，并不导致畸形，属安全期。

使用药物后对胎儿影响最大的关键期是在受孕后的3～12周，因为此期

的胚胎、胎儿各器官处于高度分化、迅速发育阶段，在这个时间使用一些药物，可能影响胎儿的某些系统和器官畸形。

所以，在这里再次强调，在此时期不必用药时坚决不用，包括一般的保健品和滋补药。如必须用药，需要遵医嘱谨慎安全用药。

孕妇不能使用的西药有哪些？

地西泮（安定）：可致胎儿畸形和女胎男性化。

吲哚美辛（消炎痛）：引起新生儿黄疸和再生障碍性贫血。

对乙酰氨基酚（扑热息痛）：引起新生儿高铁血红蛋白血症。

四环素：致牙釉质形成不全，骨骼、心脏畸形等。

氯霉素：致新生儿血液循环障碍、呼吸功能不全、发绀、腹胀（即灰婴综合征）。

庆大霉素：造成胎儿耳损伤，甚至引起先天性胃血管畸形。

阿司匹林：可致胎畸形，引起新生儿出血及肝脏的解毒功能障碍。

磺胺类药物（以长效磺胺和甲氧苄啶为主）：致高胆红素血症、脑核性黄疸、畸形。

以上药物在孕期都要禁用或慎用，非用不可者，应在医生指导下进行，要做到用药单一、剂量小、时间短。

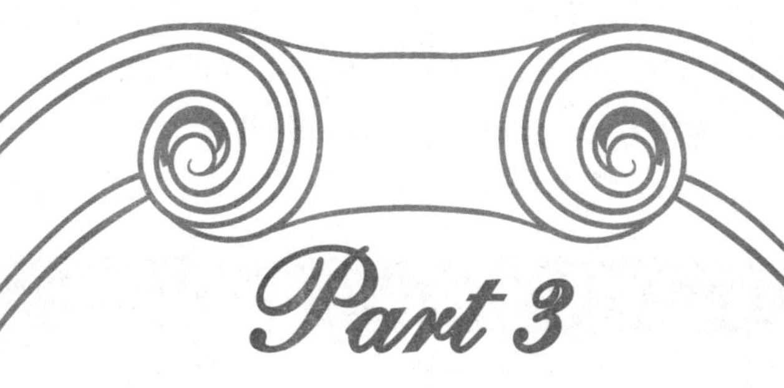

Part 3

孕2月，胎宝宝安营扎寨正发育

妊娠第2个月，有些孕妇会因孕吐而吃不下东西，并且担心胎儿是否会营养不够。其实，这个阶段由于胎儿还小，需要的营养量非常少，如果实在没胃口，就不要强迫自己进食。让自己从“不想吃也得吃”的压力中解放出来，等想吃时该吃的吃好、吃对。

❋ 透视宝宝：胎宝宝什么样啦

身长：3 厘米左右。

体重：约 4 克。

外表：外表已能够分辨出头部、身体以及手和脚，逐渐具备人的形态。

胎动：脐带和胎盘开始发育，到第 6 周时，心脏开始跳动。

其他：心脏、血管开始具备向全身输送血液的能力，羊水生成了。

❋ 孕味十足：准妈妈身体在变化

月经：月经停止。

子宫：子宫增大，阴道分泌物增多。

乳房：乳房增大明显。

反应：多数准妈妈开始出现恶心、呕吐、食欲缺乏等妊娠反应。常常感到疲劳、困倦、不安、忧郁等。

体温：体温会比正常体温高 0.2℃左右，这种情况大约要持续到怀孕第 15 周，如果在正常体温检测中发现体温降低，或发现妊娠反应突然停止，要及时去医院做检查。

其他：小便次数开始增多。

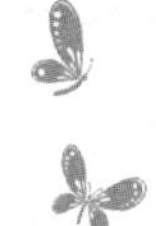

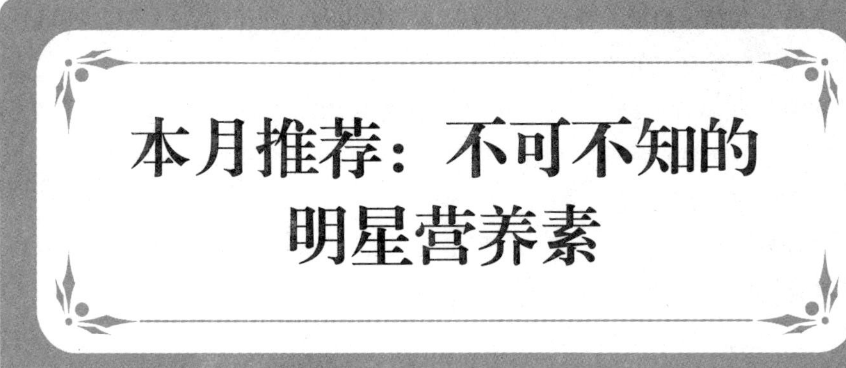

本月推荐：不可不知的明星营养素

怀孕的第 2 个月是胎儿器官形成的关键期，脑部开始发育，需要充足的营养供应，否则容易引起流产、死胎和胎儿畸形。这时所需的营养，除了补充蛋白质外，还要加强维生素的补充。为了准妈妈和胎儿的健康，本月在继续补充叶酸的基础上，增加维生素 C、维生素 B_6。

❀ 维生素 C——提高身体免疫力，预防牙病

功效说明：怀孕的第 2 个月，有些准妈妈会发现自己在刷牙时牙龈会出血，适量补充维生素 C 能缓解牙龈出血的现象。还可提高免疫力，预防癌症、心脏病、卒中，保护牙齿和牙龈等。另外，坚持按时服用维生素 C 还可以使皮肤黑色素沉着减少，从而减少黑斑和雀斑，使皮肤白皙。

补充数量：中、晚期孕妇及乳母维生素 C 的推荐摄入量为每日 130 毫克。

食物来源：富含维生素 C 的食物有花菜、青辣椒、橙子、葡萄汁、西红柿等，生活中的维生素 C 来源于新鲜的水果蔬菜，如青椒、菜花、白菜、番茄、黄瓜、菠菜、柠檬、草莓、苹果等。

❀ 蛋白质——为胎宝宝分化提供必要的能量

功效说明：蛋白质是一切生命的物质基础，是机体细胞的重要组成部分，是人体组织更新和修补的主要原料。人体的每个组织如毛发、皮肤、肌肉、骨

骼、内脏、大脑、血液、神经、内分泌等都是由蛋白质组成，所以说饮食造就人本身。蛋白质对人的生长发育非常重要。

本月，胚胎各系统、器官分化需要依靠蛋白质进行，同时蛋白质还为分化提供必要的能量，帮助胚胎合成内脏、大脑、肌肉、皮肤、血液等。

补充数量：每日 80 ~ 85 克。

食物来源：食物中以豆类、花生、肉类、乳类、蛋类、鱼虾类含蛋白质较高，而谷类含量较少，蔬菜水果中更少。

❋ 维生素 B_6——妊娠呕吐的“克星”

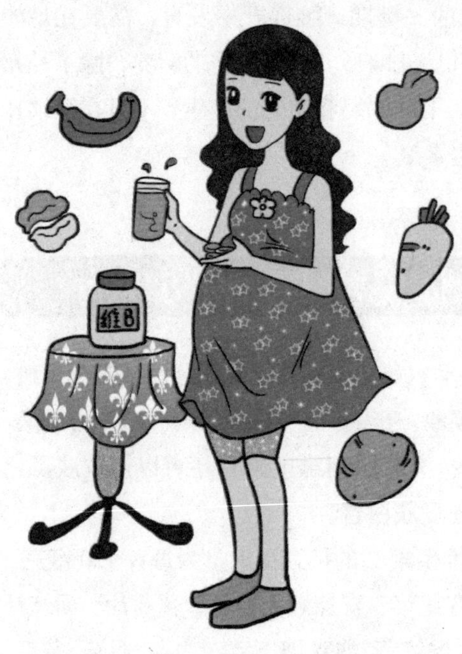

功效说明：维生素 B_6 是人体脂肪和糖代谢的必需物质，女性的雌激素代谢也需要维生素 B_6，因此它对防治某些妇科病大有益处。对于那些受孕吐困扰的准妈妈来说，维生素 B_6 便是妊娠呕吐的“克星”。此外，孕期女性如果情绪悲观、脾气急躁、自感乏力等，每日补充 60 毫克维生素 B_6 就可以缓解症状。

补充数量：维生素 B_6 在麦芽糖中含量最高，每天吃 1 ~ 2 勺麦芽糖不仅可以抑制妊娠呕吐，而且能使孕妇保持精力充沛。

食物来源：富含维生素 B_6 的食物还有香蕉、马铃薯、黄豆、胡萝卜、核桃、花生、菠菜等植物性食品。动物性食品中以瘦肉、鸡肉、鸡蛋、鱼等含量较多。

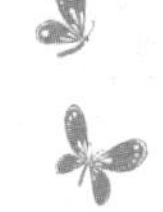
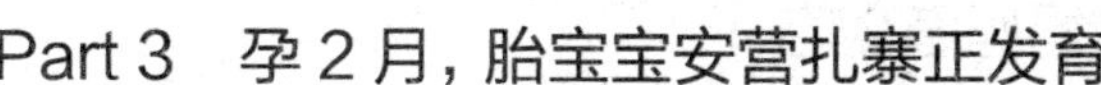

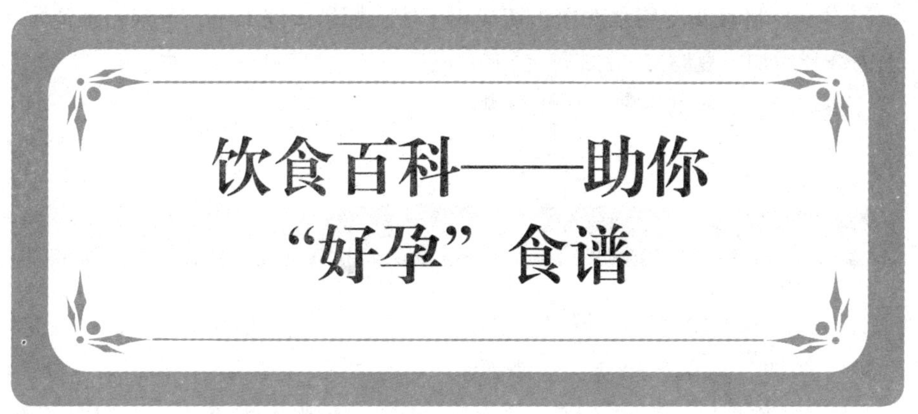

饮食百科——助你“好孕”食谱

怀孕前几个月孕妇的营养对胎儿的发育十分重要，因为孕早期（或称孕前期）是胎儿各器官发育的关键期，营养不足会影响胎儿各器官的发育，包括大脑。孕妇在此期间应进食适量含蛋白质、维生素等的食物，以满足胚胎的正常生长和发育。

蛋白质和维生素的摄入是关键。蛋白质主要富含在瘦肉类食物和豆类食物中，每天要保证摄入量不少于 85 克。孕妇一定要纠正偏食的不良习惯，常食和多食富含叶酸的食物，如菠菜、牛奶、动物肝脏、土豆、水果、西红柿等。

✿ 鸡茸粟米羹——有利于胎儿大脑及器官发育

原料：鸡脯肉 50 克，粟米粒 50 克，鲜冬菇 2 朵，蛋清少许，姜片 2 片，食盐 2 茶匙，上汤 3 杯，生粉 1 汤匙，花生油 1 茶匙。

做法：将鸡脯肉洗净，剁成茸待用；鲜冬菇洗净，切丝飞水；粟米粒飞水至熟；起锅爆香姜片；注入上汤，放入食盐烧沸；放入鲜冬菇、粟米粒略煮，勾芡，然后转小火，放入鸡肉茸推匀；待鸡肉刚熟，勾芡；推入蛋清，待汤中漂絮时，盛入汤碟，淋入麻油，撒入葱花、香菜即可。

保孕理由：鸡肉肉质细嫩，蛋白质含量较高，有增强体力、强壮身体的作用。

✿ 豆腐皮粥——调治准妈妈肺热所致的咳嗽

原料：豆腐皮 2 张，粳米 1000 克，冰糖 150 克，清水 1000 克。

做法：将豆腐皮用水洗净，切成小丁块；粳米淘洗干净，下锅，加清水，上火烧开后加入豆腐皮、冰糖，慢火煮成粥。

保孕理由：肺热咳嗽，妊娠热嗽。

❈ 绿枣二仁粥——有利于胎宝宝的生长发育

原料：小米200克，粳米100克，绿豆50克，花生仁50克，大枣50克，核桃仁50克，葡萄干50克，红糖适量。

做法：将小米、粳米、绿豆、花生仁、大枣、核桃仁、葡萄干用水淘洗干净；将洗净的绿豆放入锅内，加少量水，煮至七成熟时，加入开水，将小米、粳米、花生、大枣、核桃仁、葡萄干放入，再加红糖，调匀，烧开后改用小火煮至熟烂即成。

保孕理由：大枣富含维生素C及优质蛋白质等多种成分，被称为“天然维生素丸”；葡萄干有补气血、强筋骨、宁心神和止渴安胎的作用；核桃仁是健脑益智的食品；小米含维生素B_2较多。怀孕早期的妇女食此粥，能获得全面合理的营养补充，有利于胎宝宝各器官的生长发育。

❈ 酱汤卤面——对胎宝宝有较好的健脑作用

原料：水发香菇5朵，五香豆腐干2块，凤头肉250克，慈姑5个，豆瓣、葱、姜、蒜、酱油、湿淀粉、食醋、鸡精、高汤、白糖各适量。

做法：香菇、豆腐干、慈姑和葱、姜、蒜切均匀细粒，猪肉剁碎；湿淀粉、酱油和白糖兑芡待用；豆瓣剁细；锅内放油烧热，先后放豆瓣、葱、姜、蒜、碎肉、香菇、豆腐干、慈姑翻炒出香味；加高汤，改中火烧沸后加兑好的湿芡和鸡精，稍加搅拌即成酱汤。另煮面条，食用时加入做好的酱汤即成。

保孕理由：此面富含动物和植物蛋白质，面汤有较好的健脑作用。

❈ 鸡汤麻酱面——补充维生素E等多种营养素

原料：面条300克，黄瓜丝、白肉丝各20克，咸香椿10克，鸡汤50克，

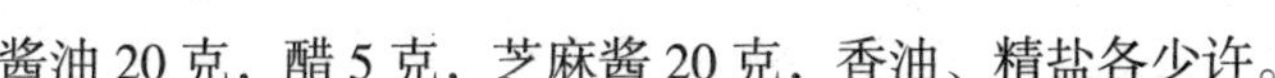

酱油20克，醋5克，芝麻酱20克，香油、精盐各少许。

做法：芝麻酱加少许精盐和水澥开；香椿切末；把酱油、醋、鸡汤、香油放入小碗内兑成汁。面条煮熟后过温水，挑入碗内，依次放入黄瓜丝和白肉丝，将香椿末放在最上面，浇入芝麻酱和兑好的汁即成。

保孕理由：此面中含有丰富的蛋白质、糖类、脂肪、钙、磷、铁、锌、维生素 B_1、维生素 B_2、维生素C、维生素E等多种营养素。

❋ 糖醋鸡蛋——丰富胎儿大脑发育的卵磷脂

原料：鸡蛋1个，胡萝卜30克。

做法：胡萝卜洗净，去皮，切成细末；鸡蛋打散，放入胡萝卜末，拌匀；将白醋倒入锅中，放入白糖，倒入准备好的鸡蛋液，翻炒至鸡蛋熟即可。

保孕理由：鸡蛋中含有高质量的蛋白质、多种维生素和矿物质，并含有丰富的能促进胎儿大脑发育的卵磷脂。这款糖醋鸡蛋适合怀孕早期喜食酸味的孕妇食用。

❋ 五花东坡肉——对胎儿的生长发育较有益处

原料：五花肉300克，花生80克，葱2条，姜10克，老抽5克。

做法：将五花肉放入滚水中煮5分钟，捞起后涂上老抽；烧锅，下油50克，放入五花肉，用中火煎香。取起放入冷水中洗净，滤干水分后切成厚1厘米的块状，待用；将五花肉、花生、姜、葱、300克水及调料一同放入煲内，用中火煲至水快干时上碟即成。

保孕理由：花生能健脾和胃，猪肉含优质蛋白质。孕妇常食此菜有很好的滋养作用，对胎儿的生长发育颇有益处。

❋ 冬笋焖鱼腩——有利于胎儿大脑及器官发育

原料：冬笋250克，鱼腩250克，姜片5片，葱段3段，食盐2茶匙，花生少许，蚝油1茶匙，上汤半杯，花生油2汤匙。

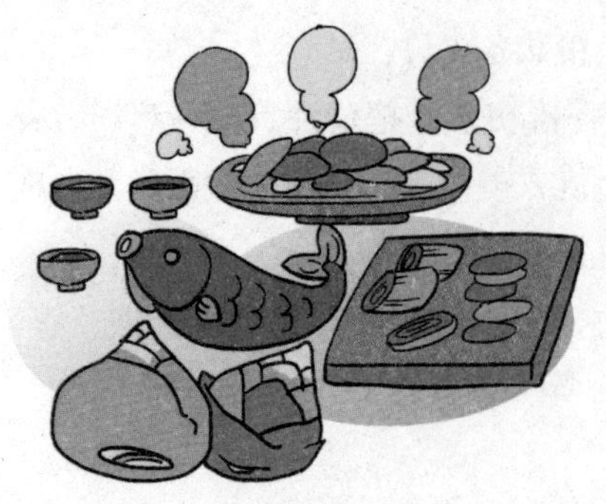

做法：将冬笋切成小片，去皮，沸水至熟，漂洗；鱼腩斩件，用姜片、食盐、葱段略腌；起锅爆香姜片，葱段，放入鱼腩件略炒，注入上汤，放入冬笋片中火焖5分钟至熟；待收汁，加食盐、白糖、耗油调味即可。

保孕理由：冬笋含纤维素，能促进肠道蠕动，帮助消化，防止便秘。

❋ 茄汁煎鸡排——有利于胎儿大脑及器官发育

原料：鸡腿300克，洋葱、番茄各1个，生菜叶1片，甜茄汁50克。

做法：将鸡腿去骨后放入碗中，腌料拌匀后倒入鸡腿内，腌10分钟；把洋葱、番茄洗净，切片，放在碟边，生菜放在碟底；烧锅下油50克，放入鸡腿用中慢火煎熟，取起滤油，切块排入碟中，上面淋上甜茄汁即成。

保孕理由：此菜能增进食欲、防病强身，有利于胎儿大脑及各器官的发育。

❋ 萝卜炖羊肉——调治消化不良，增进食欲

原料：羊肉500克，萝卜300克，生姜少许，香菜、食盐、胡椒、醋各适量。

做法：将羊肉洗净，切成2厘米见方的小块；萝卜洗净，切成3厘米见方的小块；菜洗净，切断。将羊肉、生姜、食盐放入锅内，加入适量的水，置武火烧开后，改用文火炖1小时，再放入萝卜块煮熟。放入香菜、胡椒即可食用，加入少许食醋，味道更佳。

保孕理由：适用于消化不良等症，且味道鲜美，可增进食欲。

❋ 猪肝凉拌瓜片——帮助补铁，增进食欲

原料：黄瓜200克，熟猪肝150克，香菜50克，海米25克，酱油、醋、精盐、味精、花椒油适量。

做法：黄瓜洗净，切成 3 厘米长、0.9 厘米宽、0.3 厘米厚的片，放入盆内；熟猪肝去筋，切成 4 厘米长、0.9 厘米宽、0.3 厘米厚的片，放在黄瓜上；香菜洗净去根，切成 1.5 厘米长的段，撒在肝片上；海米用开水发好，倒入盆内；调料搅匀浇在瓜片和肝片上即成。

保孕理由：猪肝含有大量的铁，与新鲜嫩黄瓜一起食用清香味美，增进食欲。

❀ 凉拌果丁——为准妈妈的生活增添色彩

原料：酸奶、牛奶、各色水果丁、冰糖、明胶粉各适量。

做法：将牛奶加适量明胶粉、冰糖煮化，晾凉后加入酸奶，倒入玻璃容器中混匀；加入各色水果丁后冷藏，以促进凝固。从冰箱取出放一会儿，等温度适宜后再吃。

保孕理由：本品酸甜爽口，含钙丰富，并且容易被人体吸收，同时含有一定量的维生素 D。这样一种补充牛奶的方式，可为准妈妈的生活增添色彩。

❀ 宫保鸡丁——不饱和脂肪酸促进智力发育

原料：核桃仁 100 克，鸡脯肉 100 克，葱、姜、蒜、干辣椒、花椒、酱油、醋、盐、白糖、料酒、味精、淀粉各适量。

做法：将鸡脯肉切成丁，放入碗中，用少许盐、料酒、湿淀粉调匀码味；葱切成马耳朵状，姜、蒜切片，干辣椒切段；另用料酒、白糖、味精、酱油、湿淀粉对芡汁备用；锅内放花生油烧热后，放花椒炒到快焦时捞出；放干辣椒炒成紫黑色时，放入鸡丁，炒散；加入姜、葱、蒜炒出香味后，倒入芡汁，再加几滴醋；最后加入核桃仁，翻炒均匀即成。

保孕理由：鸡肉与核桃仁都含有丰富的不饱和脂肪酸，且都含有胎儿智力发育所需的多种维生素，非常适合准妈妈食用。

❀ 芹菜炒百合——缓解疲劳，增进食欲

原料：鲜芹菜 200 克，鲜百合 60 克，植物油、葱花、白糖、鸡精、精盐

各适量。

做法：将芹菜洗净、切片；鲜百合洗净、择成小瓣；锅中放油烧热，下葱花炒香，放入百合、芹菜快速翻炒 2 分钟，加白糖、盐、鸡精调味即可出锅。

保孕理由：本品具有缓解疲劳、增进食欲、降低血压、润肺清心的功效，适合准妈妈食用。

❋ 白菜奶汁汤——帮助妊娠呕吐者恢复食欲

原料：白菜心 500 克，牛奶 50 克，精盐 5 克，味精 0.5 克，鸡汤（肉汤亦可）150 克，湿淀粉少许，食油、鸡油各少许。

做法：白菜去筋洗净，切成 4.5 厘米长、1.5 厘米宽的条，放入水中煮熟捞出，沥去水分；另锅置火上，放入食油烧热，倒入汤，再加入味精、精盐、白菜，烧一两分钟，放入牛奶，开锅后勾入淀粉，淋上鸡油，盛入盘中即可。

保孕理由：色泽乳白，奶味浓郁，使准妈妈食欲顿开。

❋ 砂仁鲫鱼汤——适用于恶心呕吐、不思饮食

原料：砂仁 3 克，鲜鲫鱼 1 条，生姜、葱、食盐各适量。

做法：鲫鱼去鳞、鳃，剖去内脏，洗净；将砂仁放入鱼腹中，投入锅内（砂锅最好），加水适量，用文火烧开。锅内汤烧开后，放入生姜、葱、食盐，即可食用。

保孕理由：醒脾开胃，利浊止呕，适用于恶心呕吐、不思饮食或病后食欲缺乏者。

❋ 小米花生浆——改善孕产妇脾胃虚弱

原料：豌豆 70 克，小米 20 克，花生仁 15 克，冰糖适量。

做法：豌豆洗净；小米淘洗干净；花生仁稍微冲洗，碾碎。将上述食材一同倒入全自动豆浆机杯体中，加清水至上、下水位线之间，接通电源，按下指示键，煮至豆浆机提示豆浆煮好，用过滤网滤出豆浆，加入冰糖调匀，待糖

化后，即可饮用。

保孕理由：此道豆浆中豌豆含有丰富的叶酸，能促进胎儿的中枢神经发育，小米可健脾和中、益肾补虚，搭配制成的豆浆，营养丰富，可改善孕产妇脾胃虚弱、体虚、食欲缺乏等症状，有助于增强孕产妇体质。

✻ 黄豆芝麻浆——有助于胎儿大脑的健康发育

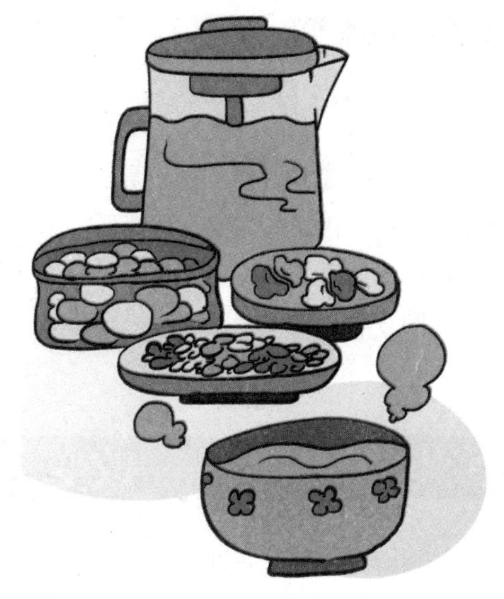

原料：黄豆 60 克，核桃 3 个，黑芝麻 10 克，冰糖适量。

做法：黄豆预先用水浸泡 6 ~ 10 小时，捞出洗净；核桃去壳，与黑芝麻一同碾碎；将泡好的黄豆与黑芝麻、核桃仁碎末一同置于全自动豆浆机杯体中，加清水至上、下水位线之间，接通电源，按下指示键，煮至豆浆机提示豆浆煮好，用过滤网滤出豆浆，加冰糖调匀，待糖化后，即可饮用。

保孕理由：本品中黑芝麻和核桃富含卵磷脂，能改善脑循环，增强思维敏捷度，有助于增强专注力和记忆力。同时有助于胎儿大脑的健康发育。

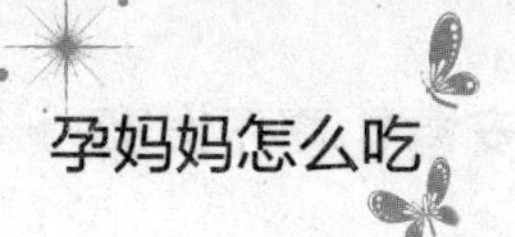

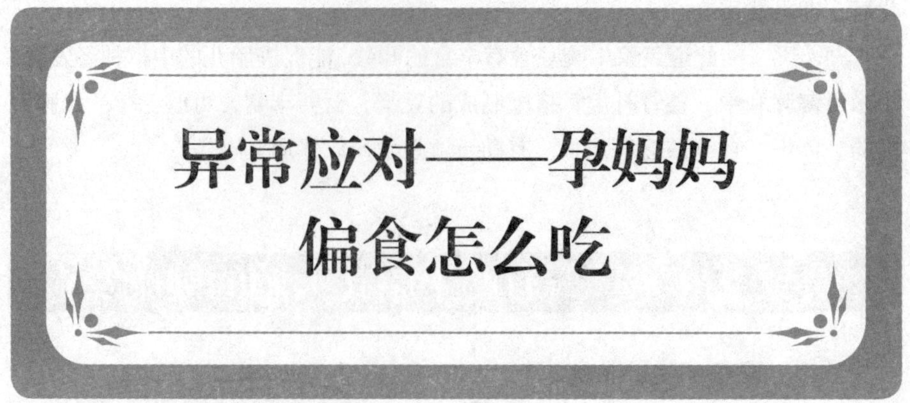

异常应对——孕妈妈偏食怎么吃

孕妈妈在孕期注意均衡营养、荤素搭配，不仅可以保证孕妈妈自身的健康，维持自身新陈代谢的需要，还能促进胎宝宝大脑和体格的正常发育，减少孕期并发症和低体重儿的发生。那么，如果遇到偏食的孕妈妈，有什么办法或者补救替代的食物呢?

❁ 不爱吃蔬菜——改变烹饪方式做馅料

就要做妈妈了，有的人担心发胖，但有的人天生就爱吃肉，不爱吃蔬菜，这类准妈妈显然营养会不全面，可能缺乏的营养主要是多种维生素和矿物质（钙、磷、铁）及膳食纤维。

孕期吃蔬菜的好处非常明显，对于孕妈妈来说非常重要。这是因为多吃蔬菜有利于维持体内酸碱平衡，肉类、鸡蛋及主食在体内代谢后产生酸性物质，使体液及血液偏酸。而蔬菜水果在体内代谢后生成碱性物质，能阻止血液向酸性方面变化。只有体液呈弱碱性，才能保持人体健康。对于胎宝宝的健康发育，多吃些碱性食物更加重要。再者，就其营养价值来看，蔬菜是人体矿物质的主要来源，蔬菜中含有的主要矿物质是钙、铁、磷等。如菠菜、芹菜、卷心菜、白菜、胡萝卜等含有丰富的铁、盐；洋葱、丝瓜、茄子等含有较多的磷；绿叶蔬菜如油菜、芥蓝、雪里蕻、苋菜含有丰富的钙；海带、紫菜含有丰富的碘。另外，蔬菜中含有丰富的膳食纤维，有利于肠胃蠕动，可以起到促进消化和预防便秘的作用。

补救办法：对于自己不喜欢吃的蔬菜，家人可以改变烹饪方式，如做成馅料。吃菜少的孕妈妈要多食用粗粮。粗粮相比细粮，含有更多的维生素，更加富含膳食纤维。

❋ 不爱喝牛奶——注意科学补充钙

孕期补充营养，吃喝要双管齐下，但有些孕妈妈从小没有养成喝奶的习惯，对牛奶的口味难以接受；有些孕妈妈由于消化道内缺乏乳糖酶，不能消化牛奶中的乳糖。喝奶后出现乳糖不耐受，表现为腹胀、腹痛、腹泻等。有可能缺乏的营养物质主要为蛋白质，钙，磷，维生素A、维生素D和维生素B_2。

牛奶对于孕妈妈也是非常重要的，因为牛奶中含有丰富的蛋白质，而且氨基酸组成合理，生物利用率高，并与谷物中的蛋白质能很好地互补，牛奶中的钙含量高达每100毫升100毫克以上，而且钙磷比例适宜，并含有维生素D、乳糖、必需氨基酸等促进钙吸收的因素，其吸收利用率可达50% ~ 60%，是膳食中钙的最佳来源。

对于不爱喝牛奶的孕妈妈怎么办？补救办法是这些孕妈妈可以饮用经乳酸发酵的酸奶，或者食用奶酪替代，这样能够补充同样的营养，享受不一样的美味；此外，配方奶粉也是不错的选择；如果是高龄孕妈妈，或者实在不能从膳食中保证每日钙的需要量，则可选择补充钙片的形式补钙。

❋ 不爱吃肉——巧吃妙喝补铁补钙

与部分孕妈妈不同的是，部分孕妈妈是素食主义者或者出于宗教信仰的原因不吃肉，那怎么办呢？毕竟孕期饮食要同时供给自身和胎儿的营养需要。对此，专家表示，只要精心安排，吃对了素食也可以补充所有必需的维生素、矿物质、蛋白质及其他营养素。

怀孕期间孕妈妈需要多摄入一些蛋白质，这通过健康多样的素食类饮食也很容易得到满足。如果你是一位素食者，你应该多花些心思的是，如何保证自己能充分摄入两种对孕期健康非常重要的营养物质——铁和钙。

补救办法

（1）素食准妈妈如何补铁

怀孕后，准妈妈对铁的需求量大大增加了。素食孕妇的饮食最好摄入含维生素 C 的食物或饮料，比如吃富含铁的饭菜时，喝一杯果汁有助于身体对铁的吸收。但是，吃含铁丰富的食物时，要避免同时喝茶，因为这样会降低对铁的吸收。

富含铁的食物包括豆类、面包、绿色蔬菜等；如果准妈妈血液中铁含量变低了，医生会建议准妈妈服用铁补充剂。

（2）素食准妈妈如何补钙

钙的最佳来源是奶制品，如牛奶、奶酪、酸奶等，每天尽量吃 3 份。脱脂与半脱脂牛奶的含钙量与全脂牛奶一样多。膳食钙还能从一些非奶制品来源中获得，比如虾皮、海产品、芝麻、深绿色蔬菜、一些强化豆制品等。如果准妈妈不吃奶制品的话，最好服用钙补充剂。另外，准妈妈还可以多与其他素食准妈妈交流，了解更多孕期的饮食经验。比如，补钙的同时一定注意补充维生素 D，或多晒太阳，这样可以促进钙的吸收。

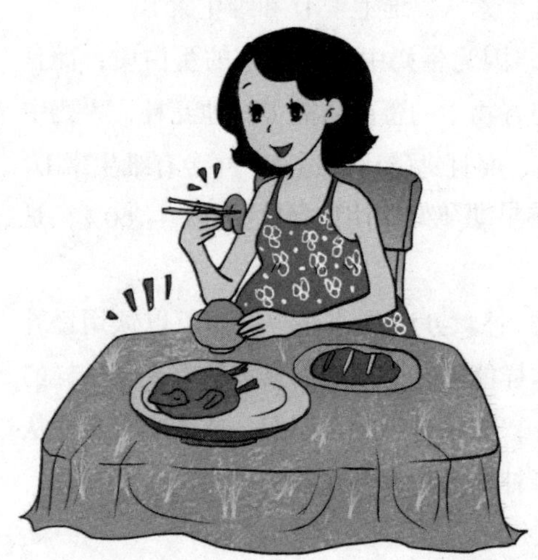

综上所述，准妈妈处于人生特殊阶段，俗话说“一个人吃两个人用”。既然担负着这么重要的使命，就要学习掌握科学的营养知识，首先是什么都吃，既不多吃，也不挑食不偏食，才能保障腹中胎宝宝每天生长发育对营养素的需求。要知道没有一种食物能够涵盖所有的营养素，因此要想达到营养均衡，各种食品就要合理搭配。做到这些，相信宝宝出生后一定健康、聪明又漂亮。

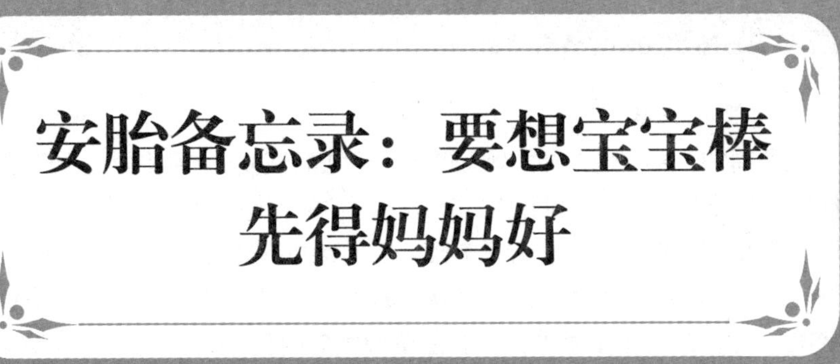

安胎备忘录：要想宝宝棒先得妈妈好

通常情况下，大多数准妈妈在确认自己怀孕后，便开始操心起自己的营养。尤其是第一次怀孕没有经验的准妈妈，吃什么成为家人及朋友“万众瞩目”的焦点。那么，本月，准妈妈的营养进食有哪些注意事项呢？孕妇要少吃和不能吃哪些食物呢？就让我们一起来揭开孕早期孕妇的饮食奥秘吧！

❋ 别盲从，二月二准妈妈少吃炒黄豆

二月二，龙抬头，在很多地方都有吃炒黄豆的习俗。其实，多吃干炒黄豆会对身体健康带来不利的影响，准妈妈更是如此。因为黄豆中含有胰蛋白酶抑制素、尿酶、红细胞凝集素等因子，干炒、爆炒黄豆时，这些因子在干热条件下并不会被分解。因此，吃了干炒黄豆后，这些抑制素会引起副作用，如腹胀，影响消化吸收功能，孕妇如果吃得太多，还会引起恶心、呕吐、腹泻等现象，这多半由大豆中含有的另一种皂素引起，它对胃肠黏膜有强烈的刺激作用，引起局部充血、肿胀及出血。这种皂素只有加热到 100℃并维持数分钟，才能被破坏。因此，炒黄豆一定要保证炒熟，吃的时候千万不能过量。

那么，孕期就得和黄豆“拜拜”了吗？这也未必，孕妈妈可以稍稍改变一下吃炒黄豆的习惯。如可以采用煮黄豆吃的方法，不但能破坏黄豆中的那些不良因子，使黄豆的营养成分容易被人体吸收，还提高了黄豆中蛋白质的营养价值。若为了保持吃炒黄豆这个习俗，也可以先将黄豆煮（或蒸）熟后，晾晒干，在二月初二再加盐炒成咸味黄豆。若喷糖汁可炒成糖豆吃，就不会有副作用了。

❋ 过犹不及，准妈妈怀孕初期不宜大补

1. 忌滥用人参

众所周知，人参是大补之物，可用于病愈后恢复、增强体力、调节荷尔蒙、降低血糖和控制血压、控制肝指数和用于肝功能保健等。很多人认为，怀孕后，人体需要大量的能量，要吃点好东西，但人参并不适合。原因很简单，孕期月经停闭，脏腑经络之血注于冲任二脉以养胎，孕妇处于阴血偏虚、阳气相对偏盛状况。人参属大补元气之物，会使孕妇气盛阴耗，气有余则“推动”胎儿，使胎儿受损受危，不利安胎。

如果孕妇经常服用人参等物，势必导致阴虚阳亢、气机失调、气盛阴耗、血热妄行，加剧孕吐、水肿、高血压、便秘等症状，甚至引发流产或死胎等。

2. 忌滥用补药

再好的补药也要经过人体代谢过程，会产生一定的副作用，增加肝、肾负担，对孕妇和胎儿都会带来程度不一的影响。常服人参蜂王浆、洋参丸、宫宝等，会损伤孕妇和腹中之胎。有的孕妇服用大量的蜂乳，导致严重腹泻，甚至流产。还有个别孕妇，因为孕期小腿抽筋，所以常服维生素A、维生素D，结果造成维生素A、维生素D过量，引起中毒。

3. 忌热性食品

怀孕期间，孕妇由于周身的血液循环系统血流量明显增加，使心脏负担加重，子宫颈、阴道壁和输卵管等部位的血管也处于扩张、充血状态，加上孕妇内分泌功能旺盛，分泌的醛固醇增加，容易导致水、钠潴留而产生水肿、高血压等病症。再者，孕妇由于胃酸分泌量减少，胃肠道功能减弱，会出现食欲缺乏、胃部胀气、便秘等现象。在这种情况下，孕期应遵循“宜凉忌热”的原则，不能吃热性食品，如狗肉、羊肉、胡椒粉等。孕期进补，即使是水果，也应吃性味平、凉之物，如西红柿、生梨、桃子等，忌食鹿茸、鹿胎胶、鹿角胶、桂圆、荔枝、胡桃肉等。

❋ 把住嘴，孕期饮食不能“随心所欲”

怀孕了，就要当妈妈了，不能想怎么吃就怎么吃。那么，到底哪些食物是孕妈妈的饮食禁忌呢？如何防止“越雷区”呢？这里画出三档线。

1. 对“麻辣烫”要说“不”

“已经两个多月没吃我最爱的麻辣火锅了，家里的‘营养餐’口味太清淡，

孕期忌口到底啥时候才是个头。”这样的声音在准妈妈口头常常被提及，特别是孕早期准妈妈更不把忌口当回事儿。还没有从“越辣越起劲”中过渡到“清淡系”，常常看着电视中的美食广告都能咽半天口水。但专家建议，火锅、川菜这样的“重口味”食物要及时“刹车”。因为体内摄入过多的盐，会破坏人体的营养平衡。

“重口味”食物，往往是与饮食相伴，边喝边烫。然而，在怀孕期间，由于巨大的子宫压迫，腹腔内的一些血管都会受到压迫而出现水肿，如果这个时候摄入大量的水，可能会加重水肿。除此之外，“重口味”食物的过多摄入容易引起血压增高、水肿等妊娠高血压综合征。尤其在进入怀孕中期、后期，饮食要尽量清淡一些。在必要的情况下，准妈妈甚至需要采用无盐膳食。

2. 贪恋尝“鲜”，准妈妈这样吃

爱吃海鲜是很多人享受生活的一种方式，来点海鲜，来点啤酒，不胜惬意，但孕期可不能这样吃。专家提醒，孕期是一种特殊的免疫状态，有些准妈妈在孕前轻微过敏，但到了孕中或孕后期会出现强烈的反应。所以建议爱尝“鲜”的准妈妈在孕期最好减少海鲜摄入量，一旦出现过敏反应不仅会出现皮肤起疹，还会因此导致胃肠道功能失调，严重的会出现过敏性休克，从而影响胎儿健康。

除了海鲜，吃鱼是很多准妈妈的饮食习惯，甚至有准妈妈积极主动吃鱼，认为吃鱼后宝宝更聪明，这是否有道理呢？研究显示，多数海产品都富含孕期所需要的蛋白质、维生素和矿物质。而且，越来越多的证据显示很多鱼中含有促进宝宝大脑发育的物质，但这并非说孕期就可以胡吃海喝。比如，怀孕期间应该避免吃一些汞含量较高的鱼，如金枪鱼及三文鱼。可以选择的河鲜、海鲜是虾、扇贝、鲆鱼、蛤、牡蛎、鲇鱼、银鱼等。在选择食用鱼种类时，最好轮换种类，保证一周内不重复吃同一种鱼，以摄取更全面的营养。

3. 贪恋水果注意食之有节

孕期这也不能吃那也不能吃，吃点水果总没错吧？其实不然！春末夏初，各种美味新鲜的水果纷纷上市，也让准妈妈们找到了解馋的食物。甚至，有不少准妈妈为了生个健康漂亮宝宝，产前拼命吃水果，她们认为这样可以充分地补充维生素，还可以使将来出生的宝宝皮肤好。对于这个说法，专家表示，吃水果也同样不可掉以轻心。

为什么呢？因为虽然水果和蔬菜都有丰富的维生素，但是两者还是有本质区别的。水果中的纤维素成分并不高，但是蔬菜里的纤维素成分却很高。过多地摄入水果而不吃蔬菜，直接减少了孕妇纤维素的摄入量。且有的水果中糖分含量很高，孕期饮食中糖分含量过高，还可能引发妊娠糖尿病等其他疾病。所以，建议贪恋水果的孕妇应食之有节。

❋ 宝宝近视是孕妈妈爱吃糖或精细食物

戴眼镜给人们的生活带来了种种“负担”。对于近视而言，摘不掉必戴的眼镜，更是件烦心事。但现实情况是，到处都是“小眼镜”，而且佩戴年龄越来越低。就其本意来说，准爸爸准妈妈谁都不愿意自己的孩子从小就失去敏锐的视力，过早佩戴眼镜。但为什么近视的孩子这么多呢？仅仅是因为孩子用眼有问题、姿势不对吗？专家表示，这可能与准妈妈孕期的饮食有很大关系。

1. 糖分可“吃掉”远视时间

儿童从远视眼发展为近视眼的过程可以分为以下几个步骤：生理性远视、正视、近视。就一般生理情况而言，正常值在 3 ~ 4 岁远视 200° 以内，4 ~ 5 岁远视 150° 以内，6 ~ 8 岁远视 100° 以内。研究显示，现在的儿童近视过多，可能与母体怀孕时摄入过多的糖分，导致儿童晶状体发育过早有关。这就造成了儿童视力过早成人化，可能让他们直接“跳过”了生理性远视，生下来就是正视眼，那么就缩短了发展到近视的时间，所以，近视的儿童也就开始增多了。

2. 精细饮食造成维生素缺失

现如今，生活水平提高了，饮食也吃得越来越精细化，粗粮正逐渐被细粮所代替，这样吃的一个直接后果就是粗粮减少，像饮料、精米、精面等一些高糖饮食正在被消化，尽管这类食品口感不错，但以精米为例，在加工的过程中，一层层脱壳也会导致维生素的流失。当加工为精米的时候，对眼睛发育有益的维生素已经所剩无几，自然，生出来的孩子近视的也就多了起来。

怎么办呢？对此可对应调整，即孕期拒绝高糖食物，少吃红糖、白糖、蜂蜜、葡萄糖等精制糖，以及蛋糕、绿豆糕等糖制的各种糕点、罐头、果酱、冰激凌等；再者就是少吃高淀粉含量的食物，这里包括如土豆、粉条、红小豆、绿豆、藕、芋头、胡萝卜、洋葱、蒜苗，肥肉、动物油性油脂以及蛋黄，动物肾、肝、肚等内脏也尽量少吃。

最后要提醒广大年轻夫妻的是，儿童生下来都会有一定程度的远视，这是因为婴儿眼球比成人小，6 个月的婴儿眼球大小只相当于成人的 2/3，其眼轴距离较发育完全的正常眼睛还短，所以影像会成形在视网膜之后，形成生理性远视。眼发育的正常过程，称为生理性远视。从孩子降生到 7 岁，儿童眼球发育最为迅速，眼屈光度也逐渐向近视方向移动，远视程度随之慢慢下降。而随着儿童年龄的增长，焦点前移，远视眼逐渐过渡到正视眼。所以，不要误以为宝宝视力不正常而过早让其架上眼镜。

Part 4

孕3月，正式成为“胎宝宝”了

孕3个月，受精卵经细胞分裂而发育成胎儿身体的各个器官，此时，极易发生胎儿畸形。因此，此期的孕妇除了要注意造成胎儿畸形的外在因素，如药物、X线及病毒的感染，此外，还要特别留心以下饮食。

❋ 透视宝宝：胎宝宝什么样啦

身长：约 8 厘米。

体重：约 25 克。

脏器：内脏器官的发育已经基本完成，外生殖器已经发育。通过脐带来吸收养分，肾脏形成后，将尿液排于羊水中。

面部：面部轮廓日渐分明，眼皮、眼眉、耳朵等相继生成，外生殖器已经发育。

性别：能够区分男女。

其他：可以在羊水中游动了，但还不太灵活。

❋ 孕味十足：准妈妈身体在变化

子宫、阴道和外阴：子宫如拳头大小，外阴颜色变深，阴道分泌物增多且较黏稠。

乳房：乳头、乳晕的颜色相继加深。

反应：皮肤会失去光泽变得发暗；眼睛周围、面颊处会出现褐色斑点，即妊娠斑。

其他：准妈妈的感情起伏及妊娠反应越发强烈，大多表现出不安、焦虑等情绪，有时甚至会出现比较过激的行为。

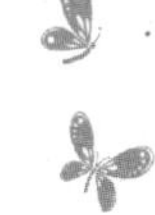

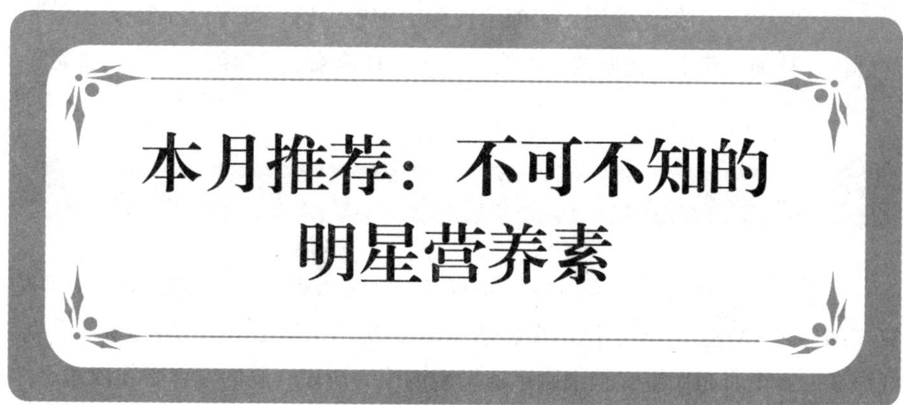

本月推荐：不可不知的明星营养素

孕早期前三个月要求的营养成分和孕前相比，没有什么明显增加。因为孕早期不是胎儿快速生长的时期，要求的营养补给量只是比平时所需稍微有所增加，但是增加得不是很明显，所以不用吃得太多。另外，孕早期还会出现早孕反应，所以饮食一般以清淡、容易消化为主。可以少量多餐。这样做一是促进吸收，二是能降低早孕反应的刺激。

❀ 钙——影响胎儿骨骼发育及身高

功效说明：钙是人体内含量最多的一种无机盐，正常人体内钙的含量为1200 ~ 1400克，占人体重量的1.5% ~ 2.0%，享有“生命元素”之称。人体中的钙，其中99%存在于骨骼和牙齿中。钙除了是骨骼发育的基本原料，直接影响身高外，还在体内具有其他重要的生理功能，这些功能对维护机体的健康，保证正常生长发育具有重要作用。胎宝宝乳牙的钙化最早发生于胚胎第13周，孕期缺钙会影响胎宝宝牙齿基质的形成和钙化过程。因此，从本月开始，准妈妈就应适量补钙。

从胎儿第3个月开始，胎儿对钙的需要量骤然增加，母体低钙将直接影响胎儿的身高、体重、头颅、脊椎及四肢的发育。若母体继续缺钙，孕期会造成腿抽筋、流产、难产、骨盆畸形，甚至出现严重的产科并发症，如妊娠高血压、癫痫、蛋白尿、水肿等，严重危及胎儿和孕妇的生命。

补充数量：每日800 ~ 1200毫克。

食物来源：牛奶、酸奶、奶酪、泥鳅、河蚌、螺、虾米、小虾皮、海带、炸酥鱼、牡蛎、花生、芝麻酱、豆腐、松子、甘蓝菜、花椰菜、白菜、油菜等。

✲ 碘——减少宝宝的致畸率和死亡率

功效说明：碘是人体必需微量元素之一，健康成人体内碘的总量为 30 毫克（20 ~ 50 毫克），国家规定在食盐中添加碘的标准为 20 ~ 30 毫克 / 千克。妊娠 3 ~ 6 个月是胎宝宝脑细胞迅速增殖的第一阶段，脑的发育必须依赖母体内充足的碘。准妈妈补充适量的碘，有助于减少宝宝的致畸率和死亡率。

补充数量：每日 175 微克。人类所需的碘，主要来自食物，为一日总摄入量 80% ~ 90%，其次是饮水与食盐。

食物来源：食物中以海产品的含碘量最高，其中尤以海带、海蜇、紫菜、苔条和淡菜为甚。

✲ 镁——促进胎宝宝骨形成和骨再生

功效说明：作为酶的激活剂，镁参与 300 种以上的酶促反应。糖酵解、脂肪酸氧化、蛋白质的合成、核酸代谢等需要镁离子参加。镁属于人体营养素——矿物质元素中的一种，属于矿物质的常量元素类。人体中的镁 60% ~ 65% 存在于骨骼和牙齿中，27% 存在于软组织中。

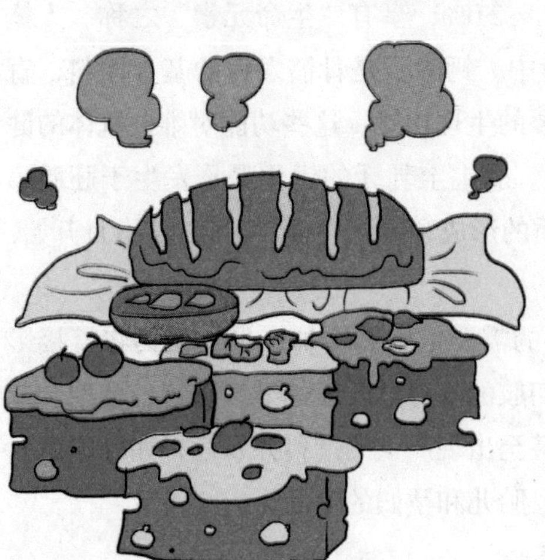

镁能促进骨的形成。在骨骼中仅次于钙、磷，是骨细胞结构和功能所必需的元素，对促进骨形成和骨再生、维持骨骼和牙齿的强度和密度具有重要作用。此外，镁还有调节神经肌肉兴奋性的作用。镁、钙、钾离子协同维持神经肌肉的兴奋性。血中镁过低或钙过低，兴奋性均增高；反之则有镇静作用。

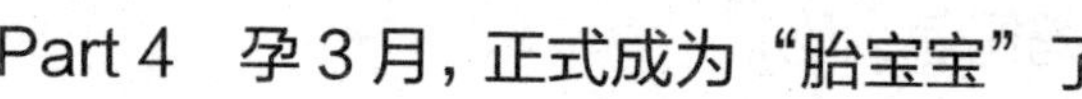

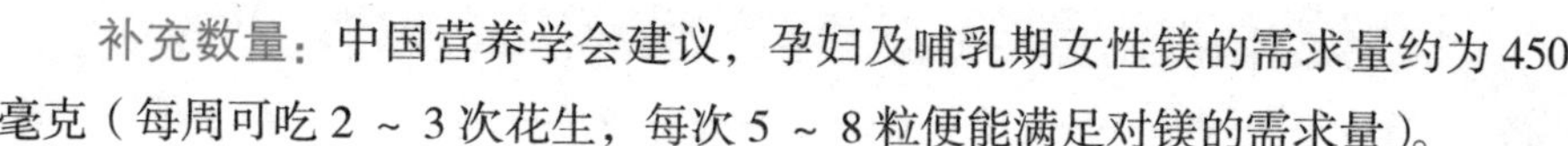

补充数量：中国营养学会建议，孕妇及哺乳期女性镁的需求量约为 450 毫克（每周可吃 2 ~ 3 次花生，每次 5 ~ 8 粒便能满足对镁的需求量）。

食物来源：富含镁的食物有很多，其中紫菜中含镁量最高，每 100 克紫菜中含镁 460 毫克，被喻为“镁元素的宝库”；谷类如小米、玉米、荞麦面、高粱面、燕麦、通心粉、烤马铃薯；豆类如黄豆、黑豆、蚕豆、豌豆、豇豆、豆腐；蔬菜如冬菜、苋菜、辣椒、蘑菇；水果如阳桃、桂圆、核桃仁；其他如虾米、花生、芝麻、海产品等。

❋ 维生素 A——维持骨骼正常生长发育

功效说明：维持骨骼正常生长发育。维生素 A 促进蛋白质的生物合成和骨细胞的分化。当其缺乏时，成骨细胞与破骨细胞之间的平衡被破坏，或由于成骨活动增强而使骨质过度增殖，或使已形成的骨质不吸收，孕妇如果缺乏维生素 A 会直接影响胎儿发育，甚至发生死胎。

此外，维生素 A 有助于细胞增殖与生长。维生素 A 缺乏时，使胚胎形成受阻。维生素 A 缺乏还引起诸如催化黄体酮前体形成所需要的酶的活性降低，使肾上腺、生殖腺及胎盘中类固醇的产生减少，可能是影响生殖功能的原因之一。

补充数量：我国推荐孕期每日维生素 A 的摄入量为 2400 微克。

食物来源：怀孕的头三个月，胎儿自己还不能储存维生素 A，因此孕妈妈一定要供应充足。甘薯、南瓜、菠菜、杧果中都含有大量维生素 A。

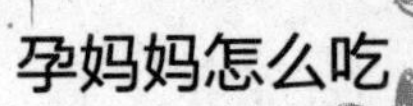

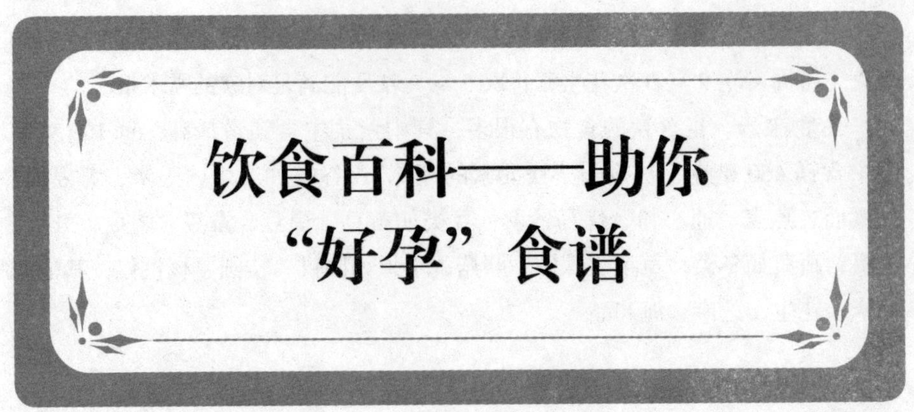

饮食百科——助你“好孕”食谱

“我怀孕已三个月了，一直都觉得嘴里淡淡的，一点味道都没有，吃任何东西都如同嚼蜡，除此以外倒没有其他异常，请问我这是怎么了？我该怎么做呢？”这是很多准妈妈的困惑。怀孕三个月该怎么吃？这里为准妈妈推荐“好孕”食谱，以助你“孕程”一路好歌。

✿ 山药芝麻粥——孕妇在孕早期食用，有利安胎

原料：大米60克，山药15克，黑芝麻120克，鲜牛奶200克，玫瑰糖6克，冰糖120克。

做法：将大米淘净，浸泡1小时，捞出沥干；山药切成细粒，黑芝麻炒香与大米一起倒入搅拌器，加水和鲜牛奶搅碎，去渣留汁；将锅置于火上，放入水和冰糖烧沸溶化后倒入浆汁，慢慢搅拌，加入玫瑰糖，继续搅拌至熟即成。

保孕理由：本品香甜可口、滋阴补肾、益脾润肠，孕妇在孕早期食用，有利安胎。

✿ 安胎鲤鱼粥——适用于胎动不安、胎漏下血

原料：活鲤鱼1条（约500克），苎麻根20～30克，糯米50克，葱、姜、油、盐各适量。

做法：将鲤鱼去鳞及肠杂，洗净切片煎汤。再取苎麻根加水200克，煎至100克，去渣留汁，入鲤鱼汤中，并加糯米和葱、姜、油、盐各适量，煮成稀粥。每日早晚趁热食，3～5天为一疗程。

保孕理由：安胎，止血，消肿，适用于胎动不安、胎漏下血、妊娠水肿者。

❀ 柠檬米饭——适合孕初期食欲缺乏的准妈妈

原料：青柠檬1个，香米200克，精盐适量。

做法：将青柠檬去皮，切末；香米淘洗干净，加入青柠檬皮末、盐、水，煮15分钟，做成饭团，放到餐盘中，上面放青柠片装饰即可。

保孕理由：本品适合孕初期食欲缺乏、喜食酸食的准妈妈食用。

❀ 蚕豆米粥——适用于准妈妈肾虚所致的遗尿

原料：粳米300克，小米、蚕豆各200克。

做法：将蚕豆煮烂后，加水与粳米、小米用武火煮沸，再改用文火煮成粥。

保孕理由：本品除胃热，养肾气。适用于准妈妈胃热、肾虚所致的自汗、腰膝酸软、遗尿、脘腹痞闷、不思饮食等症。

❀ 酸菜炒牛肉——有利于神经系统、骨骼等的发育

原料：牛肉20克，酸菜250克，白糖、酱油、淀粉、花生油各适量，盐少许。

做法：将牛肉洗净剁碎，用酱油和淀粉拌好备用；酸菜洗净，挤掉水分，也剁碎备用；用花生油加入牛肉碎中调拌，用花生油烧热锅，炒熟牛肉碎，装起备用；锅置火上，放花生油烧热，放入酸菜煸炒，加入白糖和少许盐，放入牛肉碎一起拌炒片刻即成；注意有些调味料在调配中一定要适中，避免过多使用。

保孕理由：此菜营养丰富，有利于胎儿神经系统、骨骼等器官的发育，增强孕妇体质。

❁ 桂花肉——丰富优质蛋白质、脂肪等营养素

原料：瘦肉 250 克，鸡蛋 2 个，糯米粉 100 克，生抽、糖、醋、酒、盐、麻油各适量。

做法：瘦肉切约 3 厘米厚的大片，用刀背敲捶，使肉质松开，切成小块用糖、盐、酒略腌一下；鸡蛋打散与糯米粉调和成蛋糊，然后把腌好的肉拌入；炸油烧至八成热，将肉块逐个放入，略炸捞起，待油温回升后复炸至金黄，捞起控干油。加入糖、醋、盐、麻油、生抽即可。

保孕理由：此菜含有丰富的优质蛋白质、脂肪、糖类等营养素。

❁ 枸杞炒虾仁——适用于习惯性流产的准妈妈

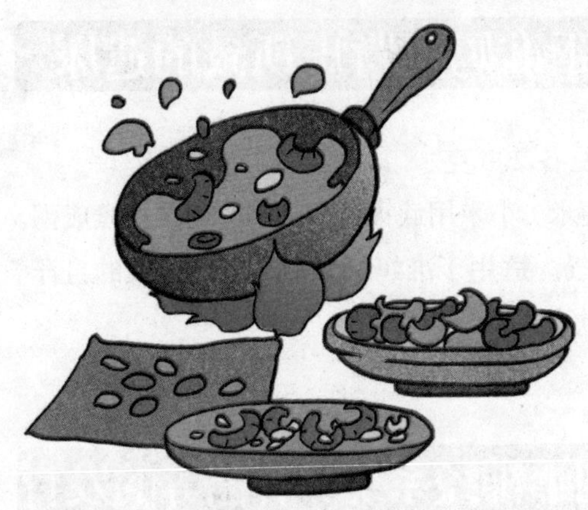

原料：枸杞子 10 克，虾仁 50 克，植物油 30 克，米饭 100 克，葱、姜、精盐各适量。

做法：将枸杞、虾仁洗净，沥干水分；姜、葱切末；锅内加植物油，大火烧至六成热，加姜、葱、虾仁，中火炒 1 分钟，加米饭翻炒，再加入枸杞子、盐，炒 3 分钟即成。

保孕理由：本品有益气安胎、滋补肝肾的功效，适用于习惯性流产者怀孕后或先兆流产者食用。

❁ 白糖嫩藕片——帮助准妈妈预防孕期贫血

原料：嫩藕 600 克，盐、白糖、醋、花椒油、香油各适量。

做法：将嫩藕洗净，切薄片泡于盐水中。在锅中沸水焯烫藕片，捞起后冲凉，沥干水分；用盐、白糖、醋、花椒油及香油拌匀藕片，放置半小时，入味后即可食用。

保孕理由：本品爽口开胃，准妈妈常食有助于促进胎宝宝的发育，同时还可以帮助准妈妈预防孕期贫血。

❋ 豆芽香干——防治孕期高血压、贫血等

原料：芹菜、绿豆芽、香干各150克，香油15克，醋20克，精盐3克，蒜泥5克。

做法：将芹菜择洗干净，大的破开，切成3厘米长的段，放入开水锅内焯一下，用凉开水泡凉，沥水备用。将绿豆芽掐去两头洗净，放入开水锅内焯一下捞出，用凉开水泡凉，捞出控干水和芹菜放在一起。将香干洗净，切成细丝，放入芹菜、豆芽中，加入香油、醋、精盐、蒜泥，拌匀即成。

保孕理由：本品含有丰富的铁、钙、磷、维生素C、蛋白质等多种营养素。常吃芹菜可以防治妊娠期高血压、贫血、神经衰弱等。

❋ 猪心炒枸杞——适合准妈妈补血安神

原料：猪心150克，平菇100克，枸杞子15克，姜片10克，酱油、料酒、白糖、精盐、鸡精、水淀粉、香油各适量。

做法：将猪心洗净，切片，用料酒、酱油抓匀；将平菇洗净，切块后焯水备用；锅中倒油烧热，煸香姜片，放猪心炒变色，放平菇、枸杞子翻炒至熟，加白糖、精盐、鸡精调味，勾芡，淋上香油即可。

保孕理由：本品具有补血安神、滋补肝肾的功效，适合准妈妈食用。

❋ 咖喱牛肉——帮助孕妈妈补充维生素等

原料：牛肉500克，土豆150克，咖喱5克，食油10克，酱油15克，盐5克，葱、姜各5克。

做法：将牛肉自横断面切成丝，用酱油、料酒调汁浸泡牛肉丝；土豆洗净去皮，切成丝；将油热好，先干炒葱、姜，再将牛肉丝下锅干炒后，将土豆

丝放入，再加入酱油、盐及咖喱粉，用旺火炒几下即成。

保孕理由：富含铁、维生素 B_2、烟酸等，适合孕妇食用。

❋ 凉拌五彩鸡丝——帮助孕妈妈补充蛋白质、维生素

原料：熟鸡脯肉 150 克，胡萝卜、金针菇、黄瓜各 100 克，红椒丝 50 克，精盐、胡椒粉、白糖、麻油各适量。

做法：将熟鸡脯肉撕成丝；将胡萝卜、黄瓜分别洗净切成丝，加精盐略腌；将金针菇洗净，与红椒丝一起焯熟；所有原料放入碗中，加精盐、胡椒粉、白糖拌入味，淋上麻油，即可装盘。

保孕理由：本品鲜脆爽口，含有丰富的蛋白质、脂肪、糖类、钙、磷、铁、维生素 B_2、烟酸、维生素 C、维生素 E，营养价值高，适宜孕早期的孕妇经常食用。

❋ 鲜笋黄鱼——防治准妈妈食欲缺乏

原料：鲜黄鱼 500 克，青豆、胡萝卜、鲜笋各 50 克，葱、料酒、酱油、白糖、淀粉、醋、油各适量。

做法：将黄鱼去鳞、鳃和内脏，洗净，在鱼身上划花纹，抹上酱油、料酒，腌 30 分钟；将胡萝卜、鲜笋分别洗净，切成丁，与青豆一起用沸水烫一下，捞出控干；葱切成末。锅内放油烧至八成热时，将腌好的黄鱼放入，炸熟至金黄色时捞出。锅内留底油，烧热后下葱末炝锅，倒入沸水，加白糖、醋、胡萝卜丁、笋丁、青豆，用湿淀粉勾芡，芡汁微沸时，浇在鱼身上即成。

保孕理由：本品含有丰富的蛋白质、矿物质和维生素、胡萝卜素，具有健脾开胃的功效，适宜于孕早期食欲缺乏的准妈妈食用。

❋ 杞子二肚汤——适用于胎动不安、烦躁等

原料：鱼肚 30 克，枸杞子 10 克，猪肚 100 克，调料适量。

做法：把猪肚洗净与切片，鱼肚和枸杞子一起放入锅中，加入清水适量

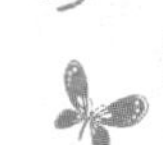

煮到二肚熟后即成。饮汤食肚及枸杞子，可使用调味品拌服。

保孕理由：补血，滋阴，安胎。适用于阴血不足所致的胎动不安、烦躁等。

❀ 艾叶鸡蛋汤——温肾安胎，适用于习惯性流产

原料：艾叶 50 克，鸡蛋 2 个，白糖适量。

做法：将艾叶切碎放入锅中加水适量煮汤，打入鸡蛋打成蛋花煮熟，放白糖溶化即成。每日晚睡前服。

保孕理由：温肾安胎，适用于习惯性流产。

❀ 鲫鱼汤——防治先兆流产和习惯性流产

原料：鲫鱼 1 条（约重 400 克），生姜 6 克，砂仁 15 克，猪油、精盐、味精各适量。

做法：将鲫鱼去鳞，剖腹去内脏，洗净；把砂仁冲洗干净，沥干，研成末，放入鱼腹内；将生姜去皮，洗净，切成细丝；取一炖盅，将鱼放入盅内，再加入姜丝，盖好盅盖，隔水炖 2 小时，加入猪油、精盐、味精调味，再稍炖片刻，出锅即成。

保孕理由：鲫鱼除营养丰富外，还有治疗子宫下垂的作用，有利安胎，可防治先兆流产和习惯性流产。对于妇女孕期呕吐不止、胎动不安有较好的疗效。

❀ 甘蔗姜汁——治疗准妈妈呕吐、饮食难下

原料：鲜姜汁 1 汤匙，甘蔗汁 1 杯。

做法：将上述原料调匀，加热温服。

保孕理由：本方用于治疗准妈妈呕吐、饮食难下，具有健胃、下气、止呕的功效。

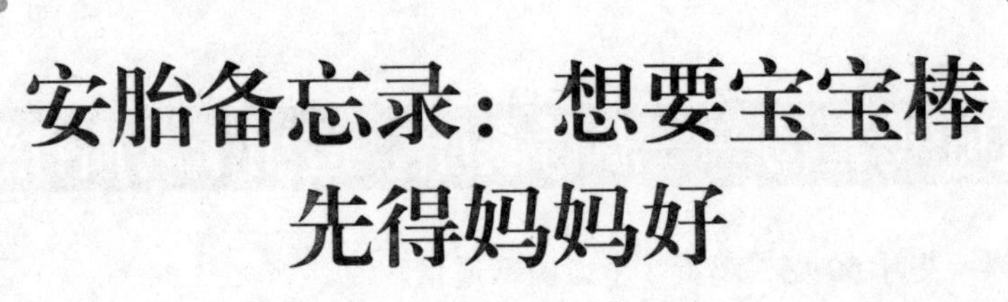

安胎备忘录：想要宝宝棒先得妈妈好

怀孕三个月，什么该吃，什么不该吃？一个人吃两个人的营养，饮食也要吃双份吗？饮食如何防止营养不及的同时，也要防止太过，哪些调味品会破坏“好孕”，于此种种，不可大意，又不可不防。

❀ 一人吃两人用，孕期食量是否要双份

孕期饮食不只是孕妈妈一个人的事儿，这是很多孕妈妈的共识，也因此，有不少准妈妈在孕期本着这样的观点：“怎么办？不想吃也得多吃啊，你不饿肚子里的宝宝还饿呢。”所以，尽管孕吐发生，依然坚持摄取营养，这并没有错。但有部分准妈妈认为孕期还有孩子需要营养，所以，摄取食物的时候应该备着点，应该双份。其实准妈妈要补充双份营养本身没有错，但要在食量上增加，必须加倍的说法却并不正确，准妈妈在妊娠期时，胎儿在准妈妈体内是不断生长的，需要吸收的成分也在逐渐增长，但并不是说一下子要吃相当于两份的食物。

那么，如何才能不让胎宝宝“饿”着呢？可以采取食物种类多于食量的方法，如果单一偏好某种食物，摄入量过多会影响其他食物的摄入，并且容易造成营养失衡。再者，胎宝宝需要的是营养充足，多方摄取以保证营养的供给即可，没必要在食物的量上双份摄取。

以铁的补充为例，补铁可以摄取素食和水果，也可以摄取荤食。素菜如黑木耳、大枣、红豆含有较丰富的铁质；水果中含有丰富的维生素 C，能促进食物中铁的吸收；荤食如动物内脏，猪肝、牛肝、羊肝、鸡肝等的铁含量往往高于动物的肉。经常食用，具有良好的防治缺铁性贫血的作用。

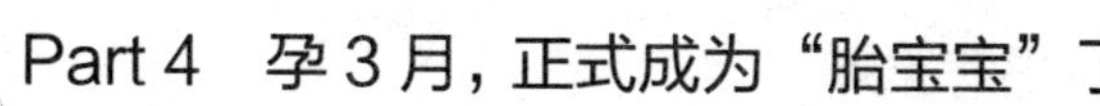

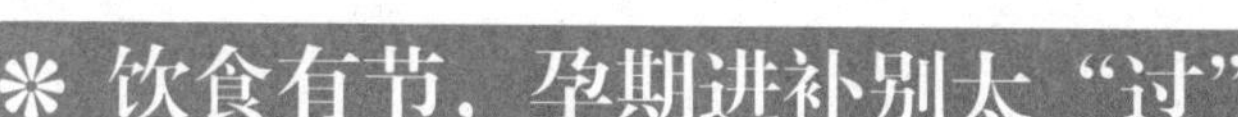

❋ 饮食有节，孕期进补别太“过”

第 1 种：高蛋白食物别太过

“坏孕”说明：蛋白质是准妈妈必备的营养物质，但摄取蛋白质过多同样无益，易引起腹胀、食欲减退、头晕、疲倦等症状。

第 2 种：高脂肪食物别太过

“坏孕”说明：过多吃高脂肪食物会诱发乳腺癌、宫颈癌、结肠癌等，并且还能把这些不健康因素遗传给下一代。

第 3 种：高糖食物别太过

“坏孕”说明：高糖饮食会削弱人体的免疫力，使准妈妈易受病菌、病毒感染，还有可能引发妊娠糖尿病，不利母胎健康。

第 4 种：高钙食物别太过

“坏孕”说明：很多孕妈妈盲目补钙，这样会使体内钙过量，使胎宝宝有可能因此患上高钙血症。

❋ 五大注意，准妈妈饮食的注意事项

酒、咖啡、浓茶等刺激性饮料都对准妈妈和胎宝宝不利。轻者会使胎动不安，准妈妈腹痛、腹泻等；重者会直接毒害胎宝宝，造成胎儿畸形。准妈妈们需要注意的饮食问题有哪些？

注意 1：忌冷饮

“坏孕”说明：在怀孕期间尽量避免冰凉的食物。育儿专家表示，孕妇的手触碰到冷水时子宫血管开始收缩，会影响胎儿的血液循环，所以平时孕妇要少吃冷饮，比如冰棒、冰淇淋等。不仅会影响血液循环，还会引起肠道不适，出现腹泻和腹痛现象。

注意 2：忌辛辣

“坏孕”说明：孕妇要尽量少食辣椒之类的蔬菜，辣椒中含有麻木神经的物质，对宝宝的神经系统发育有影响。

注意 3：忌燥热食物

“坏孕”说明：橘子、榴梿属于燥热性食物，对宝宝的发育会有影响，会引起血糖升高，如果孕妇患有妊娠高血糖，宝宝就会出现过重的情况，所以对

这类水果一定要少吃。

注意 4：忌木瓜、芦荟

“坏孕”说明：木瓜中含有女性激素类物质，会干扰孕妇的激素分泌，对胎儿的稳定有害，严重者，会导致流产。

❀ 口别重，破坏“好孕”的四种调味品

日常饮食中离不开各种各样的调味品，但是怀孕的女性要注意，有一些调味品是不适合孕妇过量食用的，如盐、酱油、辣椒、花椒等。在饮食上更应多加注意这四种破坏“好孕”的调味品。

第一种：盐

“坏孕”说明：盐分摄入过多，孕期的肾脏功能减退，排钠量相对减少，过量食盐会加重水肿且使血压升高，甚至引起心力衰竭等疾病。准妈妈每日的摄盐量以 5 ~ 6 克为宜。长期过量食盐，还会导致孕妇晚期出现水肿，可见足踝及小腿处皮肤绷紧光亮，用手按压出现凹陷，长时间站立行走、中午不午睡则更加严重。这是因为孕妇内分泌变化，导致水潴留；同时，增大的子宫压迫下肢静脉，使血液回流受阻，下肢出现水肿。

第二种：酱油

“坏孕”说明：酱油中含有 18% 的盐，孕妇在计算盐的摄入量时要把酱油计算在内。同时酱油中含有防腐剂和色素，孕妇应尽量少吃。

第三种：辣椒

“坏孕”说明：辣椒是一种营养成分丰富的蔬菜，尤其含有大量维生素，适量吃辣椒对人体摄取全面的营养成分有好处。但辣椒会刺激肠胃,引起便秘，加快血流量等。孕妇虽然不是绝对禁止吃辣椒，但也应适量，如果属于前置胎盘的情况，则应绝对禁止食用。

第四种：花椒

“坏孕”说明：属于热性调味品，这些调料易消耗肠道水分，使肠道分泌液减少而造成肠道干燥和便秘。此外，八角、桂皮、五香粉等孕妇也应尽量少吃或不吃。

Part 5

孕 4 月，越来越活跃的胎宝宝

从这个月开始，胎宝宝开始迅速生长发育，每天需要大量营养素，尽量满足胎儿及母体营养素存储的需要，避免营养不良或缺乏的影响。同时，也要避免过多脂肪和过分精细的饮食。

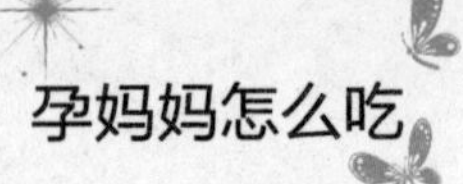

❋ 透视宝宝：胎宝宝什么样啦

身长：约为 16 厘米。

体重：约 150 克。

胎音：已有胎心音了，频率约 150 / 分。

器官：肺脏已基本完成。

其他：双臂及两腿的关节已基本发育完成。胎盘发育完成，附着在胎盘上的脐带将胎宝宝与妈妈联结成为一体。

❋ 孕味十足：准妈妈身体在变化

乳房：乳房明显增大，乳晕颜色变深。

反应：妊娠斑也开始变得明显，白带、腹部沉重感及尿频现象依然持续存在。妊娠反应开始逐渐消失，胃口变得好了起来。

其他：准妈妈的腹部开始明显地显形，流产的可能性明显减少。

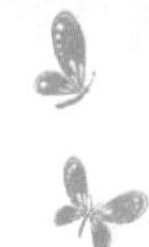

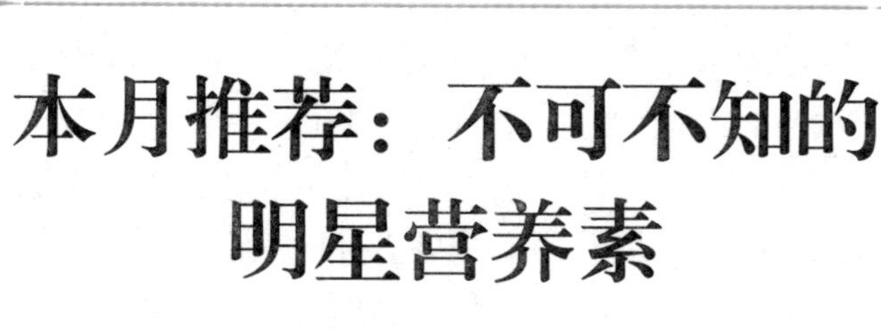

本月推荐：不可不知的明星营养素

现在准妈妈的腹部变大了，原来的衣服开始变得不合体，准妈妈需要穿孕妇装了。拥有一个自己的宝宝，这个梦想原来似乎很遥远，但现在会感到近在咫尺，因为这个月准妈妈就要真切地感受到胎动了。为了使胎儿发育良好，必须摄取充分的营养，在原来营养的基础上，要着重进补铁、糖、维生素 D。所以，准妈妈营养素也要均衡，不可偏食。此时有可能出现妊娠贫血，因此对铁质的吸收尤其重要。

锌——有效防止胎宝宝发育不良

功效说明：防止胎宝宝发育不良。这个月准妈妈需要增加锌的摄入量。准妈妈缺锌，会影响胎宝宝在宫内的生长，会使胎儿的脑、心脏等重要器官发育不良。缺锌会造成孕妈妈味觉、嗅觉异常，食欲减退，消化和吸收功能不良，免疫力降低，这样势必造成胎儿宫内发育迟缓。

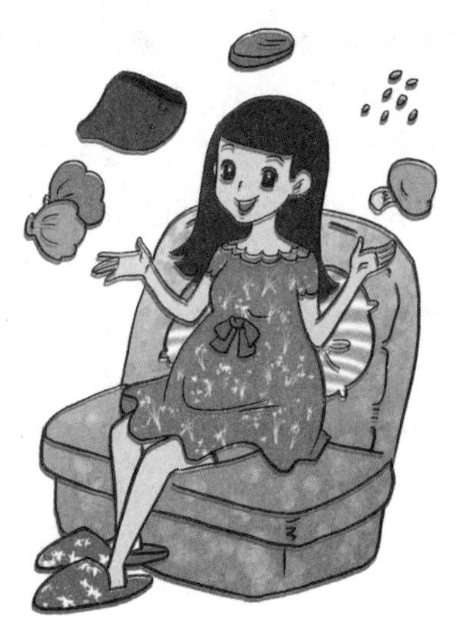

补充数量：补锌也要适量，每天膳食中锌的补充量不宜超过 45 毫克。

食物来源：富含锌的食物有生蚝、牡蛎、猪肝、口蘑、芝麻、赤贝等，尤其在生蚝中含量尤其丰富。

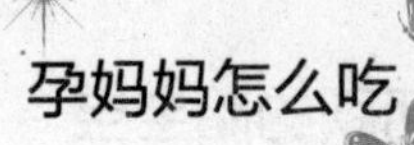

❋ 铁——帮助铁吸收，防止孕期贫血

功效说明：铁是人体不可缺少的微量元素。在10余种人体必需微量元素中铁无论在重要性上还是在数量上，都属于首位。一个正常的成年人全身含有3克多铁，相当于一颗小铁钉的质量。人体血液中的血红蛋白就是铁的配合物，它具有固定氧和输送氧的功能。人体缺铁会引起贫血。

孕妇怀孕期间，不仅要提供母体铁的需要，还要为孩子储备铁，所以需要的铁量是平时的两倍。如果从食物中摄取不能满足对铁的需要，就容易出现孕妇贫血和胎儿贫血。

补充数量：每日25～35毫克。准妈妈血容量迅速增加，如果铁摄入不足，就很容易导致缺铁性贫血。所以，从本月开始，准妈妈就应多吃含铁丰富的食物。同时补充有助于铁吸收的维生素C。

食物来源：丰富来源有动物血、肝、鸡胗、牛肾、大豆、黑木耳、芝麻酱、牛肉、羊肉、蛤蜊和牡蛎；良好来源有瘦肉、红糖、蛋黄、猪肾、羊肾、干果（杏干、葡萄干）、啤酒酵母菌、海草、赤糖糊及麦；一般来源有鱼、谷物、菠菜、扁豆、豌豆、芥菜叶、蚕豆、瓜子（南瓜、西葫芦等种子）。

❋ 糖——保护肝功能的重要物质

功效说明：糖又称碳水化合物，包括蔗糖（红糖、白糖、砂糖、黄糖）、葡萄糖、果糖、半乳糖、乳糖、麦芽糖、淀粉、糊精和糖原棉花糖等。糖是人体必需的一种营养素，主要功能是提供热能。每克葡萄糖在人体内氧化产生4千卡能量，人体所需要的70%左右的能量由糖提供。此外，糖还是构成组织和保护肝功能的重要物质。

补充数量：每日400～500克。从本月起，准妈妈的代谢增加，所需热量比孕早期明显增多，所以需要更多的糖类提供充足的能量。

食物来源：糖的来源很广泛，各种粮食、根茎类食物都含有大量的淀粉和少量的单糖、双糖；食糖中的蔗糖和麦芽糖也是机体用糖的重要来源；蔬菜和水果中除含有少量单糖外，还是纤维素和果胶的主要来源。

✻ 维生素D——促进身体中钙质吸收

功效说明：维生素D又称钙化醇、麦角甾醇、麦角骨化醇、“阳光维生素”、抗佝偻病维生素等。维生素D具有提高肌体对钙、磷的吸收；促进生长和骨骼钙化，促进牙齿生长；通过肠壁增加磷的吸收，并通过肾小管增加磷的再吸收；防止氨基酸通过肾脏损失。

孕妈妈体内维生素D含量低，就会对宝宝的成长、牙釉质的形成和宝宝处理钙的方式产生不利影响，还可能让宝宝有出生时患佝偻病或在儿童期发展为佝偻病的风险。

补充数量：孕妇维生素D的推荐摄入量在孕早期为每天5微克，孕中、晚期均为10微克。孕妇维生素D的最高摄入量是每天20毫克。如果你买的补充剂是以国际单位（U）来标注维生素D的，那么要注意国际单位与微克之间应该按照1微克=40U进行转化。

食物来源：含维生素D的食物包括大马哈鱼、鲭鱼、沙丁鱼等油性鱼，以及强化维生素D的食物，比如黄油和某些早餐麦片。红肉和蛋黄中也含有少量维生素D。

✻ 脑黄金——脑脂肪的重要组成物质

功效说明：脑黄金（DHA）不仅可以促进儿童脑部发育，还能提升免疫力，是神经系统细胞生长及维持的重要元素，在大脑皮质和视网膜中的含量较高。准妈妈在怀孕初期的3个月及孕期最后3个月，多补充DHA，对胎儿有多方帮助；有助于脑部发育，促进孩子4岁以前认知能力的发展。婴儿大脑中含有60%的脂肪，其中20%都是ω-3不饱和脂肪酸，“此时DHA对大脑来说，就像钙对骨骼一样重要”；从孕期开始补充DHA，可以促进婴儿视觉发育，提高视觉敏锐度；减少孩子过敏和哮喘的概率；减少胎儿早产，可稍许提高新生儿的大小及体重。

补充数量：三文鱼的DHA含量名列前茅，孕妇每周吃两次三文鱼，每次吃168克即可满足需要。

食物来源：100克金枪鱼的肉中含3克脑黄金；160克青花鱼中含2.8克脑黄金。此外，沙丁鱼、金枪鱼、黄花鱼等海鱼也富含脑黄金，孕期可以多吃。此外，如核桃、杏仁、花生、芝麻等，其中所含的α-亚麻酸可在人体内转化成脑黄金。

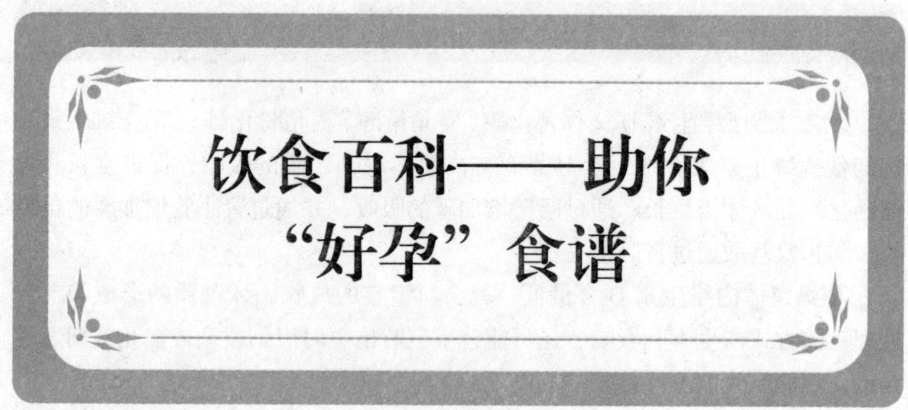

饮食百科——助你“好孕”食谱

习惯性流产多数在怀孕后 12 周内发生，在育龄妇女中，习惯性流产者并不少见，因此，安胎在孕早期就显得尤为重要。保胎需要吃什么？为了让宝宝在孕妈妈肚子里安安稳稳地生根，刚刚怀孕的准妈妈们可能都不敢有什么“大动作”。其实，准妈妈要想安胎，通过食补的方式一样能够实现。下面，介绍几款食谱，助宝宝在孕妈妈的肚子里“安家落户”。

❋ 牡蛎粥——缓解维生素 D 缺乏症

原料：鲜牡蛎肉 100 克，糯米 100 克，大蒜末 50 克，猪五花肉 50 克，料酒 10 克，葱头末 25 克，胡椒粉 1.5 克，精盐 10 克，熟猪油 2.5 克，清水 1500 克。

做法：将糯米淘洗干净备用，鲜牡蛎肉清洗干净，猪五花肉切成细丝；糯米下锅，加清水烧开，待米煮至开花时，加入猪肉、牡蛎肉、料酒、精盐、熟猪油，一同煮成粥，然后加入大蒜末、葱头末、胡椒粉调匀，即可食用。

保孕理由：牡蛎气味咸平、微寒，可供药用。牡蛎粥对维生素 D 缺乏引起的症状有一定疗效。

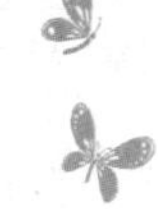

❋ 母鸡黄米粥——防止准妈妈习惯性流产

原料：老母鸡（4 ~ 5 年以上者）1 只，红壳小黄米 250 克。

做法：将鸡宰杀去毛及内脏，煮汤，用鸡汤煮粥。连续服用。

保孕理由：适用于习惯性流产。

❋ 黑豆糯米粥——健脾益气，适合肝肾亏虚准妈妈

原料：糯米 60 克，黑豆 30 克。

做法：将黑豆、糯米洗净，放入锅内，加适量水，用温火煮成粥即成。每天顿服。

保孕理由：补中益气，健脾养胃，补血安神，益肝肾之阴。

❋ 肉笋蒸饺——为宝宝供给无机盐等

原料：面粉 500 克，净肉 500 克，熟肉 150 克，笋片 100 克，精盐、味精、酱油、香油、姜末各适量。

做法：将净肉切成小碎丁，笋片和熟肉切成小丁，加佐料拌匀成馅。面粉加开水和成烫面，晾凉揉匀，擀成小薄皮，包进馅心捏边，上笼蒸熟即可。

保孕理由：此饺子中含动、植物性混合蛋白质及丰富的糖类、脂肪，还可以为胎宝宝供给多种无机盐和维生素。

❋ 海带焖饭——防治准妈妈腿部抽筋

原料：大米 300 克，水发海带 100 克，盐适量。

做法：将大米淘洗干净；水发海带放入凉水盆中洗净泥沙，切成小块。将锅置于火上，放入海带块和水，旺火烧开，滚煮 5 分钟，煮出滋味，随即放入大米和盐，再开后，不断翻搅，烧 10 分钟左右，待米粒涨发，水快干时，盖上锅盖，用小火焖 10 ~ 15 分钟即熟。

保孕理由：海带中含碘、钙丰富，孕期食用，有利胎宝宝的生长，防治准妈妈腿部抽筋。

❃ 大枣糯米粥——对尿频有较好的效果

原料：大枣30克，糯米60克。

做法：将大枣、糯米洗净后，加水煮粥食用。

保孕理由：本品补中益气，健脾除湿。适用于脾胃虚弱、食少便稀、乏力等症，对尿频、自汗者有较好的食疗效果。

❃ 黄酒蛋黄羹——温补肝肾，适用于先兆流产

原料：鸡蛋黄5个，黄酒50克，食盐少许。

做法：将鸡蛋黄、黄酒加水适量调匀，可酌加食盐少许，以锅蒸炖1小时即可。一顿或分顿食用。

保孕理由：温补肝肾，安胎。适用于先兆流产。

❃ 菠菜煎豆腐——适合孕妈妈补充大量维生素

原料：菠菜500克，豆腐3块，素油、酱油、糖、盐各适量。

做法：锅烧热加油，豆腐切片放入油锅两面煎黄；加上配料，烧1～2分钟，再加菠菜即可。

保孕理由：补充大量维生素。

❃ 蜜豆炒鱼柳——补充蛋白质、钙、铁及烟酸

原料：鳜鱼肉250克，蜜豆200克，姜片2片，蒜茸少许，食盐1茶匙，胡椒粉少许，上汤1汤匙，柠檬汁少许，生粉1茶匙，花生油500克。

做法：将鳜鱼肉切条，用柠檬汁、食盐、胡椒粉、生粉腌10分钟，蜜豆

撕去老筋，用淡盐水飞水，过冷水，沥干水分；起油锅烧至六成热，放入鱼柳拉油至微黄，捞起沥干油分；起锅爆香姜片、蒜茸，放入鱼柳、蜜豆轻轻翻炒，注入上汤，加少许食盐调味，待收汁，勾芡上碟。

保孕理由：鳜鱼中含有丰富的蛋白质、钙、磷、铁及维生素 B_2、烟酸等。

✽ 酸甜牛肉粒——丰富蛋白质，提高抗病能力

原料：牛柳 150 克，胡萝卜 1 根，青瓜 1 根，哈密瓜 1 个，蒜茸少许，蛋清少许，食盐 1 茶匙，番茄酱 1 汤匙，柠檬汁半汤匙，嫩肉粉少许，上汤 2 汤匙，花生油 2 汤匙。

做法：将牛柳切粒，胡萝卜、青瓜、哈密瓜分别切粒；将肉粒加食盐、嫩肉粉、蛋清拌匀，用花生油封面腌 10 分钟，用六成油温将其拉油至熟，捞起沥干油分；起锅爆香蒜茸，放入番茄酱、柠檬汁再放入牛肉粒、胡萝卜粒、青瓜粒注入上汤，加食盐炒匀至收汁，和入哈密瓜粒即可。

保孕理由：牛肉中含有丰富的蛋白质，能提高机体抗病能力。

✽ 糖醋莴笋——促进排尿，有利于降血压

原料：嫩莴笋 100 克，醋、盐、白糖、葱末、姜末各适量。

做法：将莴笋去根，去皮，洗净，切成滚刀块，焯水，捞出沥干，加盐后拌匀，晾凉，备用；将白糖、醋、葱末、姜末放入碗内，调成糖醋汁，倒入莴笋中腌渍入味即可。

保孕理由：莴笋中含钾量较高，有利于促进排尿，对高血压患者极为有益。

✽ 蚕豆炒韭菜——富含膳食纤维，可防止便秘

原料：水发蚕豆 250 克，韭菜 150 克，生姜末、糖、盐、葱、蒜末、花生油、水各适量。

做法：蚕豆剥去外壳，韭菜洗净沥干后切段备用；起油锅加油 3 大匙，

放入生姜末爆炒至金黄色，将蚕豆放入锅中并加水 1/2 杯炒至熟软；最后加入韭菜、其余调味料拌炒即成。

保孕理由：蚕豆富含膳食纤维，可防止便秘。

❀ 虾仁炒韭菜——准妈妈补血养血的佳食

原料：韭菜 250 克，鲜虾 150 克，花生油 150 克，食盐 3 克。

做法：将韭菜洗净，切成 3 厘米长的节；鲜虾剥去壳，洗净；葱切成段；姜切成片；将锅烧热，放入植物油烧热后，先将葱下锅煸香，再放虾和韭菜，烹黄酒，连续翻炒，至虾熟透，起锅装盘即可。

保孕理由：清香味美，适合准妈妈补血养血。

❀ 菠菜煎豆腐——帮助准妈妈补充维生素

原料：菠菜 500 克，豆腐 3 块，素油、酱油、糖、味精、盐各适量。

做法：锅烧热加油，豆腐切片放入油锅两面煎黄，加上配料，烧 1 ~ 2 分钟，再加菠菜即可。

保孕理由：色味鲜美，含大量维生素。

❀ 糖醋黄瓜——适用于准妈妈烦渴、口腻

原料：黄瓜 2 根，红辣椒、香油、醋、盐、鸡精、白糖各适量。

做法：黄瓜洗净，用刀拍碎，切成 8 厘米的长条，放入碗中，用盐腌 20 分钟左右。将蒜瓣剁碎成蒜茸；红辣椒切成细丝；等黄瓜变软后，沥去腌出来的水，同时放入蒜茸、红辣椒丝，加入适量的香油、白糖、醋、鸡精，拌匀后即可食用。

保孕理由：本品清热利水，解毒消肿，生津止渴。适用于准妈妈烦渴、口腻、脘痞等病症，暑天食之尤佳。

❀ 凉拌金针菇——有助于宝宝大脑发育

原料：金针菇 250 克，香油、盐、白糖各适量。

做法：将金针菇去根，洗净。将金针菇放入沸水中焯烫，捞出，沥干水分。将金针菇放入盘中，加盐、白糖、香油，拌匀即可食用。

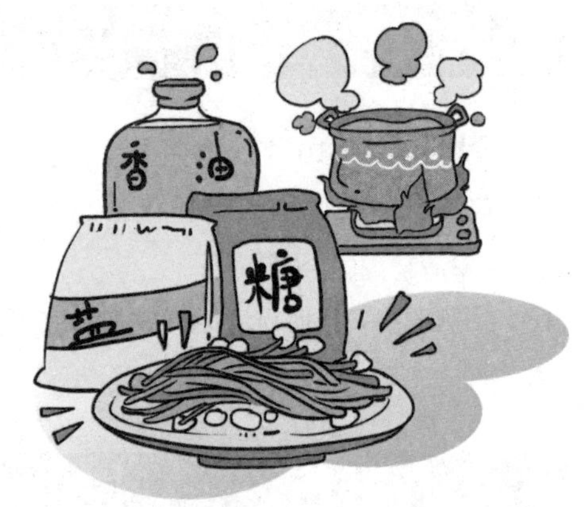

保孕理由：本品具有补肝、益肠胃、抗癌的功效。金针菇含锌量高，准妈妈常食，有助于宝宝大脑发育，同时，还可以抗疲劳，抑制血脂升高，降低胆固醇，防治心脑血管疾病。

❀ 栗仁炖鸡肉——为准妈妈温中止痛，补虚安胎

原料：鲜栗仁 90 克，鸡肉 1000 克，生姜 2 克，盐适量。

做法：将鲜栗仁洗干净；鸡肉洗净，切块；姜切成片。将各种原料入锅，炖烂。

保孕理由：本品温中止痛，补虚安胎。

❀ 鸡丁腰果——有助于准妈妈温补气血

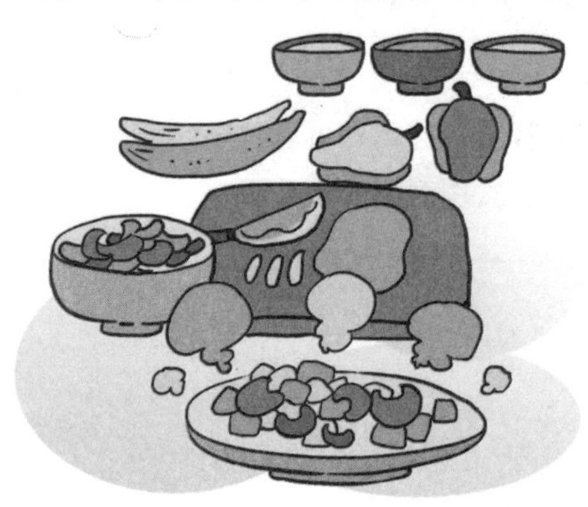

原料：鸡胸肉 150 克，腰果 30 克，黄瓜 50 克，红椒 30 克，葱花、精盐、鸡精、淀粉各适量。

做法：将黄瓜、红椒均洗净，切成丁；鸡肉洗净，切丁，用料酒、淀粉抓匀；腰果用温油炸至金黄备用。锅中放油烧热，煸香葱花，放鸡丁炒至变色，再放黄

瓜、红椒、腰果快速翻炒，加盐、鸡精炒匀出锅。

保孕理由：本品具有健脑益智、温补气血的功效，常食对母子都十分有益。

❋ 阿胶鸡蛋汤——适用于胎动不安、烦躁等

原料：阿胶 10 克，鸡蛋 1 个，食盐适量。

做法：阿胶用水 1 碗烊化，鸡蛋调匀后加入阿胶水中煮成蛋花即成。每日 1 ~ 2 次，食盐调味服。

保孕理由：补血，滋阴，安胎。适用于阴血不足所致的胎动不安、烦躁等。

❋ 木耳蛋花汤——提供成长必需的蛋白质等

原料：鸡蛋 1 个，水发黄花菜 50 克，水发木耳 50 克，小白菜 250 克，盐、味精、葱、胡椒粉、香油各适量。

做法：锅内放适量清水烧开，放入择净的木耳、黄花、小白菜。煮至白菜茎变软后，将鸡蛋直接打入汤中，用筷子调散。最后以盐、味精、葱、胡椒粉、香油调味即成。

保孕理由：此汤提供胎宝宝成长必需的蛋白质和丰富的维生素 A 和维生素 B_1。

❋ 蜂蜜葡萄汁——适用于治疗准妈妈妊娠烦渴

原料：鲜葡萄汁 100 克，蜂蜜适量。

做法：将鲜葡萄汁用砂锅熬稠，加入蜂蜜，拌匀即可。

保孕理由：本品适用于治疗妊娠烦渴。食用时用开水冲服。

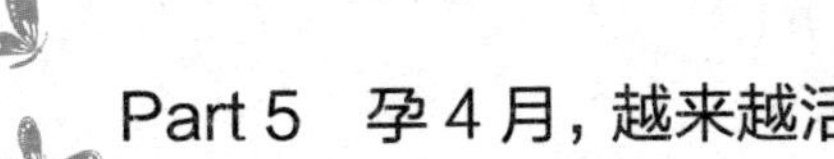

❀ 牛奶木瓜饮——帮助准妈妈调治孕期便秘

原料：木瓜块、香蕉块、牛奶各适量。

做法：将木瓜块、香蕉块、牛奶放在一起，榨成汁。每晚睡前饮用。

保孕理由：本品是通便润肠的佳品，对孕期便秘患者有很好的食疗作用。

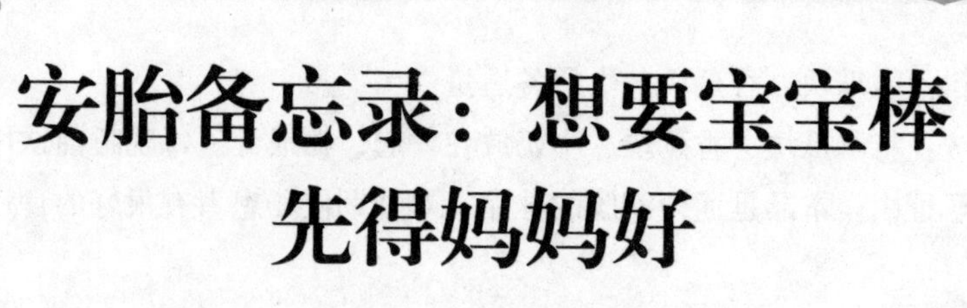

安胎备忘录：想要宝宝棒先得妈妈好

半夜饿醒了？能吃吗？孕妈妈如何防止营养过剩，是否可以图省事儿，吃点罐头食品，职场工作的准妈妈，又该怎么“挑三拣四”来满足宝宝的营养需求。

❋ 半夜饿醒，止饿不能吃的 3 种食物

孕程步入孕中期，随着胎宝宝的发育成长，营养需求量加大。在这个阶段，孕妈妈的饥饿感总是来得很突然，有时候甚至半夜会饿醒，摸黑就开始找东西吃。这个时候怎么办呢？不吃吧，毕竟还有胎宝宝，怕宝宝饿着。尽管有这样那样的担心，笔者还是建议晚上不要进食，对于孕妈妈来说更是如此。俗话说“马无夜草不肥”，不仅马吃夜草会变肥壮，人吃夜宵也容易发胖。除了会变胖之外，还会给身体带来不适。怎么办？饿着？这显然不是什么良策，该吃什么呢？专家建议，孕期饮食应避免以下 4 类食物，知道绕开这道饮食的“雷区”，就可吃得安心了。

禁忌 1：油腻食物

孕妇是孕期的焦点，所以，白天补这补那很正常，难免有些剩菜剩汤，所以，有些孕妈妈饿醒了就觉得反正也睡不着，不如好好补充一番再入睡，于是，白天剩下的鸡腿鱼肉就又派上了用场，这看上去是物尽其用了，但却不是最佳选择。

“坏孕”提醒：从营养成分来看，油腻的食物含有大量的脂肪和热量，摄

入后胃肠道会花费相当长的时间去消化，因此可能保持长时间的高血糖状态。这也是很多孕妈妈睡前吃了油腻的食物，第二天起床后会有烧心等不适感的原因，因此睡前应当控制油腻食物的摄入量。

禁忌2：甜类食物

爱吃甜食是很多人的饮食习惯，怀孕期间有些孕妈妈也变得格外爱吃甜食，就连半夜也不放过，而且孕妈妈觉得甜食更耐饿，更可以为其补充能量，所以就"堂而皇之"地吃个不停。其实晚上吃甜食不仅对身材是大忌，对健康也不利。

"坏孕"提醒：半夜醒来吃甜食，原本可以被消耗的能量会因为人体转入睡眠无法消耗而变为脂肪储存起来。另外，睡前吃甜食血糖值会升高，若一直保持高血糖状态，会对肾脏乃至神经末梢产生损伤。

禁忌3：大量牛奶

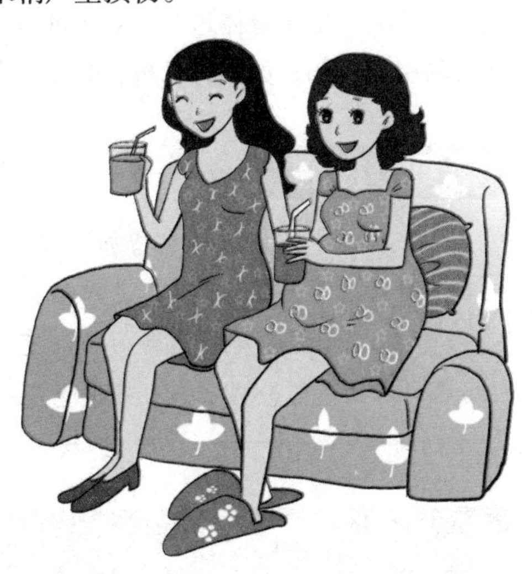

很多孕妈妈存在这样一种误解，认为我不吃那么重口味的东西，我喝牛奶总没错了吧。不可否认，牛奶既健康又有营养，半夜来杯牛奶来喝最好了。虽然牛奶可以帮助入睡，营养也丰富，是健康的"解饿品"，但是不能因为它好就无节制地喝。

"坏孕"提醒：大多数的研究报道认为，牛奶中含有的钙质和色氨酸具有安眠的作用，可是一旦心理上过分依赖这些助眠食物，就有可能导致摄入量过多。一旦喝了太多的牛奶，不仅会容易让孕妈妈半夜跑厕所影响睡眠，同时也有可能让孕妈妈在睡之前对自己会不会半夜跑厕所产生一定的忧虑情绪，反而会影响睡眠质量。

❋ 孕妈妈在孕期须避免营养过剩

现在，人们生活水平得到了极大提高，平时本来生活就相当不错了，更别说孕期了。与原来营养不足相对应，现在的问题是，很多孕期女性营养过剩。对此，妇科专家表示，合理的营养是胎宝宝健康成长的重要条件，许多孕妈妈表面上看起来白白胖胖，其实这种营养不均衡会为将来的分娩以及新妈妈和宝宝的健康埋下隐患。

现如今，就生活水平而言，大多数准妈妈都是健康的，只要补充身体所需的食物和营养即可，大量补充是完全不必要的；而对那些身体欠佳的准妈妈来说，也不要盲目乱补，应在医生指导下，缺什么补什么。而判断营养是否过剩最重要的指标就是孕妈妈的体重增长情况。这一时期孕妈妈每周体重增长在0.5千克左右是正常的。

摄入营养过多，会使多余的热能转变成脂肪，堆积在体内，造成肥胖，而肥胖是与高血压、心血管病、高脂血、高胆固醇血症和糖尿病密切相关的，是许多疾病的高危因素。

另外，过多的营养可使胎宝宝生长发育加速，成为体重大于4千克的巨大儿，巨大儿由于身体过胖、肩部过宽，分娩时容易卡在骨盆里，而过度牵拉还容易引发产伤，如锁骨骨折、胸锁乳突肌血肿等。

细节提醒

一次正常的妊娠体重增加应控制在13千克以内，宝宝的最佳出生体重应控制在3～3.5千克，进入孕后期，孕妈妈每周的体重增长应不超过0.5千克。养成良好的饮食习惯。烹饪应按少煎、炸，多蒸、煮的原则，可将一天的总量分成5～6顿进食。最好不要增加饭量，可以多吃些副食。

❀ 孕妈妈不宜吃太多罐头食品

孕期容易产生疲劳，所以，很多孕妇都有图方便的想法，因此，每逛食品超市，花花绿绿的罐头食品比比皆是，这给许多孕妇带来惊喜：省事、省时、省力，而且有些罐头食品如水果罐头还可弥补产地、季节的缺陷，以调节余缺，丰富饮食。也因此，有些孕妇以多吃罐头来增加营养，特别是部分早孕反应较明显的孕妇。

这样好吗？

罐头食品根据其所装的原料不同分为肉品、鱼品、乳品、蔬菜和水果罐头。首先，罐头食品营养价值并不高，经高温处理后，食物中的维生素和其他营养成分都已受到一定程度的破坏；其次，罐头食品在生产过程中，为了延长食品

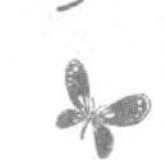

的保质期，一般都会加入一定量的防腐剂；为了增加食品的色、香、味，又会增加一定的添加剂，如人工合成色素、香精、甜味剂等。这些添加成分大多是人工合成的化学物质，在正常标准范围内影响不大，但对孕早期的组织胚胎是有一定影响的。

那么，添加剂对胎宝宝的影响究竟有多大呢？即使服用1克以下，由于对胃黏膜的刺激，也会出现恶心、呕吐、眩晕、心悸及心前区疼痛等中毒症状。孕妇食用罐头食品过多，会加重自身器官的解毒排泄负担。如果母体长时间不能转化或排泄这些化学物质，则可能通过胎盘输送到胎儿血循环中。孕期胎儿正处于快速生长发育阶段，身体各组织对化学物质的反应非常敏感，而且解毒功能低下，这些物质会影响胎儿身体尤其是大脑的健康发育，甚至还可因怀孕使某些化学物质蓄积而引起慢性中毒。化学添加剂还可影响胎儿的细胞分裂，造成发育障碍，引起流产或早产。

细节提醒

罐头鱼，如金枪鱼、鬼头刀鳕鱼等深海鱼类，尤其要少吃，因为这类罐头鱼的水银含量可能会比较高，对胎宝宝健康不利。因此，最后提醒广大孕妇还是少吃罐头食品为好，如果吃，其分量应以每月1次为限。

巧吃妙喝，解决职场准妈妈吃饭问题

现代社会，很多女性都拥有自己的事业，即使怀孕后仍然要坚持工作。但是，公司毕竟不如自己家里方便，吃饭问题便成了职场准妈妈的一大烦恼。通常情况下，忙碌的上班族，一日三餐常常是这种情形：早餐边走边解决，午餐以快餐为主，晚餐买些外卖食品回家吃。对职场准妈妈来说，吃饭成了一个大问题。那么，如何解决这个问题呢？

在紧张繁忙的工作中，吃着每日千篇一律的工作餐，职场准妈妈如何才能吃得更健康？

首先，从原则上，准妈妈应该坚持摄取五谷杂粮，以平衡膳食。具体而言，对待工作餐要“挑三拣四”，避免吃到那些对孕期不利的食物。

其次，把握孕中期吃喝的关键词——补钙。

进入孕中期，此时胎儿迅速发育，除了迅速增长体重外，组织器官也在不断地分化、完善；加上在这个阶段，孕妇的早孕反应已经过去，多数孕妇胃口大开，这时就应不失时机地调整饮食，补充营养。孕中期，孕妇的膳食应做到以下几点。

① 避免挑食、偏食，防止矿物质及微量元素的缺乏。

② 做到荤素搭配、合理营养。

③ 把好食物质量及烹调关，切忌食用未煮熟的鱼、肉。

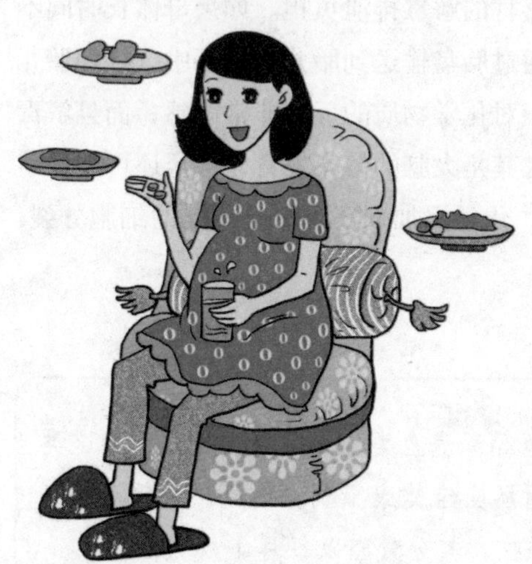

④ 孕妇对热量的需要比孕早期明显增加。适当增加米饭、馒头等主食及鱼、肉、蛋、奶、豆制品、花生、核桃等副食。

⑤ 食用一定数量的粗粮，如小米、玉米、红薯等。

⑥ 孕中期是胎儿骨骼发育的关键时期，孕妇对钙的需求量增加了40%。奶制品、豆制品、海产品、多叶的绿色蔬菜等都是较好的钙源，孕妇可多选择这类食物。

在保证饮食质量的同时，还要适当提高各种营养素的摄入量。当然，孕妇也不能不加限制地过多进食，避免造成巨大儿（胎儿的体重超过 4 千克），影响分娩。

再次，准妈妈可以自己提个饮食包上班，不仅可以为经常发生的饥饿做好准备，避免出现尴尬，还能适当补充工作餐中缺乏的营养。具体带点什么？做到以下“三个一”即可。

① 装一袋牛奶。职场准妈妈需要额外补充一些含钙食物。把牛奶带到办公室饮用是个不错的选择。如果办公室没有微波炉加热，可挑选的牛奶应该是经过巴氏杀菌消毒的。

② 装一个果子。新鲜水果对准妈妈好处很多。如果办公室清洗不方便，早上出门前清洗后，用保鲜膜包裹。此外，核桃仁、杏仁等坚果也不错，不仅体积小、方便携带，而且含有孕妈妈需要的多种营养元素。

③ 装一个面包或饼干。饱腹食物可选择全麦面包、消化饼等粗纤维面食。

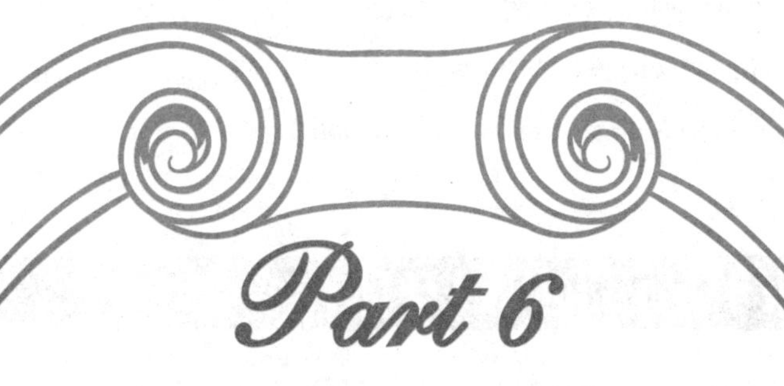

Part 6

孕 5 月，令人激动的胎动来了

进入孕中期，准妈妈的食欲逐渐好转，这时，不少准妈妈在家人的劝说下，开始了大规模的营养补充计划。不仅要把前段时间的营养损失补回来，还要在孕晚期胃口变差之前，把营养储存个够。但也要提醒准妈妈不能不加限制地过多进食，过多进食不仅会造成准妈妈身体负担过重，还可能导致妊娠糖尿病的发生。

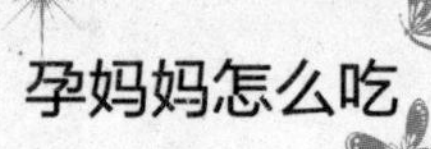

❋ 透视宝宝：胎宝宝什么样啦

身长：约 25 厘米。

体重：约 300 克。

反应：骨骼肌、心脏、听觉、视觉、味觉进一步发育，大脑联合完成，间脑已经发育，能及时产生与准妈妈完全一致的喜、怒、哀、乐等感受。

其他：长出少量头发，皮下开始积储脂肪。

❋ 孕味十足：准妈妈身体在变化

子宫：外阴部的色素继续沉积，阴道分泌物继续增多。

乳房：下腹越发隆起，乳房开始分泌初乳。乳晕色素加深。

其他：臀部增大，体重增加。可以明显地感受到胎宝宝有力的活动。

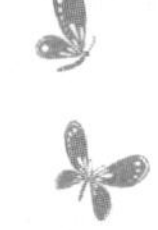

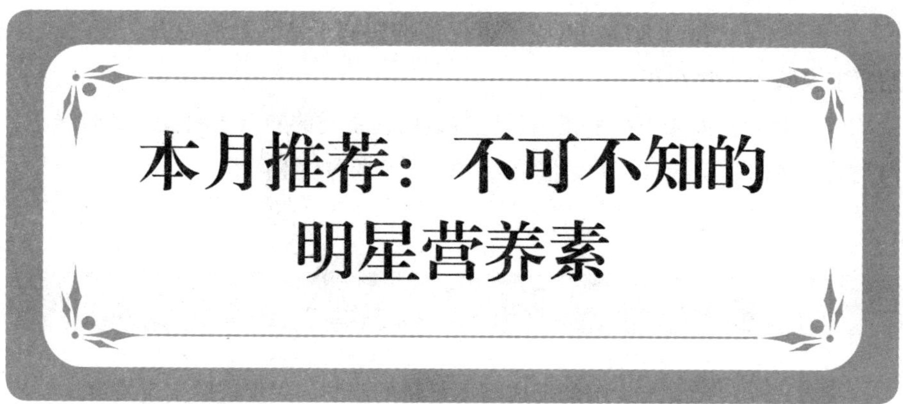

本月推荐：不可不知的明星营养素

此时，宝宝发育迅速：胎宝宝的眉毛和眼睑完全发育成熟了，眼睛可以移动。所以，这个时候于己于宝宝都要适时补充营养素，让自己健康无忧，让宝宝发育无恙。

❋ 维生素D——促进胎宝宝骨骼和牙齿的发育

功效说明：维生素D促进胎宝宝骨骼和牙齿的发育。怀孕第5个月后，胎宝宝的骨骼和牙齿生长得特别快，是迅速钙化时期，对钙质的需求剧增。因此从本月起，牛奶、孕妇奶粉或酸奶是准妈妈每天必不可少的补钙饮品。

补充数量：一般每天摄入的钙质在1000毫克左右即可。

食物来源：多吃以下这些容易摄取到钙的食物，如干乳酪、豆腐、鸡蛋或鸭蛋、虾、鱼类、海带等。另外，准妈妈应每天服用钙剂。需要注意的是，钙的补充要贯穿整个孕期。

❋ 优质蛋白质——补充能量的最佳营养品

功效说明：优质蛋白质即完全蛋白质。其所含必需氨基酸的种类齐全、数量充足、比例适当。优质蛋白质是日常饮食营养的一个重要部分，具有利用率高、产生废物少的特点，是我们补充能量的最佳营养品。

补充数量：每日 80 ~ 90 克。以保证准妈妈子宫、乳房发育，同时维持胎宝宝大脑的正常发育。

食物来源：如奶类的酪蛋白、乳清蛋白，蛋类的卵清蛋白及卵黄磷蛋白，肉类的白蛋白和肌蛋白，大豆蛋白，小麦和玉米的谷蛋白等。

❋ 脂肪——胎宝宝大脑形成的必需品

功效说明：胎宝宝大脑的形成需要足量的脂肪，以促进胎宝宝发育。

补充数量：每日 60 克。

食物来源：花生油、菜籽油、豆油、葵花子油、红花油、亚麻油、紫苏油、鱼油；动物的肉、内脏；各类坚果，如核桃仁、杏仁、花生仁、葵花子仁等；各种豆类如黄豆、红小豆、黑豆等；部分粮食如玉米、高粱、大米、红小豆、小米等。

❋ 补铁——防止准妈妈出现妊娠贫血

功效说明：铁是人体红细胞生成的主要原料之一，孕期缺铁性贫血，不但可以导致孕妇出现心慌气短、头晕、乏力，还可导致胎儿宫内缺氧，使生长发育迟缓，出生后智力发育障碍，出生后 6 个月之内易患营养性缺铁性贫血等。孕妇要为自己和胎儿在宫内及产后的造血做好充分的铁储备，因此，在孕期应特别注意补充铁。

补充数量：在孕早期，每天应至少摄入 15 ~ 20 毫克的铁；在孕晚期，每天应摄入 20 ~ 30 毫克的铁。

食物来源：多吃些含铁量高的食物，如黑木耳、黑豆、西红柿、胡萝卜、鸡肝、猪肝、牛羊肾脏、瘦肉、蛋黄、海带、黑芝麻、芝麻酱、黄豆、蘑菇、红糖、油菜、芹菜等。

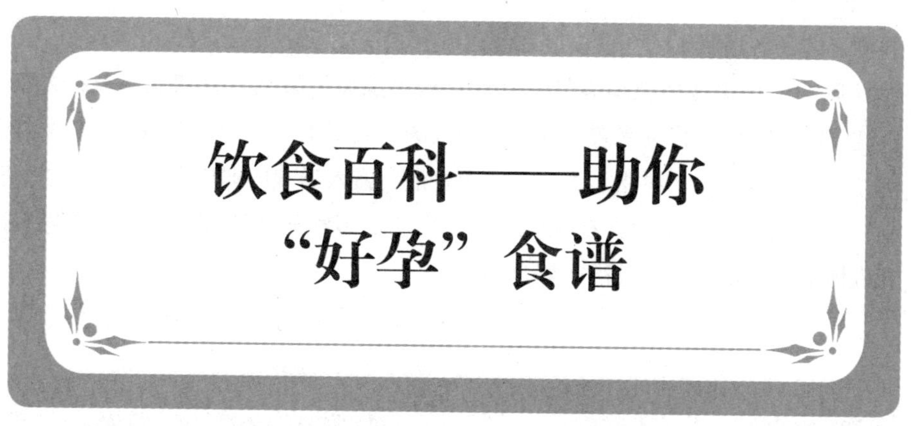

饮食百科——助你“好孕”食谱

从怀孕第5个月起，孕妇的基础代谢率增加，每天所需的营养也比平时增多。由于食欲增加，孕妇的进食会逐渐增多，有时会出现胃中胀满。此时可服用1～2片酵母片，以增强消化功能。也可每天分4～5次吃饭，既补充相关营养，又可改善因吃得太多而胃胀的感觉。具体怎么吃才能“好孕”连连呢？

❋ 炒素蟹粉——帮助准妈妈补充维生素

原料：水发冬菇15克，熟胡萝卜12.5克，熟鲜笋12.5克，熟土豆250克，生油150克，白糖、精盐、米醋、姜末、味精、时令绿叶菜少许（冬菇可用黑木耳代）。

做法：把熟土豆、胡萝卜去皮捣成泥，鲜笋斩细，绿叶菜和水发冬菇切成丝；炒锅放入生油熬熟，投入土豆、胡萝卜泥煸炒，炒到起酥，再放绿叶菜和冬菇、笋同炒，并随加白糖、精盐、味精、姜末稍炒，最后淋少许米醋，随即起锅装盘。

保孕理由：帮助准妈妈补充维生素。

❋ 香菜肉丝汤——补充准妈妈所需的营养

原料：猪瘦肉100克，榨菜50克，香菜少许，香油5克，精盐2克，味精1克，料酒、清汤各适量。

做法：将猪瘦肉洗净后切成细丝；榨菜洗去辣椒糊，也切成细丝；香菜择洗干净，切段。将汤锅置于火上，加入汤（或清水）烧开，下肉丝、榨菜烧沸，加精盐、味精、料酒、香菜，淋上香油，盛入汤碗内即成。

保孕理由：此汤中含有优质动物蛋白质、多种矿物质和维生素，并能补充人体需要的水分，适宜准妈妈食用。

✽ 牛肉粳米粥——适用于虚损羸瘦的准妈妈

原料：粳米 300 克，去筋牛肉 500 克，小苏打 5 克，生抽、淀粉各适量。

做法：把去筋的牛肉切成薄片。将牛肉片用小苏打、生抽、淀粉加少许清水拌匀，腌 30 分钟。把粳米洗净煮粥。粥熟时，放入腌好的牛肉片，等熬再滚后便可调味食用。

保孕理由：本品有补脾胃、益气血、强筋骨的功效，适用于虚损羸瘦、消渴、脾弱不运、水肿、腰膝酸软的准妈妈。

✽ 蘑菇蛋炒饭——为准妈妈补充所需营养

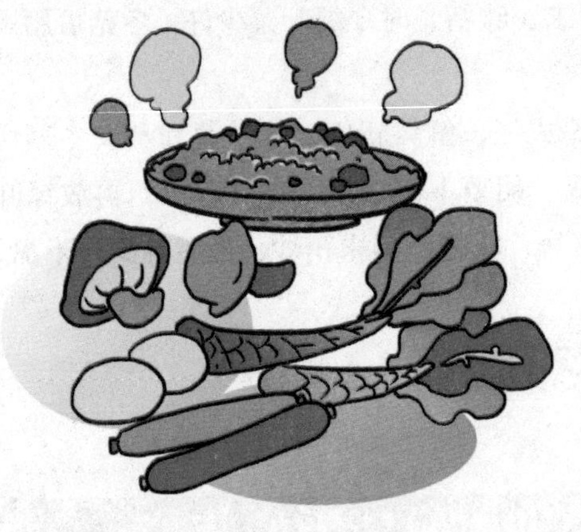

原料：米饭 100 克，鸡蛋 2 枚，莴苣 1 根，火腿肠 1 根，鲜蘑菇 3 朵，洋葱半个，花生油、香葱、蒜、鸡精、盐各适量。

做法：将鸡蛋打入碗内，略加精盐，调成蛋液；莴苣、火腿肠、鲜蘑菇、洋葱、蒜切丁；香葱切成细末；锅内放花生油，烧热后倒入蛋液煎至熟，捣烂捞出；炒锅内再放少许油，下蘑菇丁、蒜粒炒出香味后，再入莴苣、洋葱略炒；加入米饭和煎熟的鸡蛋同炒，再下火腿肠；最后加葱花、盐和鸡精即成。

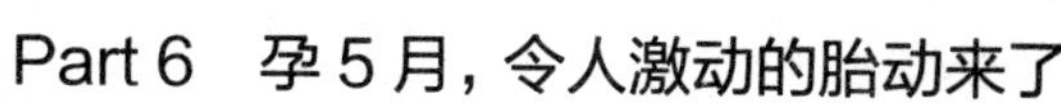

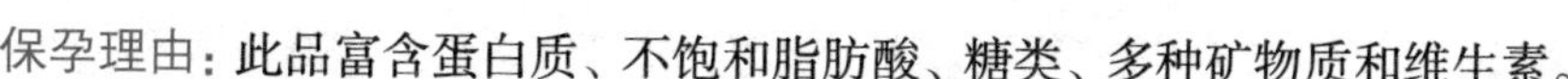

保孕理由：此品富含蛋白质、不饱和脂肪酸、糖类、多种矿物质和维生素。

❀ 家常鸡蛋饼——准妈妈的家常营养品

原料：面粉 500 克，鸡蛋 250 克，植物油 100 克，精盐 10 克，葱花 100 克。

做法：鸡蛋磕入小盆内，加入葱花、精盐搅匀。面粉放入盆内，加温水 300 克和成较软的面团，稍饧，上案搓成条，揪成 5 个剂子，用擀面杖擀开，刷上植物油，撒少许精盐，卷成长条卷，盘成圆形，擀成直径 12 厘米的圆饼。平底锅置火上烧热，把饼放入锅内，定皮后抹油（只抹一面），再烙黄至熟取出。将鸡蛋液分成 5 份，把 1/5 鸡蛋液倒在平底锅上摊开（大小与饼一致），将饼无油的一面贴放在蛋上，烙熟即成，食时切成小块。

保孕理由：此饼富含蛋白质、脂肪、糖类和钙、磷、铁、锌、维生素 A、维生素 B_1、维生素 B_2、维生素 D、维生素 E、烟酸等营养素，是准妈妈的营养佳品。

❀ 蒜泥拌茄子——为准妈妈补铁、补钙还清热

原料：茄子、酱油、香油、蒜泥、盐等。

做法：将茄子洗净，削皮，切成两半，装在盆中上笼蒸烂，略凉后，放上酱油、香油、蒜泥、盐，拌匀即可食用。

保孕理由：本品有清暑热、补铁、补钙的功效，适于孕 5 月准妈妈食用，尤其是夏秋季时节。

❀ 萝卜拌豆皮——补充优质蛋白质及维生素

原料：胡萝卜 200 克，豆腐皮 100 克，香油、盐、味精、香菜末各适量。

做法：将豆腐皮洗净，切丝，入沸水中焯透，捞出，沥干水；胡萝卜洗净，切丝。将胡萝卜丝、豆腐丝放入盘内，加盐、味精、香菜末和香油拌匀即可。

保孕理由：能有效补充优质蛋白质及维生素 A，适合准妈妈食用。

❀ 榨菜瘦肉丁——补充优质蛋白质及矿物质

原料：瘦猪肉 100 克，榨菜 50 克，香菜少许，香油 5 克，精盐 2 克，味精 1 克，料酒、清汤各适量。

做法：将猪瘦肉洗净切成细丝；榨菜洗去辣椒糊，也切成细丝；香菜择洗干净，切段。将汤锅置于火上，加入汤（或清水）烧开，下肉丝、榨菜烧沸，加精盐、味精、料酒、香菜，淋上香油，盛入汤碗内即成。

保孕理由：此汤中含有优质动物蛋白质、多种矿物质和维生素，并能补充人体需要的水分，适宜准妈妈食用。

❀ 笋炒腊肉——帮助孕妈妈消肿、补叶酸

原料：芦笋 200 克，腊肉 100 克，冬笋 50 克，葱花、精盐、鸡精、水淀粉各适量。

做法：将芦笋洗净，切段；冬笋洗净切片；腊肉先蒸 15 分钟，切片；将油烧热下葱花煸香，放入芦笋、冬笋、腊肉翻炒至熟，加盐、鸡精调味，勾芡即成。

保孕理由：芦笋对增强免疫力、保护心血管、清肠通便有很好的作用，还可以去油解腻、消水肿、补充叶酸，与肉类搭配，使孕妈妈的营养更均衡。

❀ 糯米核桃仁——准妈妈益气养血的滋补佳品

原料：核桃仁 200 克，糯米 100 克，白糖 250 克，花生油 300 毫升（约耗 25 毫升），水淀粉适量。

做法：将核桃仁用水泡软，用竹签挑去里面的膜，洗净；糯米淘洗干净，用清水泡上 2 小时；炒勺上火，放入花生油烧热，下核桃仁炸酥，捞出晾凉后和泡好的糯米一起加水 200 毫升一起磨成浆；炒勺上火，放入清水和白糖烧沸，撇去浮沫，倒入糯米核桃浆搅开，烧沸后撇去浮沫，用水淀粉勾薄芡，盛入碗内即成。

保孕理由：本品香甜味美，常食核桃能健脑、补肾、润燥、益气、养血。

有滋补保健作用，准妈妈食用有益健康。

❋ 黄豆藕浆——消除准妈妈孕期多梦

原料：黄豆 60 克，藕节 30 克，雪梨 1 个。

做法：将黄豆用水浸泡 6 ~ 10 小时，捞出洗净；藕节去皮，洗净，切成小丁；雪梨洗净，去除皮和核，用刨丝刀擦成细丝。将上述食材一同倒入全自动豆浆机杯体中，加清水至上下水位线之间，接通电源，按下指示键，煮至豆浆机提示豆浆煮好，用过滤网滤出豆浆，即可饮用。

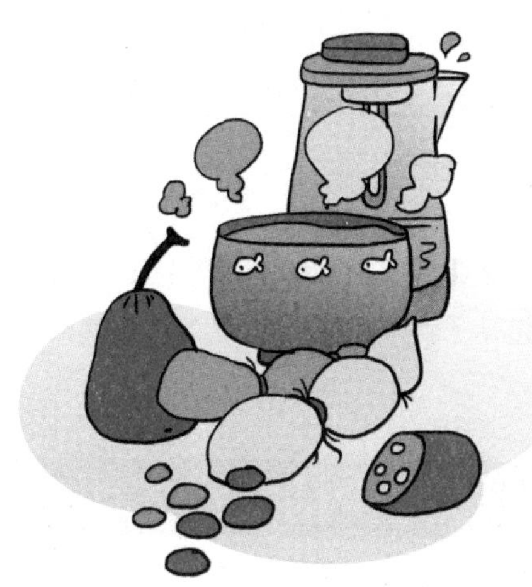

保孕理由：此道豆浆中的藕具有镇静作用，雪梨可清热祛燥、安神助眠，搭配制成豆浆，能抑制孕妈妈神经兴奋，养心安神，舒缓心情，消除孕期多梦、烦躁等不适症状。

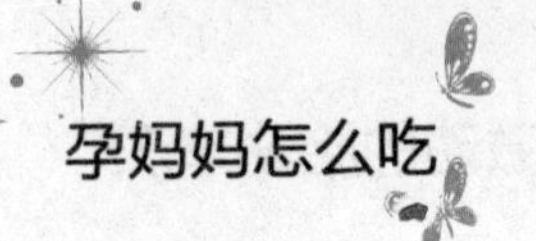

安胎备忘录：想要宝宝棒 先得妈妈好

坚果怎么才能交“好孕”？五谷杂粮如何吃才叫“完整食品”？口渴了能端起杯子就开始喝吗？孕 5 月有哪些饮食宜忌？安胎备忘录告诉你！

多粗少精，准妈妈要常吃“完整食品”

有些准妈妈看到粗粮就没胃口，因此长期只吃精米精面。众所周知，精米精面是经过精细加工的食物。米面加工得越精细，出粉率越低，谷粒中的无机盐及 B 族维生素损失就越多。所以，如果长期食用精白米或出粉率低的面粉（如富强粉），会造成 B 族维生素，尤其是维生素 B_1 的缺乏。

维生素 B_1 是人体重要的水溶性维生素，参与人体物质和能量代谢的关键步骤。人缺乏维生素 B_1 会造成脚气病。孕期如果缺乏维生素 B_1，母体虽然没有症状表现，但会造成婴儿先天性脚气病，主要症状有吸吮无力、嗜睡、心脏扩大、心力衰竭、强直性痉挛，严重者可能会造成妊娠终止。这种病主要发生在单纯食用精白米的地区。

由此不难看出，人体必需的微量元素对准妈妈和胎宝宝来说更为重要，准妈妈缺乏微量元素，会引起严重的后果，如流产、早产、死胎、畸胎等。因此，准妈妈要常吃“完整食品”。即没有经过细加工的食品或经过部分加工的食品，其所含营养尤其是微量元素更丰富，多吃这些食物可保证准妈妈和胎宝宝的营养供应。否则，经过细加工的精米精面，所富含的微量元素和维生素常常已经流失。

鉴于此，准妈妈应多吃一些普通的谷类和面食类食物。

❋“挑”着吃，四类坚果让宝宝更聪明

孕期吃坚果对胎宝宝有好处，这是由坚果的特性决定的。从分类上看，坚果在食物的分类中被归为脂肪类食物。所以，高热量、高脂肪是它们的特性，但是坚果含有的油脂虽多，却多以不饱和脂肪酸为主。对于胎宝宝来讲，大脑发育所需的第一营养成分是脂类（不饱和脂肪酸）。

据研究，脑细胞由 60% 的不饱和脂肪酸和 35% 的蛋白质构成。另外，坚果类食物中还含有 15% ~ 20% 的优质蛋白质和 10 余种重要的氨基酸，这些氨基酸都是构成脑神经细胞的主要成分。同时，坚果中还含有对大脑神经细胞有益的维生素 B_1、维生素 B_2、维生素 B_6、维生素 E 及钙、磷、铁、锌等。所以，无论是对准妈妈，还是对胎宝宝，坚果都是补脑、益智的佳品。

这里，推荐一些可供孕期食用的坚果，以便孕妇选着吃。

1. 榛子

“好孕”理由：榛子含有不饱和脂肪酸，并富含磷、铁、钾等矿物质，以及维生素 A、维生素 B_1、维生素 B_2、烟酰胺（维生素 PP），经常吃可以明目、健脑。如果不想单吃榛子，可以压碎拌在冰激凌里或放在麦片里一同服用。每天坚持吃 50 克，多吃无益。

2. 松子

“好孕”理由：松子中含有丰富的维生素 A 和维生素 E，以及人体必需的脂肪酸、油酸、亚油酸和亚麻酸，还含有其他植物所没有的皮诺敛酸。它不但具有益寿养颜、祛病强身的功效，还具有防癌、抗癌的作用。松子可以生着吃，也可以做成美味的松仁玉米。

3. 杏仁

“好孕”理由：杏仁有降气、止咳、平喘、润肠通便的作用，对于预防孕期便秘很有好处。但是中医学认为杏仁有小毒，不宜多食。一般来说，我们目前能够买到的大部分是袋装的杏仁，如果不喜欢吃，可以尝试一下带杏仁的巧克力。

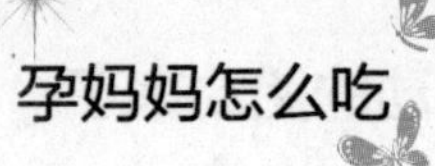

4. 核桃

“好孕”理由：补脑健脑是核桃的第一大功效。此外，核桃中含有的磷脂具有增强细胞活力的作用，能增强机体抵抗力，并可促进造血和伤口愈合。而且，核桃仁还有镇咳平喘的作用。尤其是经历冬季的准妈妈，可以把核桃作为首选的零食。核桃可以生吃，也可以加入适量盐水中煮熟后吃，还可以和薏苡仁、栗子等一起煮粥吃。

孕期解渴，不能见“水”就喝

怀孕了，很多准妈妈口味要求越来越高，吃不下那些没有味道的食物，白开水更不是孕期准妈妈的“菜”，只想喝一些能找到口感的饮品，这样行吗？怀孕期间多饮水可以增加循环血量，促进新陈代谢，提高孕妇自身免疫功能，对胎儿的生长发育有积极作用，殊不知，孕妇饮水有一定讲究，孕期饮料不能乱喝。

1. 可乐、咖啡——别碰

“坏孕”理由：孕期容易疲倦，也因此，可乐、咖啡成了很多孕妇提神的佳品，尽管二者同样具有提高孕妇神经兴奋性的作用，但含有咖啡因、色素、碳酸等，可加重孕妇的缺钙症状。为慎重起见，孕妇最好不要饮用咖啡和可乐。

2. 矿泉水——细选

“坏孕”理由：矿泉水原本是一个不错的选择，但现在市场鱼目混珠。真正的矿泉水是从地下深处自然涌出或经过人工开发、未受污染、含有多种微量元素的地下水。所以，饮用矿泉水时应尽量选择可靠的大品牌，合格的矿泉水应无异味、杂味。但孕妇尽量不要喝冷水，最好温热后再喝，以免刺激肠道，引起子宫收缩。

3. 纯净水——不宜

“坏孕”理由：孕期喝纯净水可谓是喜忧参半，根据其特点，纯净水、太空水、蒸馏水都属于纯水。其优点是没有细菌、病毒；缺点是大量饮用时，会带走体内有用的微量元素，进而降低人体的免疫力。所以，总体看，孕妇不宜喝这类水。

这里，要提醒孕妇注意的是，家里喝的桶装水要注意出厂日期，每桶水要在一周内喝完，以免时间过长滋生细菌。饮水机使用半年到一年时清洗一次内胆，以达到洁净的目的。

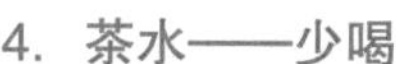

4. 茶水——少喝

“坏孕”理由：饮茶是很多人的习惯，不仅解渴，还容易提高孕妇的神经兴奋性，可能出现睡眠不深、心率加快、胎动增加等情况。此外，茶叶中所含的鞣酸可能会与食物中的钙、铁元素结合，成为一种不能被机体吸收的复合物，影响钙、铁的吸收，从而影响胎儿发育，导致孕妇贫血。爱喝茶的孕妇不妨少量饮用较淡的绿茶。

5. 果汁——适量

“坏孕”理由：鲜榨果汁中约含 90% 以上的水分，还含有果糖、葡萄糖、蔗糖和维生素。由于果糖、葡萄糖、蔗糖很容易消化吸收，会促使体重迅速增加，所以孕妇每天饮用果汁应不超过 300 毫升。果汁饮料中含有防腐剂、色素和香精，孕妇应尽量不喝或少喝这些饮料。

这也不能喝，那也要少喝，那么，孕期到底喝点啥好呢？白开水是不错的选择。据研究，白开水对人体有“内洗涤”的作用，比较容易透过细胞膜，促进新陈代谢，增加血红蛋白含量，从而提高机体免疫力。同时，白开水还可以降低血液中能引起孕妇呕吐的激素浓度。经过煮沸消毒后的白开水，清洁卫生又避免含有致病菌引发疾病，是孕妇补充水分的主要来源，但需注意，不要喝久沸或反复煮沸的开水。

孕 6 月，“孕味十足”的孕妈妈

进入本月后，孕妇的体形会显得更加臃肿，到本月末将会是大腹便便的标准孕妇模样。此时，孕妇和胎儿的营养需要猛增，许多孕妇从这个月起开始发现自己贫血。所以，这个阶段依旧要注意补铁，除此之外，膳食纤维、钙、维生素 C 以及糖类都要充足的供给才能满足机体的需要。因此，孕妇在孕中期应该摄入富含此类物质的瘦肉、肝脏、鱼、奶、蛋及绿叶蔬菜、新鲜水果。

❋ 透视宝宝：胎宝宝什么样啦

身长：约 30 厘米。

体重：约 700 克。

皮肤：皮肤出现皱纹，皮下脂肪开始沉积。

四肢：上、下肢的肌肉开始发育，会吸吮自己的拇指。

其他：能够咳嗽、打嗝、皱眉、眯眼。

❋ 孕味十足：准妈妈身体在变化

子宫：子宫明显增大，小腹明显隆起。

反应：由于子宫压迫以及孕期激素的变化，会出现呼吸困难、消化不良、下肢水肿等症状，也可能造成静脉曲张。

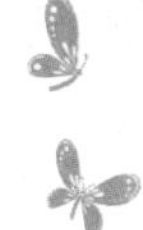

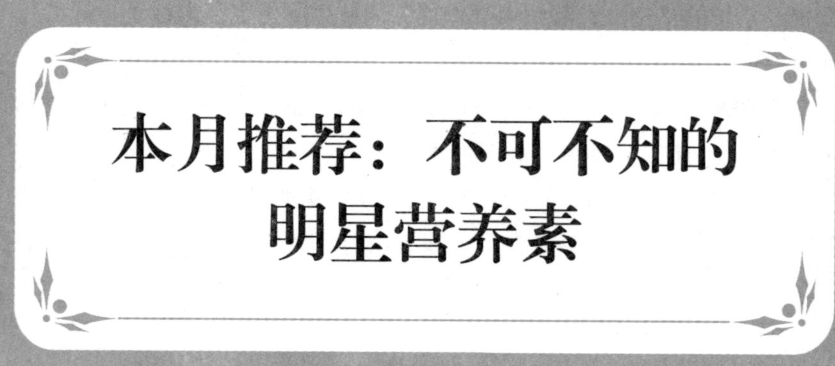

本月推荐：不可不知的明星营养素

❋ 膳食纤维——改善妊娠期便秘、痔疮等

功效说明：随着妊娠月份的增加，准妈妈的体力活动减少，胃肠蠕动缓慢，加之胎宝宝挤压肠部，常会出现肠胀气和便秘。准妈妈每日摄入适量的膳食纤维有助于预防和改善妊娠期便秘、痔疮等妊娠期常见症状。

补充数量：世界粮农组织推荐的每日膳食纤维的摄入量应为30克。孕妇建议每日35克。

食物来源：膳食纤维是植物性成分，植物性食物是膳食纤维的天然食物来源。糙米、玉米、小米、大麦、小麦皮（米糠）和麦粉（黑面包的材料）等杂粮；此外，根菜类和海藻类中食物纤维较多，如牛蒡、胡萝卜、四季豆、红豆、豌豆、薯类和裙带菜等。膳食纤维在蔬菜水果、粗粮杂粮、豆类及菌藻类食物中含量丰富。

❋ 钙——胎儿脑部发育成长的关键物质

功效说明：孕中期是胎儿脑部发育成长的关键时期。脑细胞的生长、代谢以及脑部的正常运作都离不开钙。因此，钙对于新生儿智力发育与神经系统十分重要，补钙能增强胎儿将来的智力发育。

此外，多动症的产生，也是由于宝宝大脑发育不完善，神经细胞及神经纤维之间还未很好的绝缘，大脑过度敏感。而钙能维持神经系统的正常联络，降低神经系统的兴奋性，起到镇静作用。因此，不想宝宝太过于“好动”，关键在于补钙。

补充数量：胎儿骨骼的生长和牙齿的形成与发育需要钙，孕中期钙的供给量要比孕前增加 200 毫克，每日应摄入 1000 毫克。

食物来源：摄取含钙量丰富的食品。如：牛奶是钙最好的食物来源，还有奶制品、海产品、大豆及豆制品、深绿色的叶菜等。每天保证喝牛奶或豆浆各一袋。

❋ 铁——防止准妈妈开始出现贫血症状

功效说明：铁的摄取是一定不可缺少的，因为铁是生产血红蛋白的重要原料，而血红蛋白把氧运送给细胞，人体需摄取少量铁。此时的准妈妈和胎宝宝的营养需要量都在猛增。许多准妈妈开始出现贫血症状。铁是组成红细胞的重要元素之一，所以，本月尤其要注意铁元素的摄入。

补充数量：每日 25 毫克。可以从这个月开始每天口服 0.3 ~ 0.6 克硫酸亚铁。

食物来源：为避免发生缺铁性贫血，准妈妈应有意识地吃一些含铁质丰富的蔬菜、动物肝脏、瘦肉、鸡蛋等，还需要多吃西红柿、绿色蔬菜、大枣、柑橘等富有铁质的水果等。如果血红蛋白低于 100 克 / 升。应遵医嘱补充各种铁剂药物及维生素，直到血红蛋白恢复正常为止。

❋ 维生素 C——预防胎宝宝发育不良

功效说明：孕中期补充足量的维生素 C 可促进抗体的形成，增强孕妇对感冒等疾病的抵抗能力。可促进铁的吸收，预防胎宝宝发育不良。清除自由基（未被氧化分解的有害物质），还可促进四氢叶酸的形成。促进有机药物解毒的作用，还可使胎宝宝皮肤细腻。

补充数量：孕中期建议每日摄入维生素 C 130 毫克。

食物来源：维生素 C 主要来源于新鲜的水果和蔬菜，如辣椒、豆角、菠菜、西兰花；酸枣、鲜枣、柑橘、猕猴桃、刺梨等。

脂肪——脑组织极其重要的营养物质

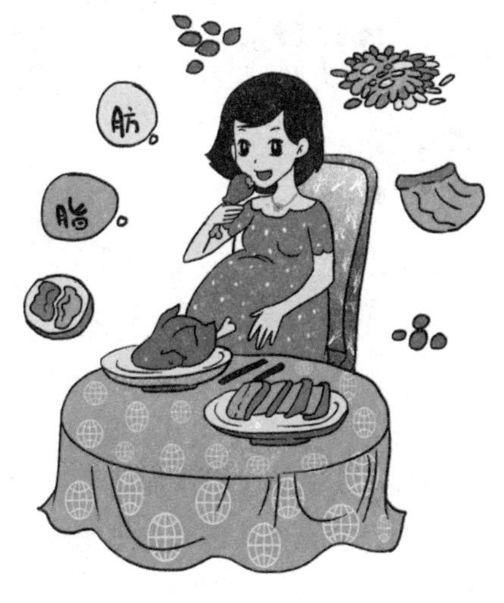

功效说明：供给维持生命必需的热能；保持体温和贮存热能；构成身体细胞的重要成分之一，脂肪中的磷脂、固醇是形成新组织和修补旧组织、调节代谢、合成激素所不可缺少的物质；给人体提供必需脂肪酸；可延长食物在消化道内停留的时间，有利于各种营养素的消化吸收。

补充数量：每日60克。

食物来源：动物的肉、内脏，各类坚果如核桃仁、杏仁、花生仁、葵花子仁等，各种豆类如黄豆、红小豆、黑豆等，部分粮食如玉米、高粱、大米、小米等。

糖类——提供热量并调节脂肪代谢

功效说明：糖类就是每天所吃的主食，是胎宝宝新陈代谢必需的营养素，是胎宝宝生长发育的基础。因此，孕妈妈必须保持血糖水平正常，以免影响胎宝宝代谢，妨碍正常生长。

补充数量：孕妈妈每天所需热量，除由蛋白质和脂肪提供外，剩余的就由糖类来补充。孕妈妈每天摄取量是所需热量的50%～60%。一般来讲，应在孕前基础上增加50～100克。妊娠中、晚期时，如果每周体重增加350克，说明糖类摄入量合理，反之则应减少摄入，并以蛋白质及脂肪来代替。

食物来源：谷类，如大米、小米、玉米等；薯类，如马铃薯、白薯、红薯等；果蔬类，如各种蔬菜和水果等。

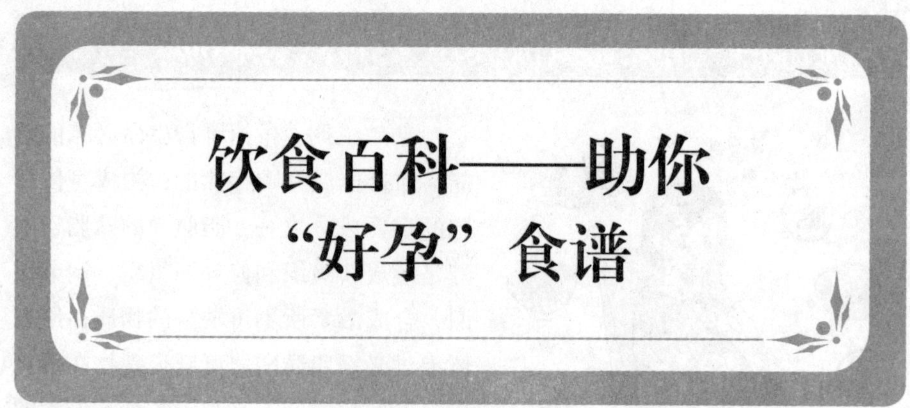

饮食百科——助你“好孕”食谱

由于胎儿的快速发育使孕妇的消耗增加，你应该注意适当增加营养，以保证身体的需要，因此，孕妇在孕中期选择食谱时，应该摄入富含此类物质的瘦肉、肝、鱼、奶、蛋及绿叶蔬菜、新鲜水果等。

❋ 菠菜鸡蛋面——适合准妈妈夏季消暑润肠

原料：面条200克，鸡蛋2个，菠菜50克，精盐5克，味精2克，酱油10克，葱末3克，花生油50克。

做法：将面条放入沸水中煮至六成熟，捞出后用凉水过凉，控净水分，用少许花生油拌匀。锅置火上，放多量油，烧至八成熟，放入面条，炸至焦脆后呈金黄色捞出。把菠菜洗净切成丝。将锅置于火上，加油烧热，倒入打好的鸡蛋液，炒熟盛出；锅中再放少许油烧热，用葱花炝锅，加菠菜丝炒匀，加入少量清水和酱油、精盐；烧沸后加入面条，用手勺滑散，迅速翻炒均匀，放入鸡蛋、味精即可出锅食用。

保孕理由：此面消暑润肠。适宜于准妈妈夏季食用。

❋ 红豆汤圆——生津利便，消除妊娠水肿

原料：熟红豆120克，姜60克，小汤圆80克，白糖2小匙。

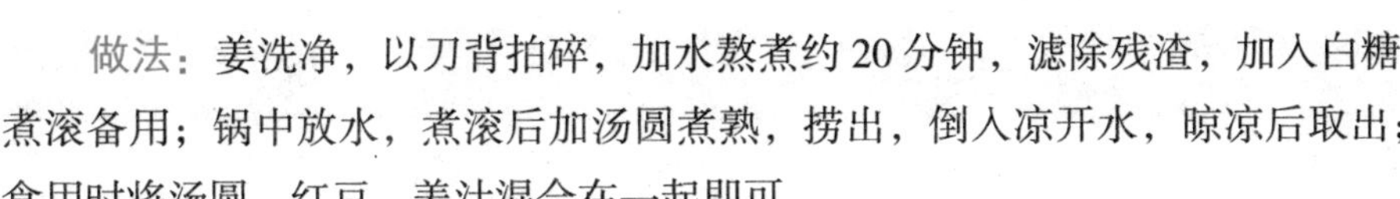

做法：姜洗净，以刀背拍碎，加水熬煮约20分钟，滤除残渣，加入白糖煮滚备用；锅中放水，煮滚后加汤圆煮熟，捞出，倒入凉开水，晾凉后取出；食用时将汤圆、红豆、姜汁混合在一起即可。

保孕理由：可消除妊娠水肿。红豆具有生津液、利小便、除肿、止吐的作用。

猪肝大米粥——防治准妈妈孕期缺铁性贫血

原料：猪肝、大米各200克，香油、淀粉、精盐、姜、葱花、青菜各适量。

做法：猪肝洗净切片；将猪肝加香油、淀粉、盐、姜腌渍；大米加水煮粥；粥快熟时加腌渍好猪肝及青菜，稍煮，出锅前放入葱花。成粥即可食用。

保孕理由：本粥含铁量丰富，准妈妈常食可防治缺铁性贫血。

鲫鱼丝瓜汤——富含蛋白质，增强孕期抗病能力

原料：鲫鱼500克，丝瓜200克，料酒、葱丝、姜丝、盐各适量。

做法：鲫鱼去鳃、鳞、内脏，洗净，入油锅煎至两面微黄；丝瓜洗净，去皮，切片。将锅置于火上，倒入适量清水，放入煎好的鲫鱼，加料酒、葱丝、姜丝用文火煮20分钟，加入丝瓜片，用大火煮至汤奶白，加入盐调味即可。

保孕理由：鲫鱼中含丰富的蛋白质，孕妇食用，能补充营养，增强抗病力。

凉拌双耳——益气养阴，适合准妈妈食用

原料：银耳、黑木耳各150克，味精、精盐、芝麻油、胡椒粉各适量。

做法：将银耳、黑木耳用开水泡发，除去杂质，洗净，盛入汤盆中。再加入精盐、味精、胡椒粉、芝麻油拌匀即可食用。

保孕理由：本品滋阴补肾、益气养阴，适合准妈妈食用。

❀ 青瓜炒火腿——适用于孕期清热利尿，健脑安神

原料：火腿 100 克，青瓜 3 根，云耳 50 克，茭白 100 克，红椒 1 个，蒜茸少许。食盐 1 茶匙，胡椒粉少许，白醋少许，上汤 2 汤匙，生粉 1 茶匙，花生油 1 汤匙。

做法：将火腿切片，青瓜切片，云耳用温水浸发，去蒂，茭白切片，红椒切菱形件；起锅爆香蒜茸、红椒件，放入云耳、茭白片、火腿片爆炒，注入上汤，放入青瓜片，加食盐、白醋调味炒匀；待汤汁收浓，用生粉勾芡，上碟撒入胡椒粉即可。

保孕理由：青瓜有清热利尿、降血糖、减肥强体、健脑安神的作用。

❀ 木耳拌芹菜——利尿降压，安胎消肿

原料：水发黑木耳 100 克，芹菜 250 克，精制油、精盐、味精、红糖、胡椒粉、麻油各适量。

做法：将水发木耳洗净，入沸水锅中焯一下，捞出，冷却后沥干。芹菜洗净，放入沸水锅稍焯片刻，捞出，切成 2 厘米长的段，码入菜盘，并将木耳铺放在芹菜段上。另取锅加精油适量，烧至六成热时加少许清水，加精盐、味精、红糖、胡椒粉，混成调味汁，倒入木耳芹菜盘中，淋入麻油即成。

保孕理由：本品具有平肝降压、利尿消肿、增进食欲的功效，准妈妈常食有助于安胎。

❀ 鸡蛋面——准妈妈燥咳声哑，胎动不安

原料：面条 100 克，鸡蛋 1 个，青蒜苗 3 棵，香油 5 克，花生油、精盐、味精、高汤各适量。

做法：鸡蛋磕入碗内搅匀；炒锅上火烧热，用洁布抹一层花生油，倒入蛋液摊成蛋皮，取出切成细丝；蒜苗洗净，切成 2.5 厘米长的段。将锅置于火上，锅内加水烧开，下鸡蛋面条煮熟；捞出盛碗内，撒上蛋皮丝、青蒜段。将高汤倒入炒勺中烧开，撇去浮沫，加精盐、味精调味，再淋点香油，浇在

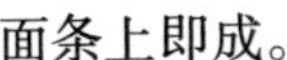

面条上即成。

保孕理由：此面营养很丰富。适用于热病烦闷、燥咳声嘶、胎动不安等情况，可作为孕中期妇女夏、秋季节之保健食谱。

❀ 栗子煲鸡翅——壮腰补肾，补充脂肪等营养素

原料：鸡翅150克，板栗80克，鲜香菇2朵。

做法：将鸡翅洗净，焯水，捞出沥干；板栗去壳及内皮，洗净，鲜香菇洗净，去蒂，切片，备用；砂锅置火上，倒入适量清水，放入鸡翅、板栗后煮沸，撇去浮沫加入香菇片、葱段、姜片煮沸，改用小火炖约40分钟，加入盐、料酒调味即可。

保孕理由：板栗中含有丰富的糖类、脂肪、蛋白质等营养素，有养胃健脾、壮腰补肾的作用。

❀ 凉拌五彩素丝——供给营养，补充大量维生素

原料：土豆1个，洋葱1个，胡萝卜半根，青瓜半根，青椒1个，白芝麻少许，蒜茸少许，食盐1茶匙，香醋1汤匙。

做法：将土豆削皮，切丝，飞水至八成熟，过冷水，胡萝卜、青瓜、青椒切丝，洋葱切丝，飞水；将土豆丝、胡萝卜丝、青椒丝、青瓜丝、洋葱丝放入碟中，加蒜茸、食盐、香醋拌匀略腌；淋上麻油，撒上白芝麻即可。

保孕理由：此菜爽口咸鲜，维生素丰富。

❀ 鲜果银耳——防止钙流失，促进胎儿生长发育

原料：银耳10克，鲜果（梨、苹果、香蕉、橘子均可）200克。

做法：银耳用水泡发1小时，洗净后，放入碗内，加水300克，上屉用中火蒸2小时；蒸好后，把原汁滤入锅内，加入白糖和适量清水，用小火略煮，使之溶解，撇去浮沫将鲜果切成指甲大小的块，放入锅内煮沸，用湿淀粉勾芡，

倒入碗内；吃时碗上铺一层银耳，撒上桂花。

保孕理由：银耳中富含维生素 D，能防止钙的流失，对胎儿的生长发育十分有益。

❀ 口蘑鹌鹑片——准妈妈解乏去汗，补虚扶弱

原料：鹌鹑肉 100 克，冬笋 10 克，水发口蘑 5 克，黄瓜 15 克，半个鸡蛋的蛋清，酱油、料酒、花椒水、精盐、水豆粉、味精、汤、油各适量。

做法：将净鹌鹑肉切成薄片，用鸡蛋清和水豆粉拌匀；将冬笋、口蘑、黄瓜切成片；将炒锅内放入烹饪油，烧四五成热时，将鹌鹑肉片放入，炒熟，倒入漏勺内；在炒锅内放入汤，加入精盐、料酒、花椒水、酱油、冬笋、口蘑、黄瓜和炒熟的鹌鹑肉片，烧沸后，撇除浮沫，放入味精，盛入碗内即成。

保孕理由：补五脏，益中气。适用于身体虚弱、疲乏、汗多的准妈妈食用。

❀ 土豆炖牛肉——提供营养，防治妊娠水肿

原料：牛肉 500 克，番茄 500 克，土豆 500 克，洋葱 100 克，盐、生姜、味精、清汤、油各适量。

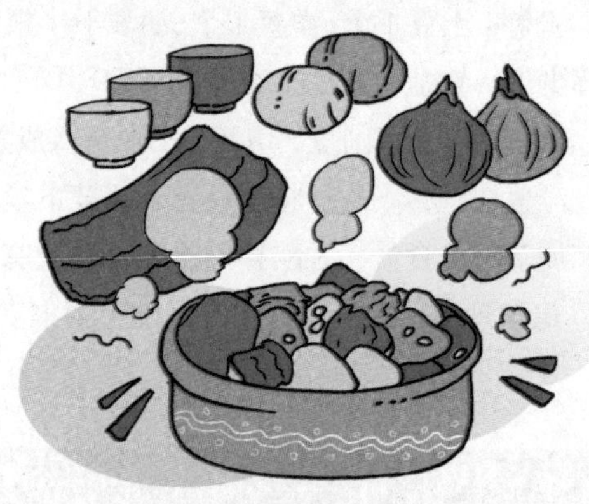

做法：将牛肉洗净后切 3 厘米大小的块，随冷水入锅烧沸，撇除浮沫，捞出再用清水洗净血污待用；土豆削皮后切成 3 厘米大小的块，洋葱分成 3 厘米左右的片；番茄经沸水烫后，去皮，用手撕成小块；锅内放油烧至六七成热时，放生姜片爆炒一会儿，放入牛肉和土豆块后翻炒数十次，加番茄和清汤，烧沸后改用中火炖至牛肉松软、土豆散裂，加入洋葱片和精盐、味精，再改大火烧沸 1 ~ 2 分钟即可。

保孕理由：牛肉中富含蛋白质，还有脂肪、钙、磷、铁及维生素等，营

养丰富，土豆味甘，具有补脾胃、益气血、强筋骨之功。本品可提供母子所需之营养，还可预防妊娠水肿。

❀ 柠檬煎葡萄——预防妊娠高血压

原料：葡萄适量，鲜柠檬1个。

做法：将葡萄洗净，柠檬洗净后切片，用水煎煮，饮服。

保孕理由：常饮可预防妊娠高血压。

❀ 生菜豆汁——滋阴补肾还有助于紧致肌肤

原料：黄豆70克，生菜30克。

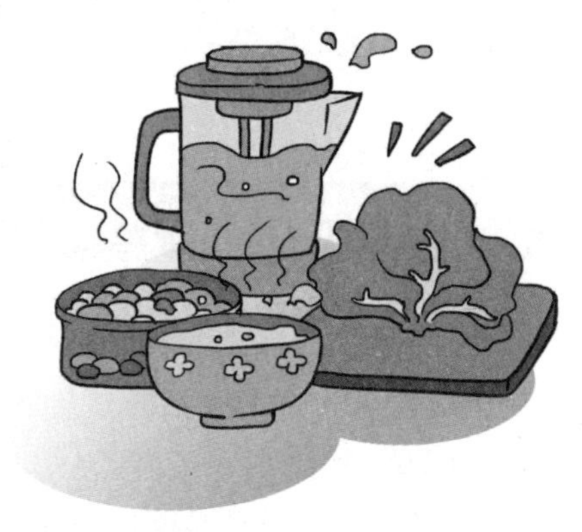

做法：黄豆用清水浸泡6～10小时，捞出洗净；生菜择洗干净，切碎；将泡好的黄豆与生菜碎末一同倒入全自动豆浆机中，加入适量水至上、下水位线之间，按下指示键，煮至豆浆机提示豆浆煮好，用过滤网滤出豆浆，即可饮用。

保孕理由：本品中含有高蛋白、低脂肪、多维生素、多胆固醇，具有滋阴补肾、紧致肌肤的功效。

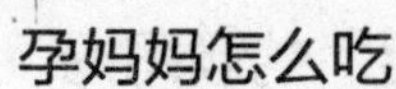

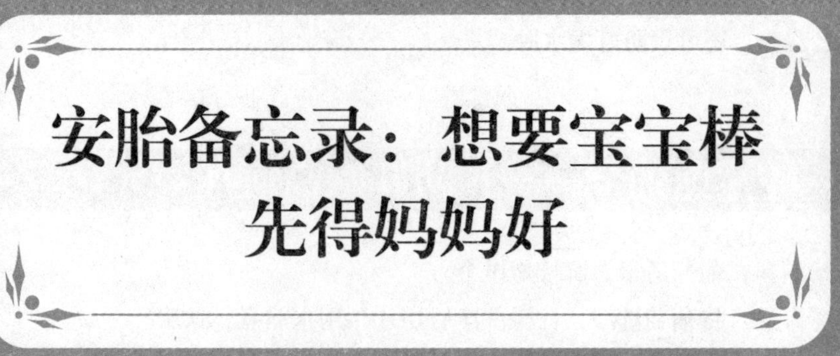

安胎备忘录：想要宝宝棒 先得妈妈好

孕期吃好更要吃对，所以，孕妇应对食物有所选择，并限制一些不利于健康的食物。应忌吃那些含有食品添加剂的食物，别把水果当饭吃。此外，在注意控制体重的前提下，调整自己嗜好冷饮的习惯，让“母子安好”。

❋ 添加剂，孕中期饮食的“健康杀手”

有人说“没有食品添加剂就没有现代食品工业”。由此可见，食品添加剂已“入侵”我们饮食生活的方方面面。作为脆弱群体，孕妇们应避免过量食用含添加剂的食品。

那么，什么是食品添加剂？为改善食品品质和色、香、味以及为防腐或根据加工工艺的需要而加入食品中的化学合成或者天然物质。比如，有改善肉制品色泽的硝酸盐类、各种面点制作时使用的色素、使面点更加松软的膨松剂、各种水果口味的香精、使面制品颜色更白的脱色剂、为了延长食物保质期使用的防腐剂等。

不难看出，食物加工的过程越精细、越复杂，使用的食品添加剂种类就越多。从这个角度来说，尽量食用加工方法简单的食物，可以避免过多地接触食品添加剂。例如，经过腌制的肉，因为加入了添加剂亚硝酸盐或硝酸盐，可能含有亚硝胺，亚硝胺是致癌物，因此鲜肉要比腌肉安全。裱花蛋糕很美丽，但使用的人工合成色素如奶油黄很多，经过多年的使用和研究，已发现了对人体有致癌作用而被禁止使用。普通蛋糕的色泽虽然不如裱花蛋糕，但可安全食用。特别要提醒的是，天然的水果对人体有益，不必去喝各种果汁饮料，因为即使标有“天然”果汁的饮料，也会添加色素和香精。

从个人生活来看，我们每天从吃早点开始接触食品添加剂。热气腾腾的包子和焦黄香脆的油条是常见的早点，它们在制作中都使用了食品添加剂。松脆的油条中加入了疏松剂硫酸铝钾（明矾），制作中会用膨化剂；包子的添加剂主要是在面粉里加入面粉处理剂——过氧化苯甲酰，还可能采用馒头粉改良剂和膨化剂等。过氧化苯甲酰加入面粉中，可以将面粉漂白，杀死里面的微生物，还能增加面粉的弹性，所以在面粉制品中被广泛使用。

吃过早点，来杯咖啡提提神，这已经成了很多人的习惯，可你知道速溶咖啡里有什么吗？其实，这从咖啡袋上的说明就能知道一二：白砂糖、植脂末、葡萄糖浆、食用氢化植物油、稳定剂、酪蛋白酸钠（含牛奶蛋白）、乳化剂、食用香料/调味剂及抗结剂。咖啡的香味多亏有食用香料帮忙。此外，酪蛋白酸钠是营养增强剂，增加蛋白质含量；调味剂和香料一样，用来调味。

只有咖啡是这样吗？不，炒菜用的食用油中含有抗氧化剂；食盐里有碘酸钾和抗结剂；酱油和鸡精含有焦糖色、谷氨酸钠、增稠剂、苯甲酸钠、山梨酸钾、呈味核苷酸二钠和食用香料等。

现代研究发现，我们经常使用的某些香料，食用过多对人体产生致癌作用，如丁香、桂皮等。在我们周围的食品添加剂还有很多。日本安部司在《食品真相大揭秘》中透露，一般人每天吃的添加剂大约有10克，一年下来大约有4000克。所以，孕早期的准妈妈最好选择制作简单的食物，尽量避免食品添加剂对人体产生的危害，从而危及胎宝宝。

✻ 按量用餐，准妈妈别拿水果当饭吃

怀孕期间，很多准妈妈为了保持身材还省事儿，又认为多吃水果，生出来的宝宝皮肤好。因此，有些准妈妈为了生一个健康、漂亮、皮肤白净的宝宝，干脆不吃饭，拿水果当饭吃，有的甚至一天吃下水果两三千克，殊不知，这种饮食是极不科学的，容易发生妊娠糖尿病。

据介绍，我国每年至少有120万例到140万例的“糖妈妈”。妊娠糖尿病对妈妈和宝宝的健康都非常不利。对胎儿来说，它可直接导致流产、宫内发育延缓，畸形儿、繁杂胎儿及低体重儿的概率增添，孩子日后也许更肥胖，得上

糖尿病、高血压、冠芥蒂的伤害性也更大；对孕妇来说，它可导致高血糖、高血压及先兆子痫，乃至发生酮症酸中毒。

所以，尽管准妈妈适量多吃一些水果对孕育有好处，比如妊娠早期可以减轻妊娠反应，促进食欲，对胎宝宝的健康成长有好处。但吃过多的水果，并没有益处。因为水果里含有一定量的糖类、丰富的无机盐类和维生素。一般来说，准妈妈每天摄取 500 克水果已经足够了。吃水果除了提供维生素、膳食纤维外，其他营养成分并不多，反而含糖量不少，多吃极易造成热量积聚，导致肥胖等疾病。

怎么掌握呢？一般而言，准妈妈在怀孕期间体重增加 12.5 千克左右属于正常，如过量摄取糖分将使准妈妈的体重超标、胎宝宝过大，分娩时容易发生大出血。超重的准妈妈产后体形还很难恢复。

专家建议

全部孕妇都应在妊娠 24 ~ 28 周进行“糖筛”，以早期发现妊娠糖尿病，及时治疗；孕妇年龄超过 35 岁、肥胖、有糖尿病家族史、有不良孕产史的孕妇属于高危人群，需要更早“糖筛”。要是“糖筛”不过关，还需要进一步进行糖耐量检测。同时，有糖尿病高危因素的准妈妈们要留心掌握糖、水果的摄入量。

“糖妈妈”要是在控制饮食和运动治疗 3 ~ 5 天后血糖仍未达标，或饮食控制后泛起饥饿性酮症，增加热量后血糖又超标，就必须尽早行胰岛素治疗。每天晚饭后给自己打一针胰岛素，很快就可以实现血糖的平稳，给胎儿和自己一个平安的身体。而在分娩之后，妊娠引起的血糖波动会自然消失，这时也就可以自然停用胰岛素了。

总而言之，怀孕期间要注意热量的摄入，通过饮食摄入不是越多越好，而是要注意饮食的合理性。

别贪凉，小心冷饮伤害脾胃没商量

有些准妈妈在妊娠期间特别喜欢吃冷饮，这对身体健康是十分不利的。饭前饭后吃尤为不利。

饭前吃冷饮，由于冷的刺激造成胃肠毛细血管收缩，而影响消化腺分泌，使消化过程不充分，日久则影响消化功能。另外，冷饮中含有大量蔗糖、牛奶，少量奶油和水，制作中还加有淀粉等。饭前吃冷饮易使血糖增高，食欲则下降。

饭后吃冷饮，使胃部扩张的血管收缩，减少血流，妨碍了正常的消化过程。冷刺激使胃肠道蠕动加快，减少了营养物质在肠道中的吸收。

此外，冷饮对宝宝健康也不利。准妈妈的鼻、咽、气管等呼吸道黏膜往往充血并有水肿，如果贪食大量冷饮，充血的血管突然收缩，血流减少，可致局部抵抗力降低，使潜伏在咽喉、气管、鼻腔、口腔里的细菌与病毒乘虚而入，引起嗓子痛哑、咳嗽、头痛等，严重时还能引起胎宝宝在子宫内躁动不安，胎动会变得频繁。

因此，准妈妈吃冷饮一定要有节制，切不可因贪食而影响自身的健康和引起胎宝宝的不安。准妈妈可以常喝些非冰镇清凉饮品，如绿豆汤、各种现榨果汁等，既解暑又美味。

❃ 控制体重，体重超标对孕妇和胎儿皆不利

来自美国宾夕法尼亚大学的研究人员对 10266 名美国妇女的医疗数据分析后发现，对孕期体重增幅超过推荐值的妇女而言，她们的子女长至 7 岁时，体重超标的风险高出普通儿童约 48%。因此，专家建议，正常体重妇女孕期体重增加值大致应在 11 ~ 16 千克。

寻根究底，孕期超重的大多是因营养过剩造成的。什么叫作孕期营养过剩？判断孕期是否营养过剩，最方便、最常用的指标就是体重。为此，孕妇怀孕期间每月至少得称一次体重。在正常情况下，前 3 个月内可增加 1 ~ 1.5 千克。3 个月以后，体重增加仍应控制在 0.5 千克 / 周。至足月分娩时，体重应比怀孕前增加约 12.5 千克。孕妇按照这个指标计算体重，如果发现过度肥胖或体重增加过快，应及时调整饮食结构。否则，体重超标，对孕妇和胎儿皆不利。

对孕妇而言，超重的准妈妈患上妊娠并发症的概率比正常准妈妈高得多，这些并发症包括妊娠高血压、妊娠糖尿病、血栓形成、产后抑郁症等。此外，超重准妈妈由于分娩巨大儿的概率增加，导致难产，使用产钳助产和剖宫产概率增加，加重了产妇的损伤，且易导致产后出血和感染。

对胎儿来说，因为难产，胎儿产伤发病率增高，这些疾病包括颅内出血、

锁骨骨折、臂丛神经损伤及麻痹，甚至新生儿窒息死亡等。这样的胎儿，成年后患 2 型糖尿病、高脂血症、心血管疾病的发病率也明显高于正常人群。虽然大多数肥胖妈妈的胎儿体重过大，但在临床上还可见小部分过度肥胖的准妈妈孕期发生胎儿宫内生长受限、分娩低体重儿，这可能与脂肪沉积影响胎盘功能有关。研究人员发现，总体而言，母亲孕期体重增幅每超过建议值 1 千克，孩子 7 岁时超重的风险就会增加 3%。

孕中期、孕晚期怎么吃?

（1）孕中期（怀孕中 3 个月）

胎儿生长发育迅速，母体也发生了极大变化，要增加热量，给予足够的蛋白质,增加动物性食品、植物油、维生素及微量元素的摄入。膳食要荤素兼备、粗细搭配，同时摄取足够的粮谷类食物，每天膳食中粮谷类需有 300 ~ 450 克，除大米、面粉外，还可选用 B 族维生素类和氨基酸丰富的杂粮，如小米、玉米、麦片等；每日肉、蛋、禽、鱼类动物性食物或豆类及其制品需有 200 克，动物内脏（肝）50 克（每周 1 ~ 2 次），蔬菜 500 克，水果 200 克，植物油 30 ~ 40 克。孕中期每餐摄取量可因孕妇食欲增加而有所增加，但随着妊娠的进展，子宫不断增大，胃部会受到挤压，使得孕妇餐后出现饱胀感。为此，可增加每日的餐次，但每次的食量要适度，切忌盲目过量进食或大量吃甜食，避免孕妇因肥胖或血糖过高导致妊娠糖尿病的发生。

（2）孕晚期（怀孕末 3 个月）

这段时间是胎儿生长最迅速、胎体内储存营养素最多、孕妇代谢和组织增长最高峰，营养较前两期也更为重要。孕妇应增加豆类蛋白质的摄入，多供给含钙丰富的食物，足量的铁质、维生素和矿物质，可在孕中期的基础上每天增加 50 克肉、蛋、禽、鱼类，250 毫升牛奶或豆浆等。

孕晚期随着胎儿的不断增大，子宫压迫胃部增加，且由于激素作用于消化系统，引起胃排空时间延长，孕妇往往吃较少的食物就有饱胀感、烧心感，因此应仍以少食多餐为原则。

Part 8

孕7月，营养健康补，宝宝快成长

本月是孕中期的最后时期，孕妈妈各方面情况与前一个月相差不大。但是本月已经面临了妊娠高血压综合征，所以在饮食方面需要额外小心。尽管如此，该补则补，该吃就要吃，怎么补，怎么吃？本章与你细说分明。

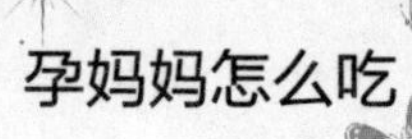

※ 透视宝宝：胎宝宝什么样啦

身长：身长约 37 厘米。

体重：体重约 1000 克。

发肤：皮肤呈粉红色，头发约半厘米长。

性别：女孩的阴唇已发育，男孩的睾丸开始下垂。

其他：肺部的生长速度加快，肺泡表面活性物质已经形成，但两肺尚未完全成熟。视网膜层完全形成，能够区分光亮与黑暗。

※ 孕味十足：准妈妈身体在变化

子宫：子宫继续增大，肌肉变得敏感，稍用力刺激腹部，可能会出现较微弱的收缩。

反应：上腹部也明显凸起胀大，常感到明显的腰背酸。

其他：大多数准妈妈的腹部、臀部、大腿及乳房皮肤会出现妊娠纹。

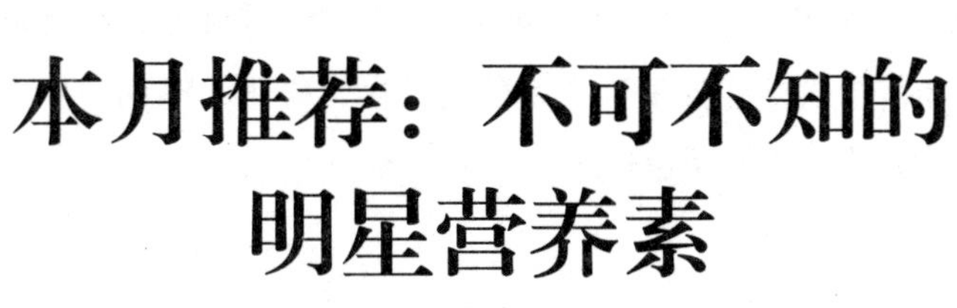

本月推荐：不可不知的明星营养素

❋ 维生素 E——预防流产，保护胎宝宝眼睛

功效说明：维生素 E 亦称维他命 E，又名生育酚或产妊酚。对人体最重要的生理功能是促进生殖。它能促进性激素分泌，使男子的精子活力和数量增加；使女子雌性激素浓度增高，提高生育能力，预防流产。孕早期缺乏维生素 E，可导致婴儿先天性畸形，如露脑、无脑、脊柱侧突、脐疝、足趾畸形及唇裂等，并可导致出生时低体重。

维生素 E 缺乏时会出现睾丸萎缩和上皮细胞变性，孕育异常。在临床上常用维生素 E 治疗先兆流产和习惯性流产。另外对防治男性不育症也有一定的帮助。

补充数量：我国营养专家推荐每日维生素 E 的摄入量为 12 毫克生育酚当量。

食物来源：富含维生素 E 的食物，如麦芽、大豆、植物油、坚果类、芽甘蓝、绿叶蔬菜、菠菜、有添加营养素的面粉、全麦、未精制的谷类制品、蛋。

❋ “脑黄金”——保证胎宝宝大脑及视网膜发育

功效说明：“脑黄金”是指 DHA、EPA 和脑磷脂、卵磷脂等物质。首先，“脑黄金”能预防早产，防止胎儿发育迟缓，增加婴儿出生时的体重。其次，此时的胎宝宝，神经系统逐渐完善，全身组织尤其是大脑细胞发育速度比孕早期明显加快，而足够“脑黄金”的摄入，能保证婴儿大脑和视网膜的正常发育。

补充数量：每日 300 克。

食物来源：为补充足量的“脑黄金”，孕妈妈可以交替地吃些富含 DHA 类的物质，如富含天然亚油酸、亚麻酸的核桃、松子、葵花子、杏仁、榛子、花生等坚果类食品，此外还包括海鱼、鱼油等。

❀ 钙——改善和防治牙痛或小腿抽筋

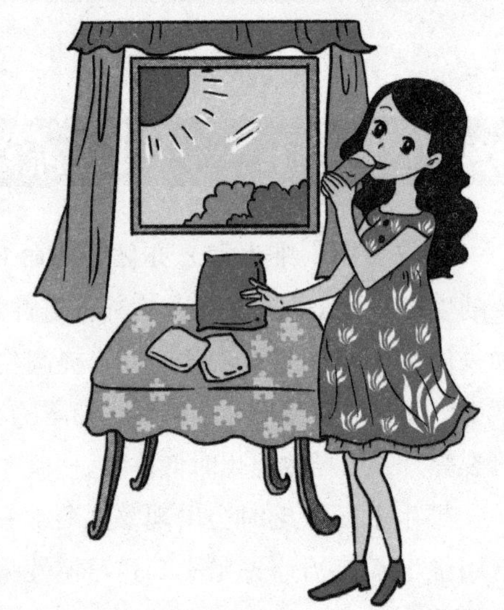

功效说明：孕中期，由于准妈妈血容量增加，有些准妈妈因钙质被胎宝宝大量摄取，出现牙痛或小腿抽筋，因此，准妈妈饮食中要注意增加钙的补充。此外，由于此阶段准妈妈容易发生缺铁性贫血，饮食中还应注意铁的补充。

补充数量：每日 1000 毫克。

食物来源：多喝些牛奶、酸奶，另外可吃些虾皮、紫菜等物质来补充钙。

❀ B 族维生素——维持神经正常运作

功效说明：维生素 B 包括维生素 B_1、维生素 B_2、维生素 B_6、维生素 B_{12}、烟酸、泛酸、叶酸等。许多研究证明孕期妇女缺少 B 族维生素，可造成胎儿精神障碍，出生后易有哭闹、不安、烦躁等症状，还可以引起胃肠蠕动减弱、便秘、消化液分泌减少、食欲缺乏等症状，并且加快了孕妇的早孕反应，使母体对营养的吸收更差，造成胎儿各方面营养缺乏，从而严重影响脑的发育，影响胎儿今后的智力。

补充数量：我国推荐孕期维生素 B_1、维生素 B_2 摄入量为每日各 1.8 毫克。

食物来源：B 族维生素广泛存在于米糠、麸皮、酵母、动物的肝脏、粗粮

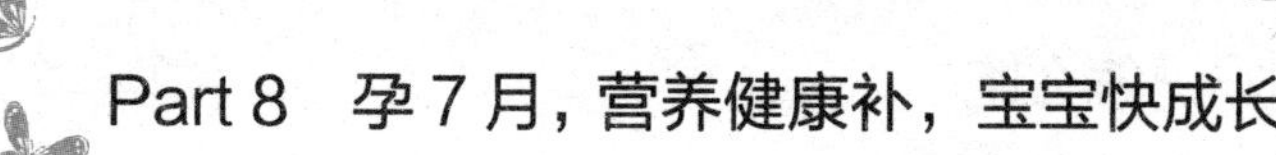

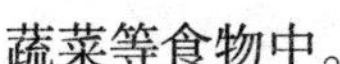

蔬菜等食物中。

❋ 补充卵磷脂——增强记忆力

功效说明：正常情况下，孕妇体内的羊水中含有大量卵磷脂。人体脑细胞约有 150 亿个，其中 70% 早在母体中就已经形成。为了促进胎儿脑细胞能健康发育，孕妇补充足够的卵磷脂是很重要的。正常情况下，孕妇体内的羊水中含有大量卵磷脂。为了促进胎儿脑细胞能健康发育，孕妇补充足够的卵磷脂是很重要的。人体脑细胞约有 150 亿个，其中 70% 早在母体中就已经形成。

补充数量：每日 10 ~ 20 克。

食物来源：食用磷脂的主要来源是大豆磷脂和蛋黄磷脂。除此之外，牛奶、动物的内脏以及大豆和酵母中均含有卵磷脂。蛋黄中的卵磷脂含量更高，每天吃 1 ~ 2 个鸡蛋也是不错的选择。

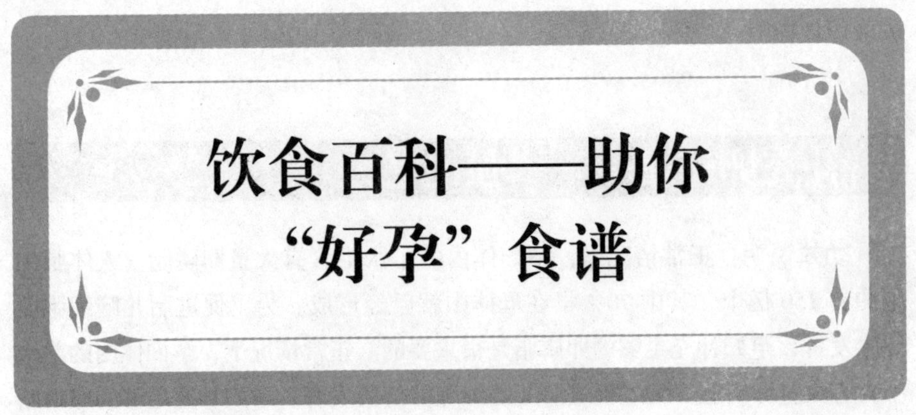

饮食百科——助你“好孕”食谱

随着胎儿的增长，孕妇胃肠道容积减少，所以孕妇应多餐少食。在此期间，应做到膳食多样化，扩大营养素的来源，保证营养的供给。以下介绍几款营养食谱，以供选择。

❀ 茄汁海鲜肉饼——补充蛋白质及钾等矿物质

原料：牛肉150克，虾仁100克，鲜带子50克，奇异果半个，柠檬半个，黄豆芽50克，食盐2茶匙，黑胡椒碎少许，蚝油半汤匙，生粉1茶匙，番茄酱3汤匙。

做法：将牛肉、虾仁、鲜带子分别剁成末，加食盐、蚝油、生粉打至起胶，制成肉饼，奇异果去皮切片，柠檬挤汁，黄豆芽飞水；把肉饼上碟入笼蒸3分钟至定型，取出，撒上黑胡椒碎；用平底锅慢火将肉饼两面煎香至熟，滴入柠檬汁，淋入番茄酱，用奇异果片、豆芽拌吃即可。

保孕理由：虾中含有丰富的蛋白质，钾、碘、镁、磷等矿物质及维生素A。

❀ 双菇烩鸡片——孕晚期健脾开胃、润肠通便

原料：鸡脯肉150克，鲜香菇100克，金针菇100克，小棠菜6棵，蒜茸少许，食盐2茶匙，蚝油1茶匙，上汤3汤匙，料酒少许，生粉1汤匙，花生油2汤匙。

做法：将鸡脯肉用刀背拍松，切成厚片，加食盐、胡椒粉、蚝油、生粉拌匀腌 10 分钟，鲜香菇洗净，飞水，小棠菜飞水，以上两菜过冷水，置于碟边；用少许花生油起锅，放入鸡肉片煎至两面金黄，捞起沥干油分；起锅爆香蒜茸，放入鲜香菇、小棠菜、金针菇，溅入料酒快炒，注入上汤煮 5 分钟，再放入鸡肉片，加食盐调味炒匀即可。

保孕理由：此菜有健脾开胃、润肠通便的功效。

❋ 莲子枸杞汤——适宜孕妈妈补脾安神

原料：百合 100 克，莲子 50 克，黄花菜 50 克，枸杞子 10 克，冰糖适量，清汤 1 碗。

做法：将鲜百合瓣洗净；黄花菜、枸杞子用温水泡开，捞出沥干；莲子去心，煮熟，待用；净锅加入清汤 1 碗，放入百合、黄花菜，再加入泡好的莲子、枸杞子，依个人口味加入适量的冰糖，待汤开后出锅即可。

保孕理由：本品适宜孕妈妈补脾润肺、安神消食。

❋ 莲子糯米粥——缓解准妈妈腰部酸痛

原料：糯米 100 克，莲子 50 克，白糖适量。

做法：将糯米淘洗干净，用清水浸泡 1 ~ 2 小时；将莲子用温水浸泡，去心后，清水洗净；将莲子、糯米、清水适量，一起放入洗净的锅内，置于火上，先用武火煮沸，再用文火煮成糊状，加入白糖调味，即可食用。

保孕理由：本品清心养神、补中益气、养胎安胎，常食可缓解准妈妈腰部酸痛。

❋ 春笋烧兔——健脑益智，为宝宝补充卵磷脂

原料：鲜兔肉 500 克，葱段 20 克，姜 20 克，净春笋 500 克，酱油 20 克，豆瓣 50 克，水豆粉 50 克，肉汤 1000 克，花生油 60 克，精盐适量。

做法：将兔肉洗净切成3厘米见方的块，春笋切滚刀块；旺火烧锅，放花生油烧至六成熟，下兔肉块炒干水分，再下豆瓣同炒至油呈红色时下酱油、精盐、葱，姜、肉汤一起焖，约30分钟后加入春笋。待兔肉焖至软烂时放豆粉，收浓汁起锅即可。

保孕理由：兔肉中富含大脑和其他器官发育不可缺少的卵磷脂，可健脑益智。

干煎带鱼——暖胃补虚，是孕妇的理想食品

原料：带鱼1条，植物油、面粉、葱丝、姜片、蒜片、盐、酱油、醋各适量。

做法：带鱼去头、内脏，洗净，切段，沥干，备用；锅内放油，烧至七成热，带鱼裹面粉过油炸至金黄色捞出；锅内留少量底油，放入葱丝、姜片、蒜片炒香，然后放入带鱼段，加入盐、酱油、醋焖烧，烧熟后出锅即可。

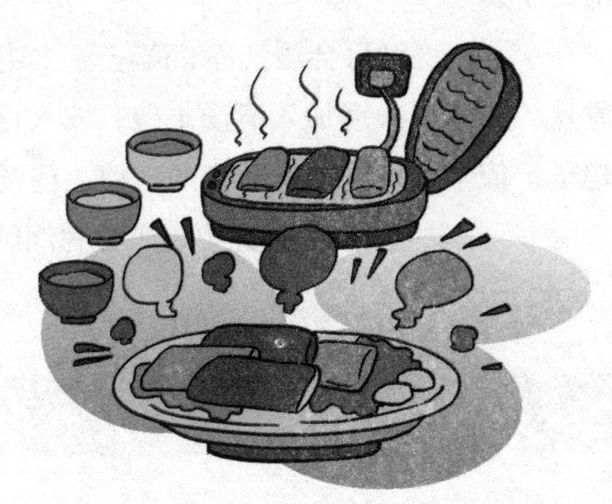

保孕理由：带鱼肉肥刺少，味道鲜美，营养丰富，和中开胃、暖胃补虚，是孕妇的理想食品。

鱼吐司——刺激食欲，增加孕期营养

原料：面包、净鱼肉各150克，鸡蛋1个，猪油150克，料酒、淀粉、盐、味精、葱、姜少许。

做法：面包去边皮，切成厚4～5毫米的片4块，鱼肉斩成泥，加蛋清、葱、姜、酒、味精一起拌匀；将调好的鱼泥分4份抹在切好的面包上，用刀抹平做成鱼吐司。猪油入锅五成热时，放入鱼吐司炸，炸至呈黄色后出锅；每块切成8小块，盘边上加甜酱（甜酱中加少许水、糖，用筷子拌匀，上笼蒸5分钟，加麻油）。

保孕理由：软嫩清香，味美可口，能增加孕期妇女的食欲。

❀ 红烧兔肉——瘦而不硬，帮助孕妈妈补充营养

原料：兔肉（带骨）1000 克，葱 20 克，姜 15 克，白糖 5 克，绍酒 10 克，青蒜 5 克，桂皮 0.5 克，胡椒粉 0.5 克，八角 0.5 克，味精 1 克，花生油 100 克。

做法：将兔肉洗净后泡去血水，剁成 3 厘米见方的块，放入清水锅中煮开后捞起，再冲洗 1 次。葱切块，姜拍松，青蒜切成末；中火烧锅，放油烧热，下兔肉块炒干水分，放入绍酒、酱油、精盐、葱、姜、白糖、桂皮、八角和开水（浸平肉块）一起烧开，撇去浮沫，盖上锅盖，改用小火烧至兔肉熟烂时，再用旺火烧浓汁汤，拣去葱、姜、八角、桂皮等，放入味精、青蒜末，撒上少许胡椒粉起锅即可。

保孕理由：色泽红润，兔肉熟烂，鲜香味浓，富含营养素，肥而不腻，瘦而不硬。

专家提醒：如果孕妇出现下肢水肿现象，就餐时应少吃含盐多的菜肴和食物。因为过多的食盐会增加水分在体内的潴留，引起水肿，增加心脏和肾脏负担。

本月是孕中期的最后时期，孕妈妈的各方面情况与前一个月相差不大。但是本月已经面临了妊娠高血压综合征，所以在饮食方面需要额外小心。

不宜多吃动物性脂肪，减少盐的摄入量，日常饮食以清淡为佳，忌吃咸菜、咸蛋等盐分高的食品。水肿明显者要控制每日盐的摄取量，限制在 2 ~ 4 克。同时，要保证充足、均衡的营养，必须充分摄取蛋白质，适宜吃鱼、瘦肉、牛奶、鸡蛋、豆类等。忌用辛辣调料，多吃新鲜蔬菜和水果，适当补充钙元素。

另外，要注意增加植物油的摄入。此时，胎儿的身体和大脑发育速度加快，对脂质和必需脂肪酸的需要增加，必须及时补充。因此，增加烹调所用植物油即豆油、花生油、菜油等的量，既可保证孕中期所需的脂质供给，又提供了丰富的必需脂肪酸。孕妇还可吃些花生仁、核桃仁、葵花子仁、芝麻等油脂含量较高的食物，并控制每周体重的增加在 350 克左右，以不超过 500 克为宜。

❀ 虾仁炒米饭——孕妈妈补充所需蛋白质等

原料：米饭 150 克，虾仁、水发海参、熟白肉、熟鸡肉、火腿、冬笋、豌豆、盐、味精、花生油、葱花各适量。

做法：将虾仁、海参、白肉、鸡肉、火腿、冬笋均切成小丁。锅内放花生油烧热，加入虾仁、海参、白肉、鸡肉、火腿、冬笋和豌豆，翻炒片刻并酌加盐。倒入米饭，反复翻炒至米饭松散，有香味时，加入葱花和味精炒匀，盛入碗内即成。

保孕理由：帮助孕妈妈补充所需的蛋白质、糖类、多种维生素和矿物质。

❀ 大枣蒸米饭——适于体虚气弱的准妈妈

原料：党参10克，大枣20克，糯米250克，白糖适量。

做法：将党参、大枣放入搪瓷或陶瓷锅内，加水泡发，然后煎煮30分钟，捞出党参、大枣，汤液备用。先将糯米淘洗干净，放在大瓷碗内，加水适量，经蒸熟后扣在盘内，然后把党参、大枣摆在糯米饭上面。将参汤液加白糖，煎浓后倒在党参、大枣、糯米饭上即成。

保孕理由：健脾益气。适用于体虚气弱、乏力倦怠、心悸失眠、食欲缺乏的准妈妈食用。

❀ 樱桃拌沙拉——准妈妈养血补血的佳品

原料：樱桃150克，青椒50克，虾仁30克，沙拉酱2大匙。

做法：将樱桃、青椒洗净后取肉，切丁装盘；虾仁去沙线，洗净，焯水，晾凉后也装盘。倒入沙拉酱拌匀即可。

保孕理由：本品中樱桃的含铁量是水果中的冠军，虾仁也是含铁量高的食物，动、植物食物搭配，补益效果更好。对孕妈妈而言，是养血补血的佳品。

❀ 豆丝拌芹菜——稳定情绪外，还有助于通便

原料：豆腐丝、芹菜各100克，香油、精盐、鸡精各适量。

做法：将芹菜择净，切成丝，豆腐丝切成段，分别焯水后码盘，放入调味料拌匀即可。

保孕理由：芹菜中含有丰富的膳食纤维，除了可以降血压、调节与稳定情绪外，也有很好的通便功效。尤其是凉拌生吃，口感爽脆，通便效果会更好。

❀ 炒猪里脊——补充营养，润肠通便

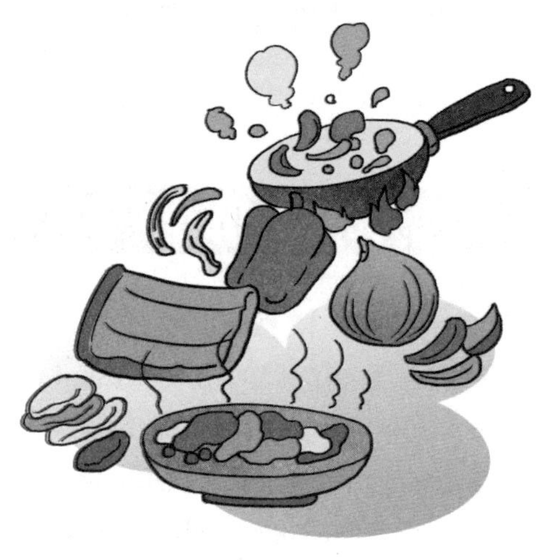

原料：猪里脊肉 200 克，青椒 100 克，花生油 30 毫升，水淀粉 10 克，味精、葱末、姜末、精盐各适量。

做法：将青椒去蒂、去籽，洗净，掰成小块；将猪肉洗净，切成 3 厘米长、2 厘米宽、3 毫米厚的薄片，放在碗内，加精盐、水淀粉拌匀腌渍；置锅于中火上，放入花生油烧至六成热，下入猪肉片，炒至肉变色时，盛入盘中；随即将青椒片、葱末、姜末放入锅内，略炒几下后，再倒入肉片炒匀，再加精盐、味精，翻炒均匀，即可装盘食用。

保孕理由：此菜营养丰富，含有蛋白质、脂肪、维生素、钙、磷、铁等。能丰肌肤、长气力、添精神，且能刺激唾液分泌，增加胃肠蠕动，有助消化、通便之功效。

❀ 糖醋排骨——缺钙准妈妈的补钙佳品

原料：猪排骨 500 克，香油 10 克，白糖 50 克，醋 25 克，料酒 20 克，红糟 2 克，精盐 5 克，花生油 500 克（约耗 50 克），葱末、姜末各适量。

做法：排骨洗净，剁成 8 厘米长的骨牌块，放入盆内，加入适量盐水腌渍 4 小时左右；炒锅上火，放入花生油，烧至六七成热，下排骨浸炸片刻捞出；将炒锅置于火上，入花生油，下葱、姜末炝锅，速下排骨、开水、白糖、醋、料酒，用文火煨 20 分钟左右，待肉骨能分离时加红糟，收汁，淋香油即成。

保孕理由：排骨加醋后钙容易吸收，是准妈妈的保健佳品。

❋ 蛋黄牛奶饮——促进胎宝宝生长发育

原料：苹果 100 克，胡萝卜 80 克，熟蛋黄 1/2 个，牛奶 80 毫升，蜂蜜 10 毫升。

做法：将苹果去皮，去核，将胡萝卜洗净，连同其余原料放入电动食物粉碎机内，搅打均匀即可饮用。

保孕理由：本品中含有多种维生素及矿物质，对促进胎宝宝生长发育有很大的帮助。

❋ 百合莲子浆——改善孕妈妈肺热、肺燥

原料：黄豆 30 克，绿豆 20 克，百合 10 克，莲子 15 克。

做法：黄豆用清水浸泡 6 ~ 10 小时，洗净；绿豆淘洗干净，用清水浸泡 4 ~ 5 小时；百合洗净，泡发，切碎；莲子洗净，泡软。将上述食材一同倒入全自动豆浆机中，加清水至上、下水位线，煮至豆浆机提示豆浆做好饮用即可。

保孕理由：本品中绿豆能清热，莲子有滋阴润肺的功效，对孕妈妈肺热、肺燥可起到改善作用。

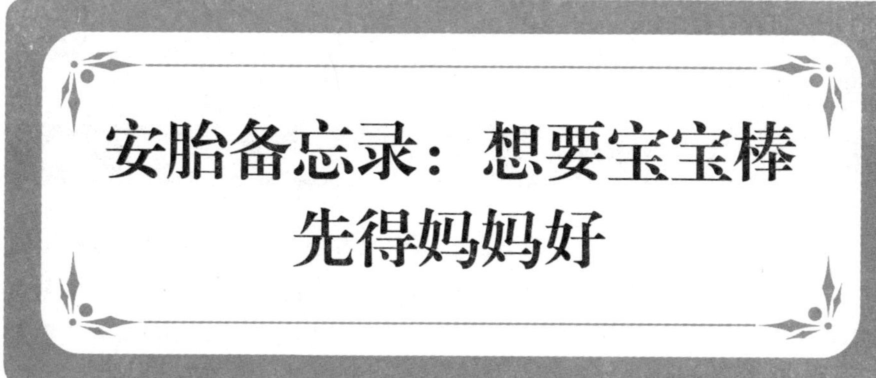

安胎备忘录：想要宝宝棒先得妈妈好

孕期不仅要吃好，比如鸡蛋是好东西但应食之有度；除此之外，怎么吃也有学问，比如准妈妈不可狼吞虎咽，否则就会丢失健康，殃及胎宝宝。

❋ 别图快，孕期准妈妈狼吞虎咽弊端多

吃得快对很多人来说已经成为饮食习惯，要叫他们慢下来，他们很不习惯，甚至很讨厌“数饭粒”吃饭的感觉，但专家提醒，狼吞虎咽的饮食习惯会使食物不经过充分咀嚼进入胃肠道，影响准妈妈的健康，进而无法保证自身和胎宝宝的营养需要。狼吞虎咽的弊端主要有以下几种。

1. 不能充分接触消化液

孕期吃东西的时候，如果食物未经充分咀嚼就进入胃肠道，食物与消化液接触面积大大缩小，影响食物与消化液的混合，有相当一部分食物的营养成分不能被人体吸收，这就降低了食物的营养价值。此外，有时食物咀嚼不够，还会加大胃的消化负担或损伤消化道黏膜，易患肠胃病。

2. 使消化液分泌减少

在消化的时候，咀嚼后可将食物的大分子结构变成小分子结构，有利于消化吸收。这种变化过程是靠消化液中的各种消化酶来完成的。人在进食时，慢慢咀嚼食物，可通过神经反射引起唾液和胃液分泌，使消化液增多，这无疑对人体摄取食物营养是有利的。咀嚼食物引起的胃液分泌比食物直接刺激胃肠而分泌的胃液数量更大，含酶量更高，持续时间更长。可见，咀嚼食物对消化

液的分泌起着重要作用。

❋ 食之有度，孕期吃鸡蛋每天以 2 个为宜

孕期，鸡蛋是准妈妈的理想食品，不少地方还有孕期亲朋好友送鸡蛋的习俗。毋庸置疑，鸡蛋中所含的营养成分全面而均衡，人体所需要的七大营养素除了纤维素之外，其余的鸡蛋中全有，尤为可贵的是，鸡蛋中的营养几乎完全可以被身体所吸收。

从营养价值来看，每 50 克鸡蛋就可以供给 5.4 克优质蛋白，是常见食物中蛋白质较多的食物之一，这不仅有益于胎宝宝的脑发育，而且母体储存的优质蛋白有利于提高产后母乳的质量。一个中等大小的鸡蛋与 200 毫升牛奶的营养价值相当。每 100 克鸡蛋含胆固醇 680 毫克，主要在蛋黄里。胆固醇并非一无是处，它是脑神经等重要组织的组成成分，还可以转化成维生素 D。蛋黄中还含有维生素 A 和 B 族维生素、卵磷脂等，是最方便食用的天然食物。

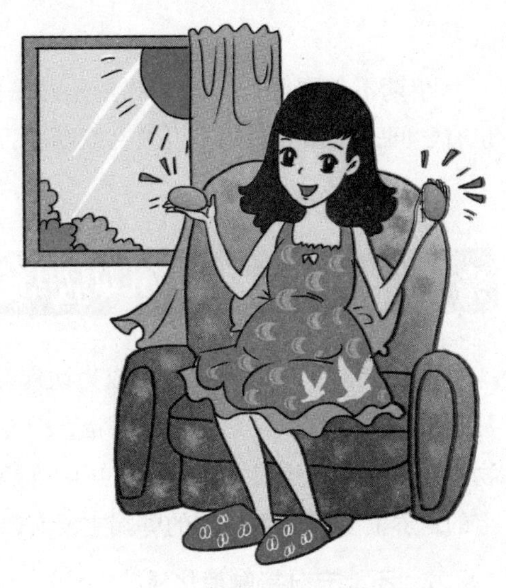

蛋黄是鸡蛋的中心，也含有丰富的营养。因为蛋黄中含有“记忆素”——胆碱，能够保持良好的记忆力。准妈妈只需要有计划地每天吃 3 ~ 4 个蛋黄，就能很好地改善不同年龄人的记忆力，甚至青年人的记忆力，并且可以使 60 岁左右的人避免患“记忆力衰退症”。

正因为如此，所以很多准妈妈每天吃许多鸡蛋，有的多达 10 ~ 20 个，这种吃法很不科学。凡事过犹不及，鸡蛋虽然是营养全面均衡的理想食品，但并不是多多益善。准妈妈吃鸡蛋应适度，如果每天吃太多的鸡蛋，或基本依赖于鸡蛋提供营养，非但不会对身体有利，反而会有害：吃得过多会增加准妈妈的胃肠负担，不利于营养素消化吸收；鸡蛋虽然营养丰富，但毕竟不能包括所

有的营养素，不能取代其他食物，也不能满足准妈妈在整个孕期对多种营养素的需求。因此，准妈妈每天吃 2 个鸡蛋比较合适，最多也不要超过每天 4 个鸡蛋。

另外，由于鸡蛋中的维生素 C 含量不高，食用时可辅以适量的蔬菜。孕妈妈吃鸡蛋注意“三不要”。

一不要：鸡蛋与白糖同煮

很多地方有吃糖水荷包蛋的习惯。其实，鸡蛋和白糖同煮，会使鸡蛋蛋白质中的氨基酸形成果糖基赖氨酸结合物。这种物质不易被人体吸收，对健康会产生不良作用。

二不要：鸡蛋与兔肉同吃

鸡蛋不能与兔肉同吃。鸡蛋同兔肉同食会刺激肠胃道，引起腹泻。

三不要：鸡蛋与豆浆同食

早上喝豆浆的时候吃个鸡蛋，或是把鸡蛋打在豆浆里煮是许多人的饮食习惯。豆浆性味甘平，有很多营养成分，单独饮用有很强的滋补作用。但其中有一种特殊物质叫胰蛋白酶，与蛋清中的卵清蛋白相结合，会造成营养成分损失，降低二者的营养价值。

最后要提醒孕妈妈的是，鸡蛋的组成成分较为复杂，蛋黄和蛋白中都含有多种氨基酸。食用未煮熟的鸡蛋不仅是因为它里面含有未被充分高温消毒的沙门菌，而且还会影响人体对生物素的利用，导致某些生物素的缺乏。因而，准妈妈必须食用彻底煮熟的鸡蛋。

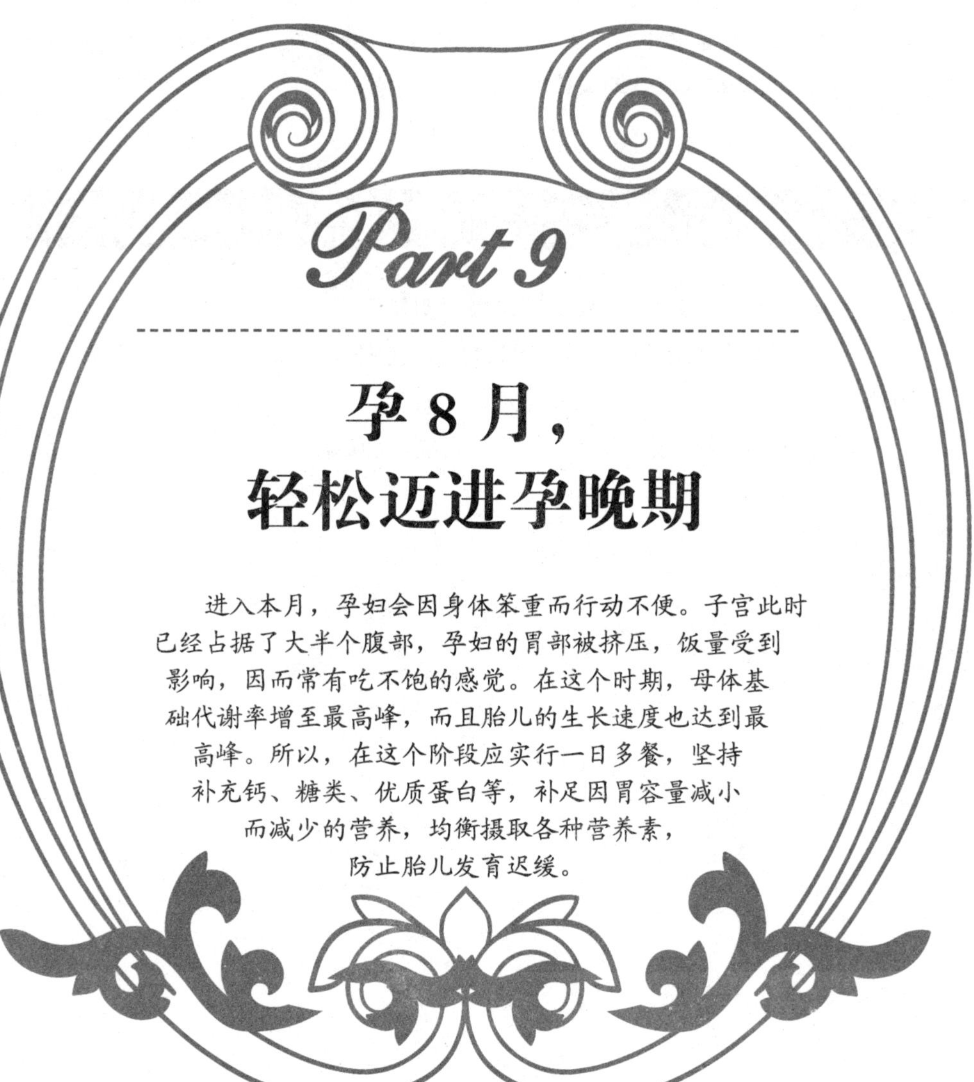

Part 9

孕8月，轻松迈进孕晚期

进入本月，孕妇会因身体笨重而行动不便。子宫此时已经占据了大半个腹部，孕妇的胃部被挤压，饭量受到影响，因而常有吃不饱的感觉。在这个时期，母体基础代谢率增至最高峰，而且胎儿的生长速度也达到最高峰。所以，在这个阶段应实行一日多餐，坚持补充钙、糖类、优质蛋白等，补足因胃容量减小而减少的营养，均衡摄取各种营养素，防止胎儿发育迟缓。

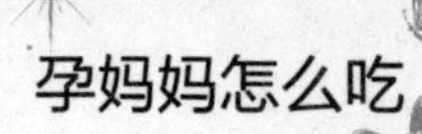

❋ 透视宝宝：胎宝宝什么样啦

身长：约 40 厘米。

体重：约 1700 克。

器官：胎宝宝的感觉器官已经发育成熟，能够自行调节体温和呼吸。

其他：皮肤呈深红色，大脑增大。在宫内的位置大多数转成头部朝下，位于准妈妈的骨盆入口处即头位。

❋ 孕味十足：准妈妈身体在变化

子宫：子宫迅速增大，腹部隆起极为明显。

反应：因子宫的压迫，会有明显的呼吸困难、胸闷气短以及胃痛和心口堵。

其他：容易感到疲劳，还会出现腰背痛、静脉曲张等症状。

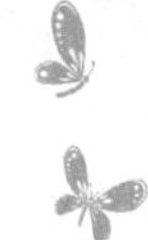

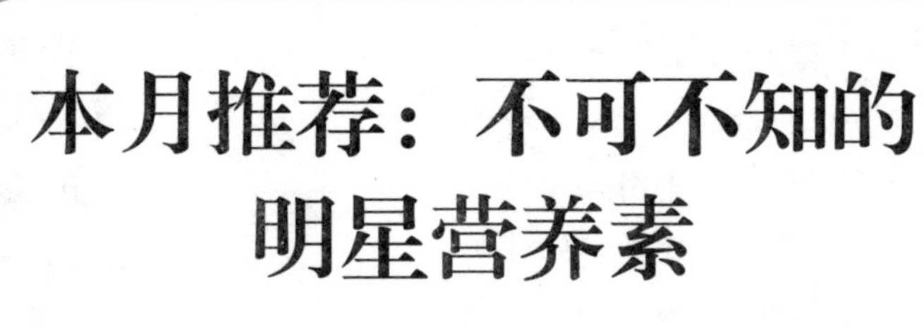

本月推荐：不可不知的明星营养素

❀ 钙——防抽筋，满足胎宝宝骨骼发育需要

功效说明：孕妇缺钙一般会出现以下症状：①小腿抽筋，尤其是夜间，需注意：有些孕妇虽然体内缺钙却没有表现出小腿抽筋，孕妇腿抽筋也不一定是缺钙。②牙齿松动。③妊娠高血压综合征。④关节、骨盆疼痛。如果孕妈妈出现这些症状，可咨询医生确定是否缺钙，因为孕期的其他问题也会引起这些症状。

补充数量：从妊娠 7 个月，进入孕晚期后，胎儿骨骼的钙化速度就骤然加快，这时候胎儿需要大量钙质，孕妈妈需要摄入 1200 毫克钙。胎儿每 1 千克体重每月需要 100 ～ 150 毫克钙，才能保证骨骼的正常钙化。

进入孕晚期，胎宝宝的骨骼发育正日趋成熟，对钙的需要达到了最高峰，准妈妈本月应每日补充钙质 1200 毫克，才能满足对胎宝宝及母体的需求。如果你买的补充剂是以国际单位（U）来标注维生素 D，那么要注意国际单位与微克之间应该按照 1 微克 =40U 进行转化。

食物来源：含维生素 D 的食物包括大马哈鱼、鲭鱼、沙丁鱼等油性鱼，以及强化维生素 D 的食物，比如黄油和某些早餐麦片。红肉和蛋黄中也含有少量维生素 D。

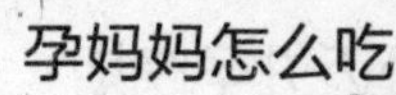

❋ 糖类——防止蛋白质缺乏或酮症酸中毒

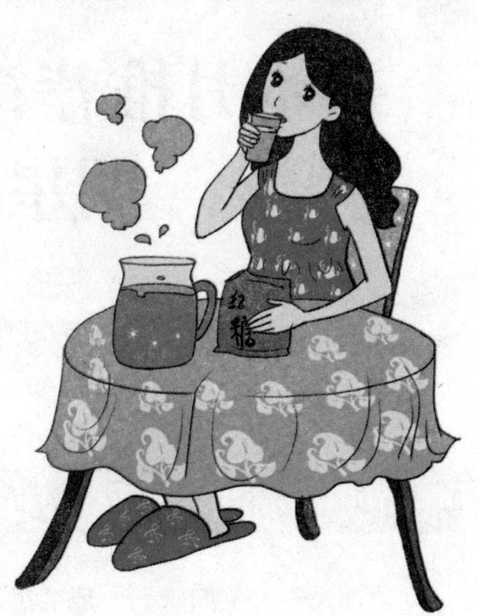

功效说明：糖是人体所必需的一种营养素，经人体吸收之后马上转化为糖类，以供人体能量。主要分为单糖和双糖。单糖人体可以直接吸收再转化为人体所需。人体不能直接吸收双糖，须经胰蛋白酶转化为单糖再被人体吸收利用。平常所说的糖主要包括甘蔗糖、甜菜糖等。

从本月开始，胎宝宝开始在肝脏和皮下储存糖原和脂肪，如糖类摄入不足，将会造成准妈妈蛋白质缺乏或酮症酸中毒，因此，准妈妈应补充适量的糖类。

补充数量：每日 400 克左右。

食物来源：生活中最好的糖来源于传统的食物，像不精制的完整谷物，包括糙米、全小麦，或是根类植物，如红薯、马铃薯、胡萝卜。它们提供的是“复合糖”，缓缓地消化成葡萄糖，供应给每个细胞。较快速地补给能量，可以吃水果。

❋ 优质蛋白质——防止胎宝宝成“巨大儿”

功效说明：妈妈在怀孕期间需要补充蛋白质，不仅维持自身需要，同时更要满足胎儿发育的需要。

孕晚期，准妈妈不可过量补充蛋白质，以防止胎宝宝发育成“巨大儿”。每天吃 1 ~ 2 个鸡蛋或喝 2 杯牛奶，就已经可以获得足够的蛋白质。

补充数量：每日 85 ~ 100 克。

食物来源：蛋白质有动物蛋白与植物蛋白之分。动物蛋白有鸡蛋、牛肉、鱼、鸡肉、猪瘦肉、动物肝肾等，植物蛋白有豆类及豆类制品等。在怀孕期内，供给大量蛋白质食品，能促进脑的发育，使婴儿更聪明。

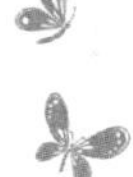

❇ α-亚麻酸——促进胎宝宝大脑发育

功效说明：α-亚麻酸是人体必需脂肪酸，在体内不能自身合成，必须从食物中获得。人体缺乏 α-亚麻酸会导致代谢紊乱和各种功能性障碍。人类缺乏 α-亚麻酸被确定为世界范围问题，尤其对胎儿、婴幼儿及儿童大脑发育不利。

补充数量：前期可以每天补充 300 ~ 500 毫克，等胎儿 8 个月左右，增长量大，发育快速，需要增加到每日补充亚麻酸 1500 毫克左右。

食物来源：有机紫苏籽油是目前所知 α-亚麻酸含量最高的食用植物油，油中 α-亚麻酸含量高达 60% 以上。紫苏籽油、亚麻籽油、山核桃油都是富含亚麻酸的植物油。

❇ 糖类——调节细胞活动的功能

功效说明：糖类是一切生物体维持生命活动所需能量的主要来源，是构成机体的重要物质，为身体提供热量，调节脂肪代谢，还可以维持大脑功能必需的能源。此外，糖类还能为人体提供膳食纤维。

糖类就是每天所吃的主食，是胎儿新陈代谢必需的营养素，用于胎儿呼吸。因此，孕妇必须保持血糖水平正常，以免影响胎儿正常代谢，妨碍正常生长。缺乏糖类将会导致全身无力、疲乏、血糖含量降低，产生头晕、心悸、脑功能障碍等，严重者会导致低血糖昏迷。

补充数量：一般来说，准妈妈每天平均进食 400 克左右的谷类食品即可，这对保证热量供给、节省蛋白质有着重要意义。

食物来源：含糖类丰富的食物有谷类，如大米、小米、玉米等；薯类，如马铃薯、白薯、红薯等；果蔬类，如各种蔬菜和水果等。最简单、最快捷的方法就是吃馒头或米饭，补充糖类。

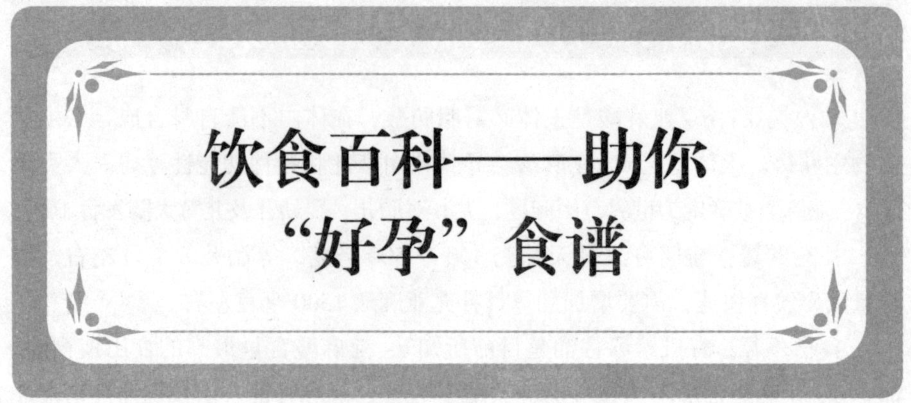

饮食百科——助你“好孕”食谱

怀孕第 8 个月，胎儿开始在肝脏和皮下储存糖原及脂肪。此时如糖类摄入不足，将导致母体内的蛋白质和脂肪分解和动员，易造成蛋白质缺乏或酮症酸中毒，所以孕 8 月饮食，应保证热量的供给。除需大量葡萄糖供胎儿迅速生长和体内糖原、脂肪储存外，还需要有一定量的脂肪酸，尤其是亚油酸。此时也是大脑增殖高峰，大脑皮质增殖迅速，丰富的亚油酸可满足大脑发育所需。尽管如此，准妈妈饮食不可毫无节制，应该把体重的增加限制在每周 350 克以下。

❋ 鸭血豆腐汤——改善胃口，促进钙质吸收

原料：鸭血 50 克，豆腐 100 克，香菜、高汤、醋、盐、淀粉、胡椒粉各适量。

做法：鸭血、豆腐切丝，放入煮开的高汤中炖熟；加醋、盐、胡椒粉调味，以淀粉勾薄芡，最后撒上香菜叶。

保孕理由：豆腐是补钙高手，鸭血能帮孕妈妈补充铁质。酸辣口味不仅能调动孕妈妈的胃口，还能促进钙质的吸收。

❋ 海带瘦肉汤——补充蛋白质和微量元素

原料：水发海带 100 克，猪瘦肉 50 克，胡萝卜 25 克，花生油 30 克，酱

油 15 克，精盐 2 克，味精 1 克，花椒水、葱、姜、蒜、鸡汤（或水）各适量。

做法：猪肉切成细丝。海带洗净，卷成卷切成细丝；葱、姜分别切成丝。胡萝卜去皮，切成细丝。蒜切片；炒锅上火，加水烧沸，把海带丝、胡萝卜丝分别焯一下，控干水分；将炒锅置于火上，放入花生油烧热，下葱丝、姜丝、蒜片炝锅，放入猪肉丝煸炒，至肉丝变白时，加酱油，加鸡汤（或水）、精盐、海带丝、胡萝卜丝，烧沸后撇去浮沫，调好口味，放味精，盛入汤碗内即成。

保孕理由：补充蛋白质和微量元素。

❋ 七彩美味丁——适用于补充丰富的维生素

原料：蟹柳 5 条，腰果 50 克，白果 50 克，马蹄 50 克，青瓜半根，胡萝卜半根，大枣 6 粒，姜片 3 片，食盐 1 茶匙，鲍汁半汤匙，绍酒少许，芡汁 1 汤匙，花生油 500 克。

做法：将蟹柳切丁，白果飞水，马蹄去皮切丁，青瓜、胡萝卜切丁，大枣用温水浸泡，去核。起油锅烧至六成热，放入腰果炸至微变色，待用，再放入白果略炸，捞起沥干油分，去外壳；起锅爆香姜片，放入白果、马蹄丁、胡萝卜丁，加入绍酒爆炒，再放入蟹柳丁、青瓜丁、大枣翻炒，加食盐、鲍汁调味，推入芡汁，撒入腰果上碟。

保孕理由：可补充丰富的维生素。

❋ 时椒洋葱炒鹅肠——孕晚期的“营养万能充”

原料：鹅肠 250 克，洋葱 1 个，青、红椒 2 个，蒜茸少许。食盐适量，胡椒粉少许，上汤 1 汤匙，芡汁半汤匙，花生油 50 克。

做法：将鹅肠剖开，洗净，剥去黄色内膜，横切厚片，剞花，用食盐、生粉略腌；洋葱切件，青、红椒切件；起锅烧油至六成油温，放入鹅肠片拉油至刚熟，捞起沥干油分；起锅煎香蒜茸，放入洋葱件、青红椒件爆炒，注入上汤，放入鹅肠，加食盐、胡椒粉调味炒匀；推入芡汁旺火收汁，淋包尾油上碟。

保孕理由：鹅肠中含蛋白质、脂肪、维生素 A、B 族维生素、烟酸、油脂、卵磷脂、钙、镁、铁等。

❋ 菠菜大米粥——适用于准妈妈血虚便秘等

原料：芹菜、菠菜各250克，大米100克。.

做法：将菠菜、芹菜洗净，切成4厘米长的段，大米洗净。将米放入锅内，加清水800毫升。将锅置于武火上烧沸，再用文火煮30分钟后，加芹菜、菠菜，烧沸开盖煮10分钟即成。

保孕理由：本品具有养血润燥、降低血压的功效，适用于准妈妈血虚便秘、高血压、水肿、小便不利等症。

❋ 萝卜肉饼——准妈妈食欲缺乏的上好佳食

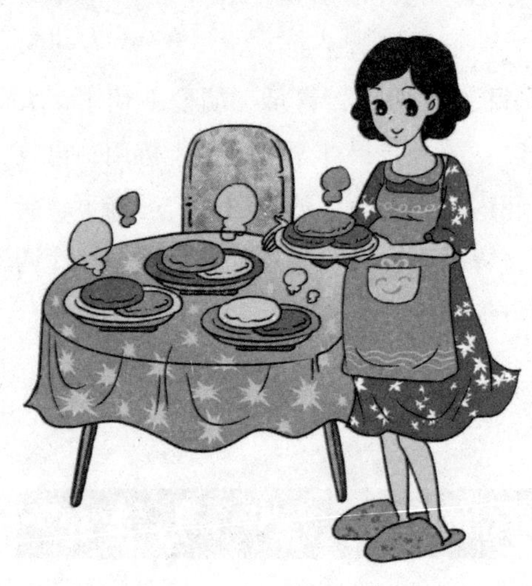

原料：白萝卜250克，面粉250克，猪瘦肉100克，生姜、葱、食盐、菜油各适量。

做法：将白萝卜洗净，切成细丝，用菜油煸炒至五成熟，待用。将肉剁细，加生姜、葱、食盐调成白萝卜馅。将面粉加水适量，和成面团。将面团擀成薄片，将白萝卜馅放入，制成夹心小饼，放入油锅内，烙熟即成。

保孕理由：本品具有健胃、消食、理气的功效，适用于准妈妈消化不良、食欲缺乏。

❋ 橘皮米饭——适用于准妈妈胸闷、心烦

原料：小米适量，橘皮1个。

做法：将小米与橘皮煮成饭。

保孕理由：本品具有理气、润肤、燥湿、化痰的功效，适用于准妈妈脾胃气滞所致的胸闷心烦等症。

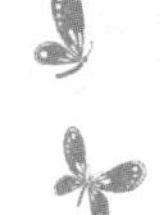

❋ 荷包鲫鱼——对妊娠期水肿有一定疗效

原料：鲫鱼 350 克，精肉 200 克，油 100 克，葱姜少许，酱油、料酒、糖、味精少许。

做法：鲫鱼从背脊开刀，挖去内脏，洗净，在身上划几刀；将精肉切成细末，加盐、味精拌匀，塞入鲫鱼背上刀口处；将鱼下油锅，两面煎煮，放入料酒、酱油、糖、汤水；加盖烧 20 分钟，启盖后加味精，淋少量油起锅。

保孕理由：鲫鱼味道鲜美，肉质细嫩，对妊娠期水肿有一定疗效。

❋ 蜜汁甜藕——适合孕晚期补充蛋白质、维生素

原料：藕 750 克，糯米 150 克，蜜莲子 25 克，蜂蜜 50 克，白糖 200 克，湿淀粉 15 克，蜜桂花 5 克。

做法：将藕洗净，切去一端藕节；将糯米用清水漂洗干净，浸泡 2 小时，捞起晾干。藕孔内灌入糯米，边灌边用筷子顺孔向内戳，使糯米填满。将藕切成 0.7 厘米厚的块，整齐摆入碗中，加入白糖 125 克，放入笼屉，置旺火上蒸 10 分钟。入笼屉上火蒸 30 分钟，取出，再用清水浸泡 2 分钟，撕去藕皮晾干，切去一端藕节。待糖溶化取出，扣入盘内；将炒锅置于火上，放清水 50 克，白糖 75 克，蜂蜜、蜜桂花、蜜莲子烧沸，用调稀的湿淀粉勾芡，起锅浇在藕块上即可。

保孕理由：糯米中含有蛋白质、脂肪、钙、糖类、磷、铁及维生素，且富含纤维等成分，能增强胃肠蠕动，藕中含丰富的蛋白质、维生素、天门冬素等，营养价值很高，适合晚期准妈妈食用。

❋ 香菜豆腐干——促进胎宝宝骨骼发育

原料：白豆腐干 100 克，香菜 20 克，辣椒油、精盐、鸡精各适量。

做法：将白豆腐干切成细丝，香菜切成寸段，放入碗中。放入所有的调味料拌匀即可食用。

保孕理由：本品中豆腐干含有丰富的蛋白质和钙，对于孕晚期补钙以及

促进胎宝宝骨骼发育都有很大的益处。

凉拌茼蒿——宽中理气，有助于胎儿发育

原料：茼蒿300克，大蒜、酱油、醋、精盐、五香粉、味精、芥末油、香油各适量。

做法：将茼蒿洗净，焯水，沥干；将大蒜去皮，切成蒜末。将茼蒿放入盘内，加入蒜末、酱油、醋、盐、五香粉、味精拌匀，淋入少许芥末油、香油即可。

保孕理由：本品具有宽中理气、消食开胃、利水通便的功效，准妈妈常食，对于胎儿生长发育是十分有利的。

猪血豆腐汤——对妊娠眩晕有良好疗效

原料：猪血200克，豆腐2块，姜、蒜、盐、味精、料酒各适量。

做法：猪血和豆腐都切成小块；姜、蒜切成细末，锅内放油烧热后，爆香姜、蒜，下猪血，烹料酒，加水；烧沸后，放入豆腐块，最后调味即成。

保孕理由：此汤含有丰富的蛋白质、铁、锌、钙、磷等营养素，具有补血的功效，为准妈妈常食之佳品，可预防妊娠贫血，对治疗妊娠眩晕也有良好的疗效。

枸杞浇腐竹——准妈妈孕期的补钙佳品

原料：腐竹50克，油菜400克，枸杞子少许，葱花、姜末、白糖、盐各适量。

做法：将泡好的腐竹切成柳叶形；油菜择洗干净，控干水分备用。炒锅内放入少许的油，待油温五成热时放入葱花、姜末爆炒出香味。放腐竹翻炒片刻，放入小油菜、适量糖和盐翻炒均匀，撒上枸杞子即可出锅。

保孕理由：本品含有丰富的钙质，是准妈妈孕期的补钙佳品。

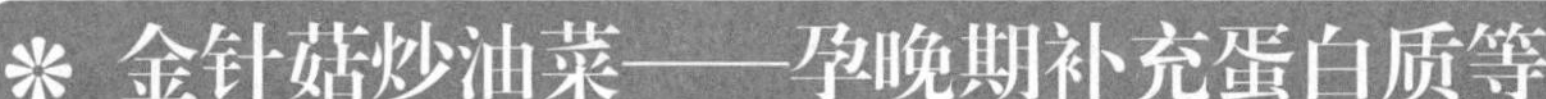

金针菇炒油菜——孕晚期补充蛋白质等

原料：金针菇 200 克，油菜 300 克，火腿 1 根，姜丝、水淀粉、蚝油、精盐各适量。

做法：将金针菇切除根部后，撕开冲洗；油菜去老叶洗净；火腿切丝；锅内加水烧开，放油、精盐适量，下油菜烧开后将油菜捞出。起锅热油，放葱姜炝锅，倒入火腿丝、金针菇，加盐、蚝油炒熟。加油菜略炒，最后加水淀粉勾芡即可。

保孕理由：本品营养丰富全面，含有人体必需的蛋白质、脂肪、糖类、多种矿物质和维生素。

苹果柠檬汁——妊娠高血压的天赐良药

原料：苹果 1 个，芹菜 1/3 根，香蕉 1 根，柠檬汁少许。

做法：苹果洗净，去皮、去籽；芹菜洗净，留叶；香蕉去皮。将所有原料切成 2 厘米大小的块或段，然后放入榨汁机中加半杯纯净水榨汁，滴入少许柠檬汁调味。

保孕理由：本品中芹菜是自然界赐予的降压良药，这款蔬果汁有预防妊娠高血压的功效。

大枣豆浆——适宜孕期水肿、贫血等

原料：赤小豆 20 克，大枣 15 克，黄豆 50 克，白糖 50 克。

做法：将黄豆、赤小豆分别浸泡 6 ~ 8 小时，捞出洗净；大枣去核，洗净。将上述食材一起放入豆浆机杯体中，加水至豆浆机上、下水位线之间，待煮熟后，用豆浆滤网过滤，趁热加入白糖，搅匀即成。不愿喝甜的也可以不加糖。

保孕理由：本品具有滋阴益气、养血安神、补脾胃、清热解毒的功效，比较适宜孕期水肿、贫血的准妈妈饮用。

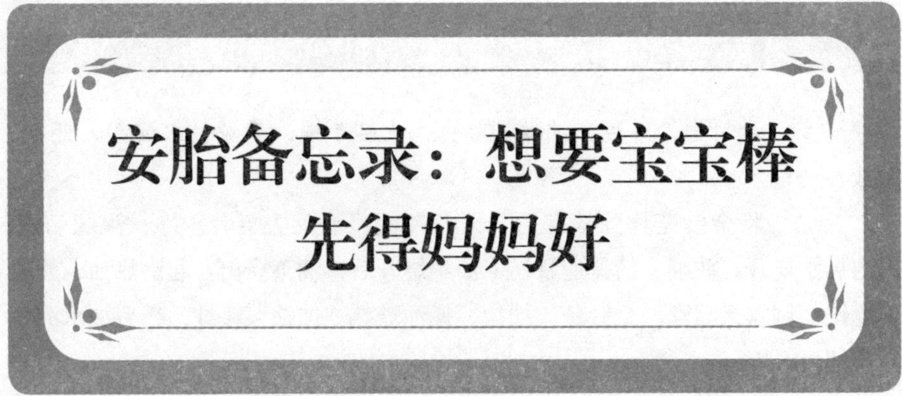

安胎备忘录：想要宝宝棒 先得妈妈好

怀孕8个月有哪些饮食禁忌呢？自从做了准妈妈，每次吃东西时总有些顾虑，不知道到底能不能吃，可以吃多少。那么，现在孕妈妈们已经怀孕8个月了，到底孕妈妈们有哪些食物是不该吃的呢？下面，就为你归结到安胎备忘录，让你饮食的时候，吃什么和怎么吃心中有个数。

❋ 饮食要谨慎，过敏食物妨碍胎儿发育

有过敏体质的准妈妈要少吃海鲜，这是因为宝宝出生后是否属于过敏体质，跟遗传有很大关系。如果准爸妈本身就属于过敏体质，比如对虾米、螃蟹等带壳的食物过敏，那么，胎宝宝有将近八成的概率也具有过敏体质。

过敏体质对胎宝宝的影响有多大呢？孕妈妈在怀孕期间对饮食要特别小心注意，如果食用过敏食物不仅会出现流产现象，更会导致胎儿畸形、患病。孕妇属于过敏体质的可能对某些食物过敏，这些过敏食物可妨碍胎儿的发育及成长，间接性损害胎儿的身体器官，如支气管、肺部等。对于本身已具有过敏体质的准爸妈，假使孕期少吃海鲜或是减少接触过敏原，就可以减少胎宝宝出生后引发过敏的机会。

此外，有过敏体质的准妈妈应多加留意孕期饮食，尽量避免食用如杧果、猕猴桃、草莓、香瓜等易引起过敏的水果；怀孕前食用某些食物出现过全身发痒、心慌、气喘、出荨麻疹、腹痛、腹泻等现象，怀孕后应不宜再食用；不吃易引发过敏的食物，如蟹、虾、贝壳类食物，还有辛辣过于刺激性食物；有过

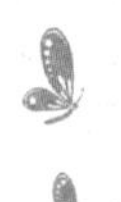

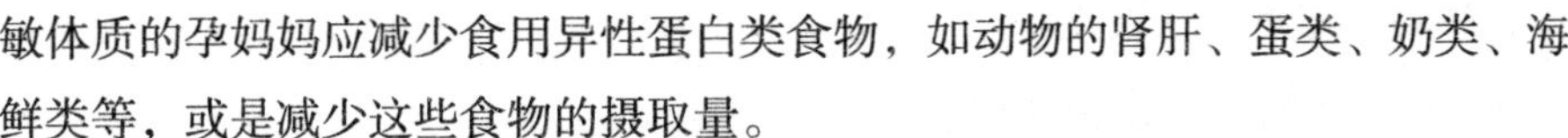

敏体质的孕妈妈应减少食用异性蛋白类食物，如动物的肾肝、蛋类、奶类、海鲜类等，或是减少这些食物的摄取量。

❀ 孕晚期，好营养的“八项注意”

进入孕晚期，营养至关重要，因为这个时期胎儿的生长发育速度最快，一个明显的表现就是细胞体积迅速增大，大脑增长达到高峰。不仅如此，这个时期也是胎儿体内需要储存最多营养的时期。所以，这时的准妈妈的营养摄取非常重要，要满足胎儿的脑部发育。饮食有哪些注意呢？归结起来，最基本的有“八项注意”。

注意 1：多吃优质动物和大豆蛋白

准妈妈在怀孕晚期，为了满足胎儿的生长需要、分娩过程中身体消耗及产后出血等，均需补充优质蛋白质。同时，摄取丰富的蛋白质还有助于产后旺盛地泌乳，并保持乳汁质量良好。

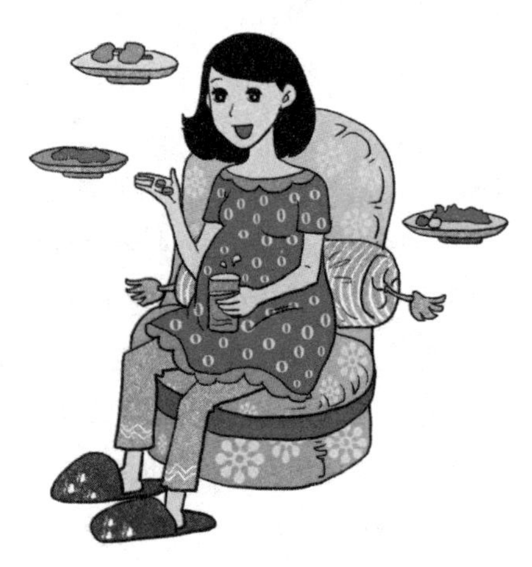

孕晚期的准妈妈，每天从饮食中摄取蛋白质的量应增加 25 克，并且尽量多吃动物蛋白质和大豆类食物，如畜禽肉、鱼肉、鸡蛋、牛奶、豆腐和豆浆。多吃豆腐和豆浆还有助于补充足够的钙、铁、磷等。

注意 2：摄取适量的必需脂肪酸

孕晚期是胎儿大脑发育增长的高峰，而脂质是组成脑细胞和神经系统的重要物质。因此，饮食中需要充足的亚油酸转化为花生四烯酸，满足大脑发育。DHA 为神经突触发育必需营养素，多吃海鱼有利于 DHA 的摄取。

注意 3：摄取钙质和维生素 D

孕晚期钙质摄入量应是 1500 毫克，是未孕女性的 2.5 倍。应多吃富钙食物，如紫菜、虾皮、虾米、牛奶、海带、豆制品、鱼类及骨头汤等。也可将小鱼炸后或用醋酥后连骨吃，饮用骨头汤时加点醋，以利于钙的吸收。

同时，还应多去户外晒太阳，使体内得到更多的维生素 D，促使食物中的钙质在肠道更多地吸收。

注意 4：适量吃些动物肝脏

孕晚期很容易发生缺铁性贫血，胎儿体内也需要储存铁质。动物肝脏中富含铁质、核黄素、叶酸及维生素 B_1、维生素 A 等，是孕晚期理想的补铁食物。

注意 5：注意植物油摄入

植物油不仅含丰富的必需脂肪酸，还富含维生素 E。维生素 E 可避免胎儿发育异常和肌肉萎缩。补充维生素 E 可多吃些花生、芝麻、核桃及芝麻油、豆油等。

注意 6：脂肪和糖类不宜摄入过多

孕晚期绝大多数准妈妈由于各器官负荷加大，血容量增大，血脂水平增高，活动量减少，总热能供应不宜过高。尤其是最后 1 个月，要适当控制脂肪和糖类的摄入量，以免胎儿过大，造成分娩困难。孕晚期准妈妈的体重每周增长以不超过 500 克为宜。

注意 7：每天摄入铁达到 28 毫克

胎儿的肝脏在孕晚期以每天 5 毫克的速度贮存铁，直至出生时达到 300 ~ 400 毫克的铁质，准妈妈应每天摄入铁达到 28 毫克。

孕晚期需要充足的水溶性维生素，尤其是维生素 B_1，如果缺乏则容易引起呕吐、倦怠，并在分娩时子宫收缩乏力，导致产程延缓。

胎儿从怀孕 28 ~ 40 周，体重要从 1000 克增加到 3000 克左右，胎盘、子宫和乳房也要增大，需要增大蛋白质摄取量，特别是在孕期的最后 10 周，是蛋白质储存最多的一个时期。

注意 8：适量摄取钙和维生素 D

虽然准妈妈在怀孕的整个过程中都需要补钙，但孕晚期的准妈妈对钙质的需求量明显增加。同时，胎儿的牙齿和骨骼的钙化速度也在加速。胎儿体内一半的钙质，都是在怀孕的最后两个月储存的。而且补充钙质有助于预防准妈妈发生妊娠高血压综合征。

维生素 D 缺乏会引起血钙下降，不仅准妈妈发生骨质软化，胎儿也可发生骨骼钙化障碍和牙齿发育缺陷，甚至引起先天性佝偻病。

Part 10

孕9月，宝宝有点着急了

怀孕9个月时，胎儿生长最快，应在继续多吃含蛋白质、矿物质、维生素的基础上，补充钙、铁及纤维素，多吃乳类、豆制品、鱼虾、海带、绿叶蔬菜和水果等。但含热量高的食物不宜过多，避免身体过胖，体重的增加最好不超过0.4～0.5千克/周。

❋ 透视宝宝：胎宝宝什么样啦

身长：约46厘米。

体重：约2500克。

内脏：胎宝宝的内脏功能已趋于完善，可适应子宫外的生活条件，出生后能够啼哭及吸吮。

四肢：手、足等部位的胎毛逐渐消退，手指及脚趾的顶端已有柔软的指（趾）甲。

其他：皮下脂肪沉积，身体各部位都比较丰满。

❋ 孕味十足：准妈妈身体在变化

子宫：受子宫的压迫，阴道分泌物变得多而浓稠。

反应：腹部更加膨隆，身体也变得越来越笨重，动作迟缓。胃痛、呼吸困难等症状可能会加剧，排尿的次数明显增加。

其他：腿脚、手脸的水肿可能会更为严重，牙龈经常出血。

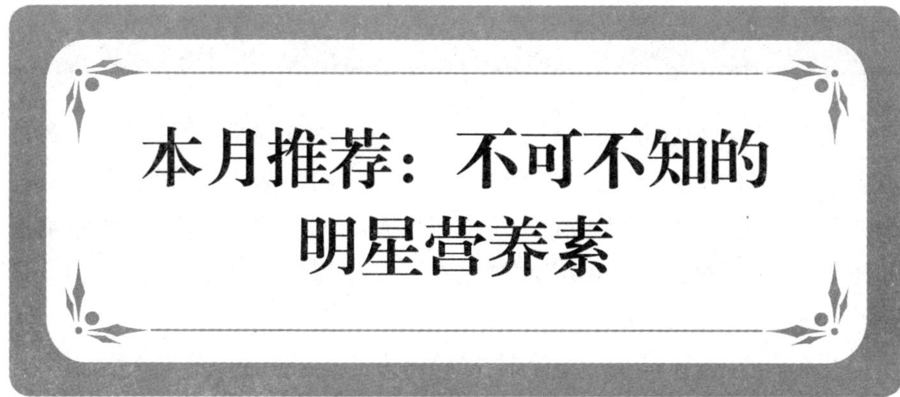

本月推荐：不可不知的明星营养素

怀孕第9个月，孕妈妈必须补充维生素和足够的铁、钙、充足的水溶性维生素，以硫胺素最为重要。如在孕9月，硫胺素不足，易引起呕吐、倦怠、体乏，还可影响分娩时子宫收缩，使产程延长，分娩困难。铁摄入量不足，可影响胎儿体内铁的存储，产后易患缺钙性贫血。妊娠全过程都需要补充钙，但胎儿体内的钙一半以上是在怀孕期最后2个月储存的。如9个孕月里钙的摄入量不足，胎儿就要动用母体骨骼中的钙，致使孕妇发生软骨病。孕妇特别要注意加强最后3个月内的营养，切忌偏食，并注意膳食内所含的营养素的合理搭配。

硫胺素——保护肾经，提高准妈妈食欲

功效说明：硫胺素即维生素 B_1，是人体必需的13种维生素之一，是一种水溶性维生素，属于B族维生素，在人体中以辅酶形式参与糖类的分解代谢，有保护神经系统的作用，还可以促进肠胃蠕动，提高食欲。

补充数量：妊娠、哺乳期女性每天需摄取1.5 ~ 1.6毫克。维生素 B_1 在人体内仅停留3 ~ 6小时，因此必须每天补充。

食物来源：维生素 B_1 主要存在于种子的外皮和胚芽中，如米糠和麸皮中含量很丰富，在酵母菌中含量也极丰富。瘦肉、白菜和芹菜中的含量也较丰富。

❀ 脂肪酸——有助于胎宝宝眼、脑等的发育

功效说明：临近分娩的时期，孕妈妈常常会在夜间感到烦躁不安，另外也会出现疲惫的现象，疲乏也许是贫血的征兆，孕妈妈要注意饮食来补充营养。最重要的就是补充不饱和脂肪酸。不饱和脂肪酸有助于孩子眼睛、大脑、血液和神经系统的发育，整个孕期都需要这些元素，尤其是怀孕的最后 3 个月，是孩子大脑迅速发育的时候。

补充数量：每日 60 克。孕晚期，准妈妈补充适量的脂肪，有助于增加体力，应对即将到来的分娩。

食物来源：各种鱼类，如鲭鱼、鲑鱼、鲱鱼等；坚果和果实，如向日葵和葵花子；从葵花子、亚麻籽或油菜籽中提取的油或食物；绿叶蔬菜。

❀ 钙——影响胎儿骨骼及牙齿的发育

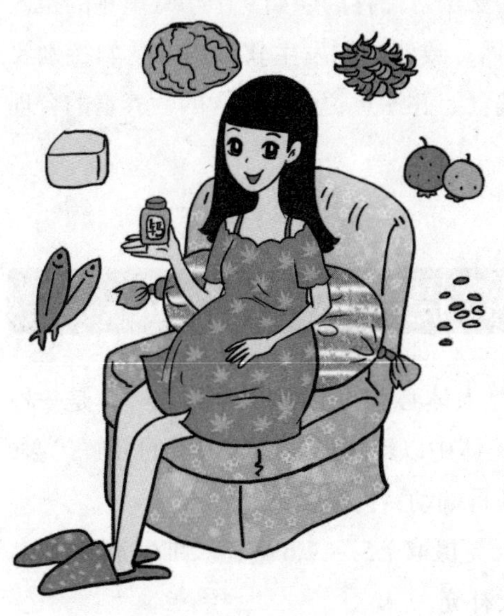

功效说明：维生素 D 的主要功能是促进钙的吸收以及在骨骼中的沉积，是钙磷代谢中最重要的调节因子之一。孕期缺乏维生素 D 主要影响胎儿骨骼及牙齿的发育。严重缺乏时可使孕妇本身患骨质软化症，新生儿出现先天性佝偻病、低钙血症及牙釉质发育不良，易患龋齿。

怀孕以后，大量的钙进入了胎儿的体内。孕妇钙的储备会下降，所以应该补充钙片。

补充数量：中国营养学会推荐，中国居民每日适宜摄入量标准（DRI）以元素钙为单位计算，为 800 ~ 1200 毫克。

食物来源：含钙的食物有牛奶、奶酪、鸡蛋、豆制品、海带、紫菜、虾皮、芝麻、山楂、海鱼、蔬菜等。

❋ 铁——防止胎宝宝出生时体重低

功效说明：准妈妈如果铁摄入不足就可能导致胎宝宝出生时体重低，甚至死胎。同时，孕期缺铁还可能导致新生儿贫血或增加准妈妈分娩时的死亡率。因此，准妈妈一定要补充充足的铁。

补充数量：每日 25 ~ 35 毫克。

食物来源：补铁除了吃些鸡肉、牛肉、鸡蛋外，要多吃些富含铁的食物，如猪血、猪肝、黑木耳、大枣等。

❋ 膳食纤维——缓解孕期便秘发生

功效说明：膳食纤维它原来是不作为一个独立的营养素来讲的，但它不单单提供的是一定的能量，它还增加了肠胃蠕动。能够促动肠蠕动，帮孕妇增加水分的吸收，另外还能够增加胆汁酸的排泄。

即将分娩，逐渐长大的胎宝宝给准妈妈带来负担，准妈妈很容易发生便秘，由于便秘，又可发生痔疮，因此，准妈妈应每日摄入膳食纤维，以缓解和防止便秘的发生。

补充数量：每日 30 克。

食物来源：全麦面包、芹菜、胡萝卜、白薯、土豆、豆芽、菜花等各种新鲜蔬菜水果中都含有丰富的膳食纤维。有人吃蔬菜只吃叶子，不吃根茎部分，其实根茎部分的膳食纤维是很高的。

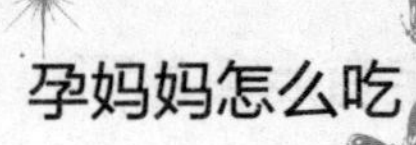

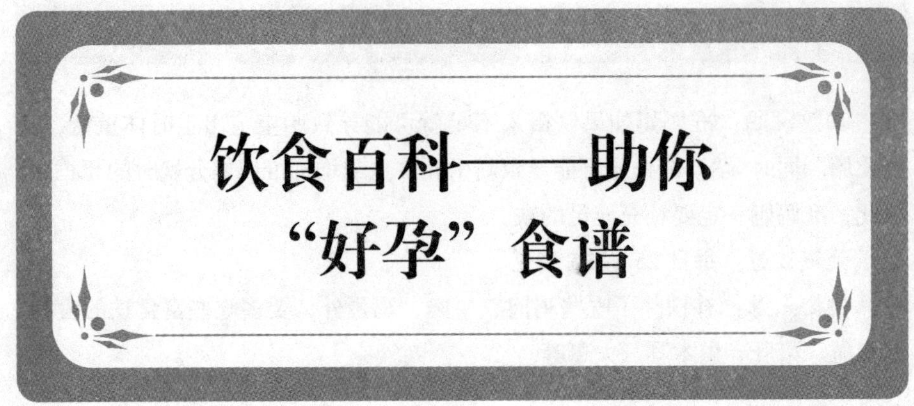

饮食百科——助你“好孕”食谱

这里介绍一些营养丰富的海洋食品，它们富含脂肪、胆固醇、蛋白质、维生素 A 和维生素 D，对维持眼睛、皮肤、牙齿和骨骼的正常功能有着非常密切的关系。那么，好孕如何吃出来呢？本章为你揭秘。

❋ 母鸡粳米粥——适合准妈妈益气血、补五脏

原料：宰杀干净的母鸡 1 只，粳米 100 克，精盐、油菜（或小白菜）各适量。

做法：将母鸡放入砂锅内，倒入适量水，置于文火上熬鸡汤，鸡汤倒入大汤碗内；将粳米淘洗干净，放入锅内，加入鸡汤、撕成丝的鸡胸肉、精盐，锅加盖置于火上，煮成粥。离火前撒些油菜或小白菜，营养更丰富。

助孕理由：本品滋补五脏、补益气血，适合准妈妈食用。

❋ 紫菜卷——素食妈妈的助产“小菜”

原料：河鳗 750 克，紫菜 5 张，鸡蛋 3 个，小葱 5 根，姜末、黄酒、盐、味精、淀粉、麻油各适量。

做法：将河鳗洗净，用刀沿脊背剖开，剔去背骨，去皮，除去筋、刺，用刀斩成细泥，放入碗内，加姜末、黄酒、精盐、味精、鸡蛋清（1 个）、冷水 100 克，用力搅拌，拌上劲后，再拌以淀粉、麻油，即成鱼泥；鸡蛋敲入碗内，加淀粉、盐，用筷子打匀，在锅内分别摊成 5 张蛋皮待用；台板上摊开一张紫

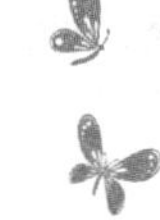
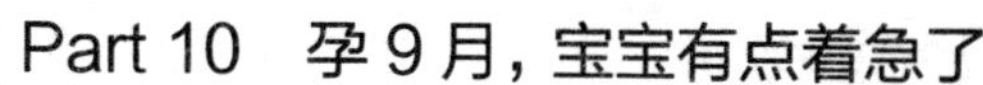

菜，覆上一层蛋皮，再抹上一层鱼泥，中间放入一根小葱，顺次卷拢。依此方法，做成 5 条，放入蒸笼，用旺火蒸 10 分钟，取出冷却后，切成斜刀块即成。

助孕理由：准妈妈食用，孕晚期可助分娩一臂之力，尤其是素食妈妈的上上之选。

❋ 鱼肉馄饨——晚期补充营养助分娩之用

原料：净鱼肉 125 克，猪肉馅 75 克，绿叶菜 50 克，绍酒 5 克，葱花 5 克，干淀粉 50 克，味精 0.5 克，精盐 1 克，熟鸡油 5 克。

做法：将鱼肉剁成泥，加精盐 0.5 克拌和，做成鱼丸；砧板上放干淀粉，把鱼丸放在干淀粉里逐个滚动，使鱼丸渗入干淀粉后有黏性，并用擀面杖做成薄片，即成鱼肉馄饨皮；将猪肉馅做成馅心，用鱼肉馄饨皮卷好捏牢；旺火烧锅，放入清水 1000 克烧沸，下馄饨，用筷子轻搅，以免黏结。用小火烧到馄饨浮上水面 5 分钟左右，即可捞出；在汤中加精盐和绍酒，烧沸后放入绿叶菜（韭菜、香菜均可），放入味精，倒入盛有馄饨的碗中，撒葱花，淋鸡油即可食用。

助孕理由：皮白肉红，适合准妈妈孕晚期补充营养助分娩之用。

❋ 粉丝蒸饺——帮助准妈妈利尿消肿等

原料：面粉 100 克，芹菜 60 克，胡萝卜、口蘑、水发黑木耳、菠菜各 50 克，水发粉丝、玉兰片、豆腐干各 30 克，香油、酱油、盐、姜末各适量。

做法：将面粉放入盆中，加适量热水和成面团，饧发 10 分钟，搓成长条，揪成剂子；芹菜洗净，焯水，捞出剁碎；粉丝煮熟，沥干；玉兰片焯水，切末；豆腐干洗净，切末；胡萝卜、口蘑、黑木耳、菠菜均切碎。并把芹菜、粉丝、玉兰片、豆腐干放入盆内，加入酱油、盐、姜末拌匀，再加香油搅匀，做成馅料。将面剂放案板上，用擀面杖擀皮，中间放上馅料，在圆皮前后左右各取一点，并将这些点合在一起，周边捏出 4 个沿；每个洞再分别装入切碎的胡萝卜、口蘑、黑木耳、菠菜；把素四喜饺上屉蒸熟即可。

助孕理由：本品具有平肝降压、镇静安神、润肠通便、利尿消肿、养血补血、清热解毒、定喘消痰等功效，准妈妈可常食。

✻ 大枣玉米糕——适用于血脂偏高等症

原料：玉米面500克，红糖100克，大枣150克，酵子25克，碱面5克。

做法：将大枣洗净，放入碗内，加水适量，上屉蒸熟，取出晾凉；酵子放入盆内，加水溶开，倒入玉米面，和成较软的面团，发酵，待面团发起，加碱和红糖搅匀；将屉布浸湿铺好，把面团倒在屉布上，用手蘸水抹平，约2厘米厚，将大枣均匀地摆在上面，用手轻按，上笼用旺火蒸30分钟即熟，取出切成厚片即可。

助孕理由：本品具有调中开胃的功效，适用于孕中期血脂偏高、食欲欠佳、胃脘时胀等症状。

✻ 醋泡花生——防治妊娠高血压疾病

原料：花生米适量，醋适量。

做法：把花生米浸入醋中，7日后即可食用。每天早晚各吃10粒。

助孕理由：本品有助于治疗妊娠高血压。

✻ 绿豆冬瓜汤——调治孕妈妈灼热疼痛等

原料：冬瓜250克，绿豆30克，高汤、生姜、葱、盐各适量。

做法：汤锅上火加高汤烧沸；姜洗净拍破放入锅内，葱洗净挽结入锅；绿豆淘洗干净，去掉浮于水面的豆皮，然后入汤锅炖烂；冬瓜去皮去瓤，洗净，切块投入汤锅内，炖至软而不烂，加少许盐即成。

助孕理由：本品清热、利尿、解暑。适用于孕妈妈水湿阻滞引起的小便不利或小便色黄而少、口渴心烦、水肿或尿道感染、灼热疼痛等病症。

✻ 菠菜鱼肚汤——预防妊娠期贫血、便秘等

原料：菠菜600克，干鱼肚50克，胡萝卜花数片，姜2片，葱花10克，鲜汤、

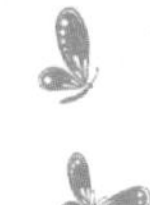

黄酒、精盐、淀粉、白糖、麻油、胡椒粉、植物油各适量。

做法：将鱼肚浸透洗净，放入姜、葱，在开水锅中煮2分钟，取出后切成块，沥干水分；锅中放鲜汤，放入黄酒、精盐，烧开后再放入鱼肚煨5分钟，取出、沥干水分；菠菜择洗干净，入开水锅中略焯一下，捞出切成段；将锅置于火上，放油烧热，放入菠菜、胡萝卜花炒熟，加入鱼肚，然后放入精盐、淀粉、白糖、麻油、胡椒粉和水调制的芡汁料，拌匀即成。

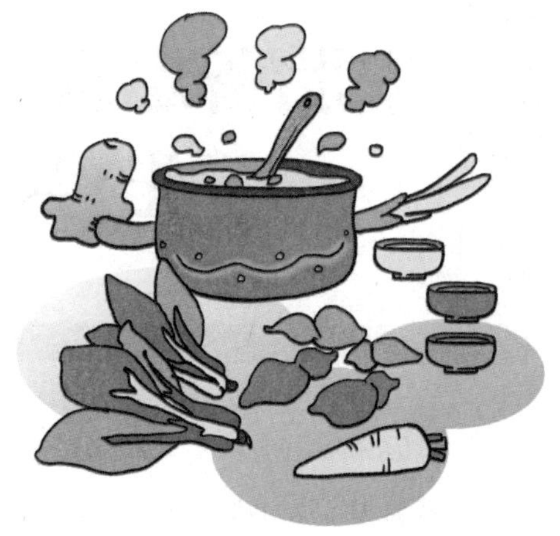

助孕理由：菠菜中含丰富铁质，有补血功用，可治疗便秘及痔疮。鱼肚中含丰富蛋白质和维生素，有止血功效。准妈妈常食此菜可预防妊娠期贫血、便秘。

❀ 茼蒿汁——适用于妊娠高血压、头晕等症

原料：茼蒿适量。

做法：将茼蒿洗净切段，捣烂取汁。每次1杯，用温开水冲服，每日2次。

助孕理由：本品适用于妊娠高血压、头昏脑涨等症。

❀ 莲藕菠萝——养阴补血，有利于安胎

原料：菠萝100克，莲藕150克，盐水1大碗，蜂蜜适量。

做法：将菠萝去皮、切块，用盐水泡1小时；莲藕去皮、洗净、切成片，焯熟后放冷水中浸泡10分钟。将菠萝块、藕片分别沥干水后放入碗中，加蜂蜜拌匀即可。

助孕理由：本品中菠萝富含帮助蛋白质分解的酶，可以促进肉类蛋白的消化；莲藕具有养阴补血、增强体力的功效。准妈妈常食，有利于安胎。

安胎备忘录：想要宝宝棒先得妈妈好

孕9月准妈妈的肚子越来越大，胀大的子宫使胃受到压迫，很多孕妇没有什么胃口，但是为了宝宝的营养充足同时也要为分娩储存能量。这个阶段，准妈妈大量补充营养好吗？羊水过少多喝水就管用吗？于此种种，不仅是困惑，更涉及方法。

❋ 别大补，孕晚期进补多得不偿失

孕晚期，看到孕妈妈“孕味十足”的样子，亲戚朋友都不忘提醒“多吃点补品”，殊不知，即使是营养物质，也并非多多益善，如果孕妈妈补得过火造成营养过多，同时因活动较少，反而会使分娩不易，温补药尤为如此。

为什么会这样呢？这与孕晚期女性怀孕后身体的变化有关。比如血流量增加、心脏负担加重、内分泌旺盛、胃肠功能不好等。中医学认为，这是“阳常不足，阴常有余”。这时，应适当服用一些清热养阴或清润平补的食物，才能协调孕妈妈机体的阴阳气血平衡。

孕程接近尾声，饮食不可粗心大意。临床发现，到了妊娠中晚期，由于宝宝的压迫等负担，孕妈妈往往出现高血压、水肿，此时如进大补之品，结果不仅对宝宝和孕妈妈无益，反而会火上加油，加重孕妈妈呕吐、水肿、高血压等现象，也可促使阴道出血、流产、死产或胎儿窘迫等。调查显示，很多先兆流产的人是因为吃了人参、桂圆所致。不仅如此，现代药理研究发现，黄芪有升提、固涩、利水作用，妊娠晚期服用，可干扰宝宝正常下降，并引起难产。

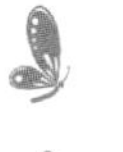

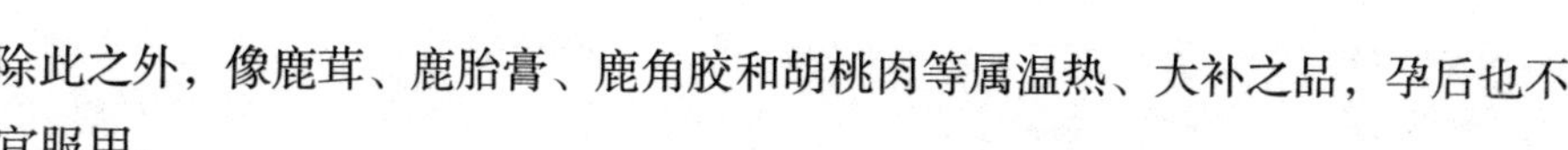

除此之外，像鹿茸、鹿胎膏、鹿角胶和胡桃肉等属温热、大补之品，孕后也不宜服用。

所以说，女性孕期加强营养是必要的，但营养应适当，并非多多益善。在怀孕的最后时期，准妈妈每天的主食需要增加到800克，牛奶也要增加到2瓶，荤菜每顿也可增加到150克。但孕晚期无须大量进补，准妈妈的过度肥胖和巨大儿对母子双方健康都不利。

准妈妈在怀孕期体重增加12千克为正常，不要超过15千克，否则体重超标极易引起妊娠糖尿病，最新的临床研究数据显示，妊娠糖尿病患者在分娩后40%的人还会患有糖尿病。新生婴儿的重量也并非越重越好，3～3.5千克为最标准的体重。2.5千克是及格体重，从医学角度看，超过4千克属于巨大儿，巨大儿产后对营养的需求量大，但自身摄入能力有限，所以更容易生病。此外，巨大儿母亲产道损伤、产后出血概率也比较高。因此，准妈妈孕晚期切勿大补。

❁ 发芽土豆是健康的“黑面杀手”

土豆是世界上公认的营养丰富的食物，对孕妈妈来说也不例外。美国人认为，每餐只吃全脂奶粉和土豆，就可以得到人体所需要的全部营养。土豆中的蛋白质中含有18种人体所需的氨基酸，是一种优质蛋白质。其中所含的黏蛋白质能预防心血管疾病。土豆中维生素B_1的含量也居常食蔬菜之冠。

尽管如此，发芽、腐烂了的土豆却可导致人体中毒，被称为健康的“黑面杀手”。因为土豆中含有一种称为龙葵素的毒素，而且龙葵素较集中地分布在发芽、变绿和溃烂的部分。有人测定，每千克土豆嫩芽中龙葵素的含量可高达5200毫克，高出土豆块中60～65倍。龙葵素被吸收进入血液后有溶血作用，还可麻痹运动、呼吸中枢，刺激胃黏膜，最终可因呼吸中枢麻痹而死亡。

此外，龙葵素的结构与人类的类固醇激素如雄激素、雌激素、黄体酮等性激素相似。准妈妈若长期大量食用含生物碱较高的土豆，蓄积于体内会产生致畸效应。有人推算，有一定遗传倾向并对生物碱敏感的准妈妈，食入100～252克发芽的土豆，即可能生出畸形儿。而且土豆中的生物碱并不能因常规的水浸、蒸、煮等烹调而减少。有鉴于此，准妈妈还是少吃土豆为好。

❀ 孕妇羊水少，盲目喝水不管用

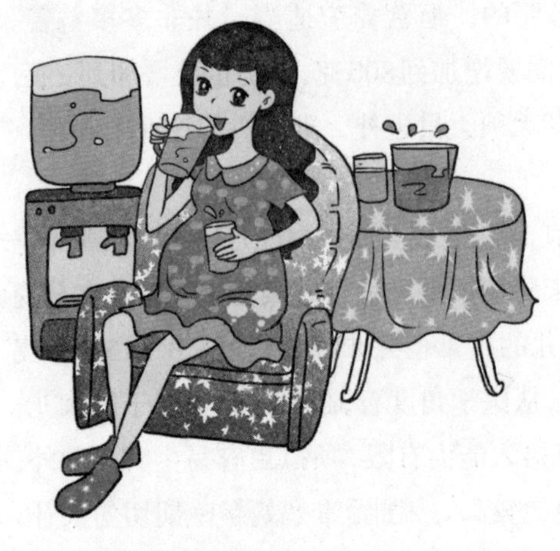

现在有部分人怀孕之后，经过检查发现羊水少了，就开始喝水补充，这有效吗？正常羊水的量随妊娠时期的不同而变化。例如，在妊娠 4 个月左右时，羊水量约 200 毫升；7 个月左右时，羊水量则为 1000 毫升左右；到妊娠晚期，羊水量逐渐减少；到妊娠 37 周，羊水量可减少至 800 毫升。当妊娠足月时，羊水量小于 300 毫升，则称为羊水过少。

1. 危害，羊水过少的坏处

羊水过少有什么危害呢？羊水过少会造成一些问题。因为羊水是胎儿生长发育的环境，具有缓冲外来压力，使胎儿免受震荡的作用；还可防止胎儿身体和羊膜粘连，利于胎儿的正常发育；在分娩时还有助于扩张宫颈，清洗及润滑产道。因此，羊水量过少不利于胎儿的正常发育和分娩。

2. 产检，羊水过少产检说了算

羊水过少不能凭感觉，尽管大部分羊水过少孕妇一般不会有明显不适，但一般都要在孕妇产检后，由医生体检或做超声波检查发现。但个别准妈妈，可能会觉得肚子增大的速度变慢，胎动的感觉比以前明显，有时一次胎动可引起明显的腹部疼痛感。这往往也是由于失去羊水的缓冲作用，胎动力量直接作用于局部子宫壁刺激子宫收缩引起的。

产检时，常常发现宫高、腹围明显小于相应停经周数，这时，医生往往会建议孕妇做 B 超检查，以准确估计羊水量。由于妊娠高血压、糖尿病、肾病、红斑狼疮等疾病，也会造成羊水过少。因此，对于这些孕妇，更应每隔一段时间做一次超声波检查，以及时发现羊水过少的情况。

3. 治疗，不同时期方法不同

羊水过少的治疗与妊娠周数相关。

孕中期发现羊水过少常常合并胎儿畸形，需要进行细致检查（如进行脐血或羊水染色体检查，排除染色体异常）。当排除胎儿畸形可能后，可严密观察胎儿在宫内的情况及羊水量的变化。

如果是由于母体血容量不足或缺氧引起的羊水过少，大量饮水、静脉输液以及吸氧的确可以起到一定作用。

如果是由于凝血功能亢进的孕妈妈，可以皮下注射低分子肝素，或者静脉输注低分子右旋糖酐，使血液不那么容易凝固，胎盘的血液循环更加通畅，利于羊水的形成。必要时还可以采用羊膜腔内灌注疗法，即在B超引导下用穿刺针经腹向羊膜腔内注入适量的生理盐水以改善羊水过少的状况。这种方法现在被越来越多的人认识并采纳，尤其是对于一些较早期出现不明原因羊水过少的孕妇，胎儿不成熟，羊水灌注可以在短时间内改善羊水过少对胎儿的影响，维持胎儿的正常发育。但是在进行这些治疗前一定要先进行全面的评估，治疗时必须住在医院，在严密的监测下进行，以防过敏反应、出血倾向、早产、流产、感染等不良反应的发生。

如果是在妊娠晚期发现羊水过少，在排除胎儿畸形后，可详细评估胎儿在宫内情况，促进胎肺成熟；当胎儿成熟后应尽快终止妊娠。终止妊娠的方式，可以是阴道引产分娩，也可以是剖宫产，具体要根据胎儿及母体状态来选择。这种情况，大多数可以顺利分娩一个健康的宝宝。

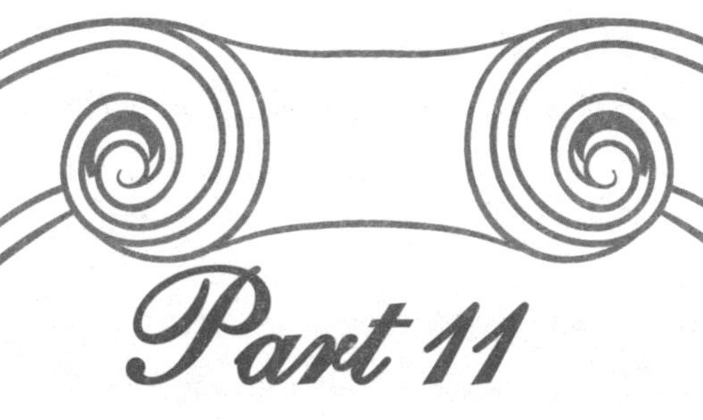

孕10月，宝宝驾到，幸福来敲门

到了孕10月，孕妇应充分摄取营养，进餐的次数每日可增至5餐以上，以少食多餐为原则，应选择体积小、营养价值高的食物，如动物性食品等，减少营养价值低而体积大的食物，如土豆、红薯等。在这个月应该限制脂肪和糖类等热量。

❋ 透视宝宝：胎宝宝什么样啦

身长：约 52 厘米。

体重：约 3200 克。

骨骼：头颅骨质硬，耳朵软骨发育完善。

发肤：头发粗直光亮，皮肤红润。

其他：胎宝宝已发育成熟，胎儿的头部已固定在骨盆中，并不断向下运动，为分娩做准备。

❋ 孕味十足：准妈妈身体在变化

子宫：子宫颈变得柔软，阴道黏膜肥厚、充血，分泌物增加，子宫收缩频繁。

乳房：乳房的腺体明显扩张，经常会发生无规律的阵痛。

其他：准妈妈的动作越发笨拙费力，对胎动的次数及强度感觉不如以前明显。

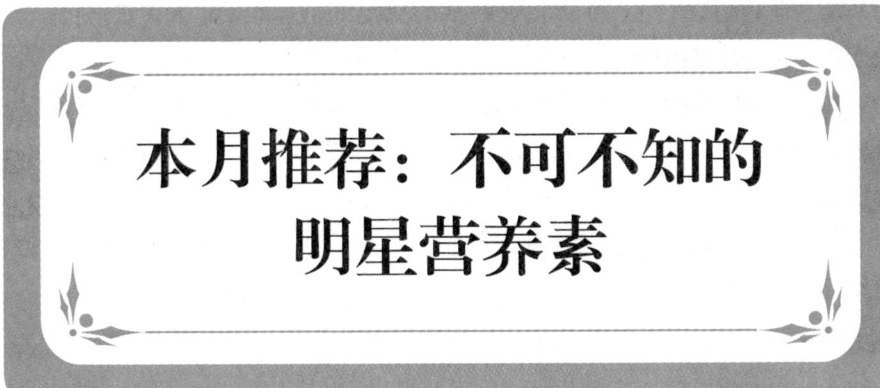

本月推荐：不可不知的明星营养素

临近分娩，本月需要补充点什么营养素呢？正应了那句话：坚持就是胜利。本月在补充优质蛋白质的基础上，要补充维生素 B_1、维生素 B_2 及维生素 K 等，不仅补充营养，还有利于防止产程延长，助分娩一臂之力。

❋ 优质蛋白质——有助泌乳，保证奶水质量

功效说明：如果蛋白质的摄入不足，会导致孕妇体力下降，胎儿生长变慢，而且孕妇产后身体常出现恢复不良、乳汁稀少，对母子身体都不利。因此，孕妇应根据不同时期的需要，合理摄入蛋白质。

补充数量：一般妇女平均每天需蛋白质约 60 克。但妇女在怀孕期，蛋白质的需要量增加，以满足胎儿生长的需要。每日 85 ~ 100 克，本月补充蛋白质有助于准妈妈泌乳，保证奶水的质量，准备母乳喂养的准妈妈应一直保持蛋白质的摄入量。

食物来源：多食鱼、蛋、奶及豆类制品。相比较而言，动物性蛋白质在人体内吸收利用率较高，而豆和豆制品等植物性蛋白质吸收利用率较差。怀孕晚期孕妇需要贮备一定量的蛋白质，以供产后的乳汁分泌。

❋ 维生素 B_1——避免产程延长造成分娩困难

功效说明：维生素 B_1 是人体内物质与能量代谢的关键物质，具有调节神

经系统生理活动的作用，可以维持食欲和胃肠道的正常蠕动以及促进消化，避免产程延长，分娩困难。

准妈妈缺乏维生素 B_1，会出现食欲不佳、呕吐、呼吸急促、面色苍白、心率增快等症状，并可导致胎宝宝低出生体重，易患神经炎，严重的还会患先天性脚气病。

补充数量：我国推荐孕期维生素 B_1 摄入量为每日 1.8 毫克。可以避免产程延长造成分娩困难，避免倦怠、呕吐、体乏，影响分娩正常进行。

食物来源：维生素 B_1 含量丰富的食物有谷类、豆类、干果、酵母、硬壳果类，尤其在谷类的表皮部分含量更高，故谷类加工时碾磨精度不宜过细。海鱼、动物内脏、蛋类和绿叶蔬菜中维生素 B_1 的含量也较丰富。

❋ 维生素 B_{12}——促进红细胞的发育成熟

功效说明：维生素 B_{12} 是人体三大造血原料之一。它是唯一含有金属元素钴的维生素，故又称为钴胺素。维生素 B_{12} 与四氢叶酸（另一种造血原料）的作用是相互联系的。如果孕妇身体内缺乏维生素 B_{12}，就会降低四氢叶酸的利用率，从而导致“妊娠巨幼细胞贫血”。这种病可以引起胎儿最严重的缺陷。

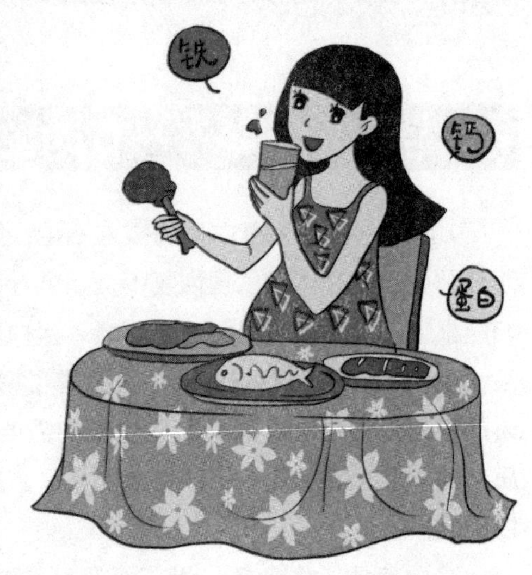

补充数量：维生素 B_{12} 只存在于动物食品中，如牛奶、肉类、鸡蛋等。180 克软干奶酪或 1/2 升牛奶中所含的维生素 B_{12} 就可以满足人体每日所需（0.005 毫克）。只要不偏食，孕妇一般不会缺乏维生素 B_{12}。

食物来源：这种维生素几乎只存在于动物制品中。保证吃一些精瘦肉或家禽，吃足够的低脂肪奶制品。

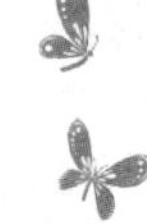
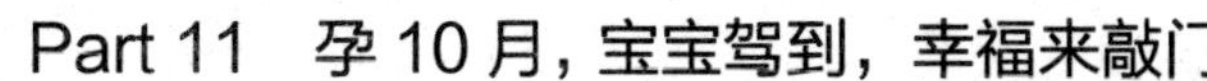

❋ 维生素K——帮助血液凝集，有助于分娩

功效说明：维生素K对血液凝集很重要，人的一生都需要它，对准备生孩子的女人来说尤其重要。缺乏的时候还可以引起出血。例如子宫出血、胃肠道出血，甚至颅内出血。

补充数量：人体对维生素K的需要量不多，每日少于1毫克。花菜中富含维生素K。孕妇产前经常吃些花菜，可以预防产后出血及增加母乳中维生素K的含量。用花菜叶榨汁液煮沸后加入蜂蜜制成糖浆，有止血止咳、消炎祛痰、润嗓开音的功效，更是预防新生儿颅内出血、皮下出血、上呼吸道感染的药膳。

食物来源：椰菜、甘蓝、菠菜、香瓜、青豆、强化早餐麦片和全麦面包都对你很有好处。酸奶酪、紫花苜蓿、蛋黄、红花油、大豆油、鱼肝油、海藻类、绿叶蔬菜等都含有维生素K，孕妇不用特意吃维生素K补充剂，只要正常饮食就够了。

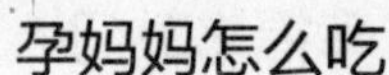

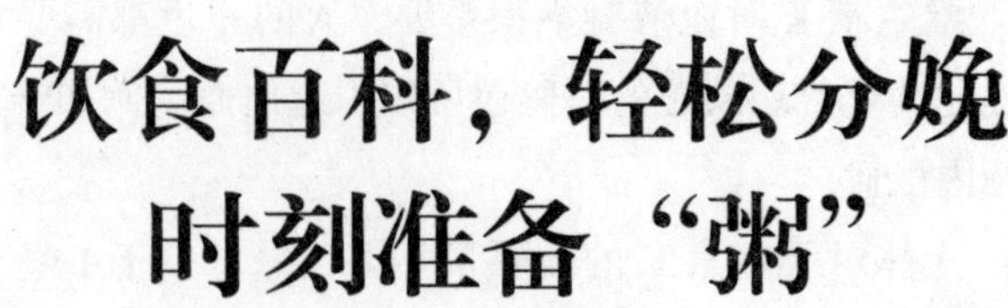

饮食百科，轻松分娩 时刻准备“粥”

预产期即将到来的一些准妈妈们，在这时间内有哪些食物可以补一下呢？其实有些则是生活中很简单的小菜，现在可以让准爸爸大露一手了吧！我们就来看看这些食物的制作方法吧！

自然分娩差不多会消耗完准妈妈的精力和体力，如果临产时，妈妈食欲不佳，能量储存不足的话，就会对顺产带来麻烦。临产前，妈妈应适宜吃一些营养含量较高、脂肪和热能含量较低的食物，既补益于身体，为临近到来的分娩贮蓄精力，也为胎宝宝的营养贮备提供来源。

❋ 空心菜粥——孕妇临盆食之，能滑胎易产

原料：空心菜、糙米、精盐少许，清水适量。

做法：取锅放入清水、糙米，煮至粥将成时，加入空心菜、精盐，再继续煮至粥成。

助孕理由：清热，凉血，利尿。孕妇临盆食之，能滑胎易产。

❋ 冬苋菜粥——清热、滑窍，帮助顺胎产

原料：冬苋菜、糙米、精盐少许，清水适量。

做法：取锅放入清水、糙米，煮至粥将成时，加入冬苋菜、精盐，再旺

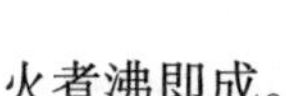

火煮沸即成。

助孕理由：清热，滑窍，顺胎产。孕妇临产食用能使胎滑易产，但孕期不宜食用，以防流产。

❋ 马齿苋粥——利肠滑胎，助产良好

原料：新鲜马齿苋 150 克，粳米 100 克，精盐、味精各少许，清水适量。

做法：将马齿苋择洗净，加入开水中焯一下，捞出后漂去黏液，切成碎段；粳米淘洗净。将锅置于火上入清水、粳米，煮至半熟时，加入马齿苋，继续煮至粥成，用精盐、味精调味后即可食用。

助孕理由：马齿苋有散热消肿、利肠滑胎、解毒通淋的功效，粳米具有养胃的功效。此粥有健脾胃、清热、凉血、利尿、助产的功效，临产前食用，滑胎易产。

❋ 紫苋菜粥——临产前食用，能滑胎助产

原料：紫苋菜 250 克，粳米 100 克，精盐、味精少许。

做法：将紫苋菜择洗干净切细；粳米淘洗净。将锅置于火上加入清水、粳米，煮至粥将成时，加入紫苋菜、精盐、猪油，略煮即成。

助孕理由：有清热、滑窍、顺胎产的功效。适用于热淋、小便短涩疼痛症患者食用。临产前食用，能滑胎助产。

❋ 豆腐皮粥——胎滑易产，是临产保健佳品

原料：豆腐皮 50 克，粳米 100 克，冰糖适量。

做法：豆腐皮放入清水中漂洗干净，切成丝。粳米淘洗净入锅加清水适量，先用旺火煮沸后，改用文火煮至粥将成，加入豆腐皮、冰糖煮至粥成。

助孕理由：有益气通便、保胎顺产、滑胎催生的作用。临产前食用，能使胎滑易产，缩短产程，是临产保健佳品。

❋ 空心菜粥——临产前食用能滑胎助产

原料：空心菜200克，粳米100克，精盐少许，清水适量。

做法：空心菜择洗干净，切细；粳米淘洗干净。将锅置于火上入适量清水粳米，煮至粥将成时，加入空心菜、精盐，继续煮至粥成。

助孕理由：有清热、凉血、利尿、助产的作用。临产前食用能滑胎助产。

❋ 紫苋菜猪油粥——清热止痢、顺胎产

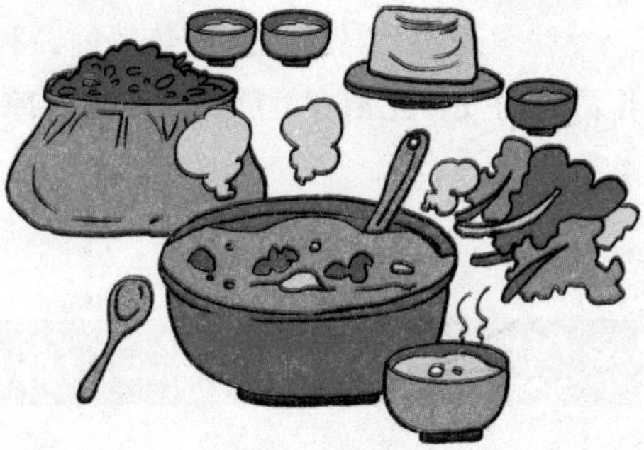

原料：紫苋菜250克，粳米100克，精盐、味精、猪油各适量。

做法：紫苋菜择洗干净，切成细丝。粳米淘洗干净，放入煮锅内，加清水适量置于火上，煮至粥快熟时，放入猪油、紫苋菜、精盐、味精稍煮即成。

助孕理由：具有清热止痢、顺胎产的作用。适用于产前产后赤白痢疾、急性肠炎、宫颈炎等症，特别是临产时进食，能利窍滑胎易产，为保健食品。

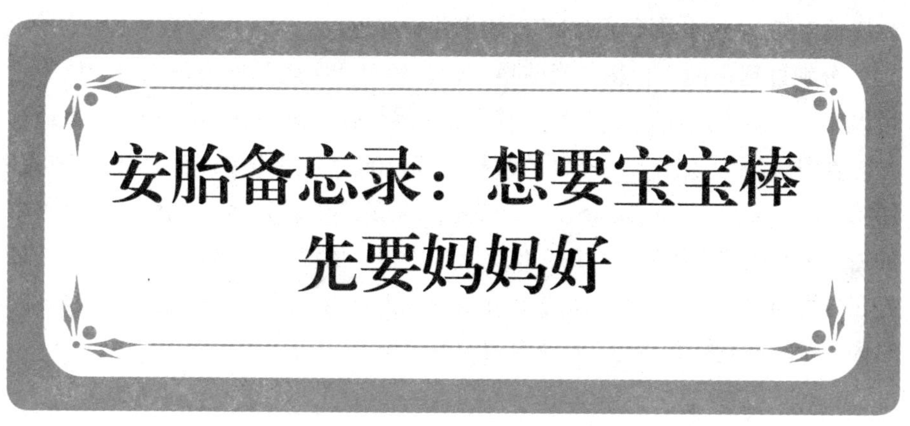

安胎备忘录：想要宝宝棒先要妈妈好

到了第 10 个月，孕妇便进入了一个收获“季节”。这时候，保证足够的营养，不仅可以供给宝宝生长发育的需要，还可以满足自身子宫和乳房的增大、血容量增多以及其他内脏器官变化所需求的“额外”负担。如果营养不足，不仅所生的婴儿常常比较小，而且孕妇自身也容易发生贫血、骨质软化等营养不良症，这些病症会直接影响临产时正常的子宫收缩，容易发生难产。所以，孕妇在调整饮食的前提，应本着一个基本的饮食原则——少吃多餐。

❋ 分娩助产，巧克力才是“大力士”

分娩过程可以说是一项耗费体力很多的过程。据统计，一般准妈妈整个分娩过程要经历约 15 个小时已有的，毋庸置疑，这么长的分娩过程，势必要消耗极大的体力。这期间，临产后正常子宫每分钟要收缩 3 ~ 5 次。据估计，这一过程消耗的热量，相当于走完 200 多级楼梯或跑完 1 万米所需的能量。不难看出，分娩过程中体力消耗之大。这些消耗除准妈妈体内储存的能量外，最好能在分娩过程中适当给予补充能量，才有利于新妈妈顺利分娩。

产妇在临产前，由于频繁的阵痛发生，身体不舒服和心情紧张不安，食欲很差，根本吃不下多少日常饭食。有些地区按照传统习俗让产妇吃桂圆煮鸡蛋，有的让产妇在临产前吃人参或喝人参汤，等等。然而，临床实验证明，桂圆有使子宫收缩乏力的弊病，不利于分娩的顺利进行，产科医生大多不主张食用。吃人参或喝人参汤需经过较长的时间才能被身体消化吸收，不能很快使产妇增长力气，“远水救不了近火”，效果并不理想。

分娩过程中助产食物，当前很多营养学家和医生都推崇巧克力，认为它可以充当“助产大力士”，并将它誉为“分娩佳食”。与之相比，巧克力更适合产前食用，因为巧克力含有丰富的营养素，每100克巧克力中含糖类55～66克，脂肪30～38克，蛋白质15克，还有铁、钙及维生素B_2等。同时，巧克力中的糖类可迅速被身体吸收利用，比鸡蛋快得多。所以我们希望陪产的准爸爸最好在分娩的过程中，为准妈妈准备几块巧克力。当分娩产程进行到一定程度的时候，及时补充体力消耗，促进分娩尽快完成。

❋ 分娩助产，孕妇当天“如何吃”

十月怀胎，一朝分娩，到了孕妇分娩这一天，一般都相当忙乱，当妈妈的身体发出马上分娩的警报时，家人都会乱成一团，大家都只关心宝宝能否顺利降生，很可能会忽略了妈妈要吃些什么。

孕期饮食，分娩之前也要坚持。专家介绍说，一般情况下，新妈妈的产程约需要15个小时。所以，分娩前可以吃一些易消化吸收、少渣、可口味鲜的食物，如排骨面条、酸奶、巧克力等，要吃好、吃饱，为自己积攒足够能量。否则就可能会身体疲乏，引起宫缩乏力、难产、产后出血等危险的情况。

出生后，依然不要着急补汤，因为这个时候新妈妈会体力透支，麻醉药药力消失后身体还会疼痛，胃肠功能趋于紊乱，从而食欲缺乏、食而无味。再加上这个时候新妈妈的身体忽然由重到轻，体内激素也忽然发生变化，自然会产生种种不适症状。所以，分娩后当天的饮食应稀、软、清淡，以补充水分、易消化为主。可以先喝一些热粥等。不仅可以补充水分，还可以补充新妈妈特殊需要的钙。粥类甜香可口，有益于脾胃，新妈妈这天不妨多喝一些。

需要提醒的是，在分娩后的3～4天，妈妈们不要急于进食炖汤类。此时排乳不十分通畅，过早喝汤会使乳汁大量分泌，乳房胀痛。随着身体和消化能力的慢慢恢复，宝宝饭量的增大，排乳通畅后就可以多喝汤了。

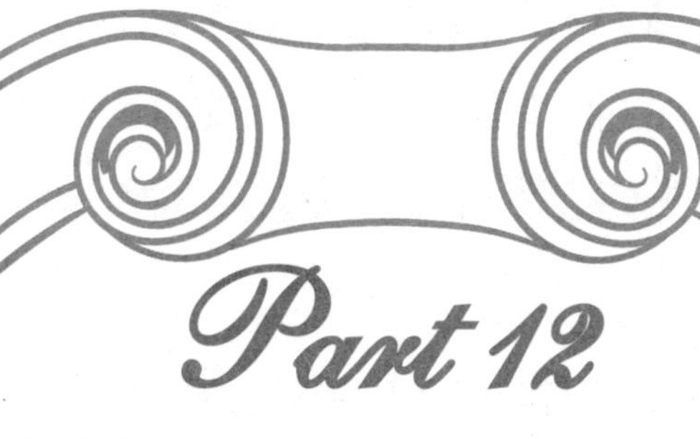

Part 12

“坐月子”怎么吃才科学

走过十月怀胎的孕程，很多准妈妈都要松一口气，开始大补特补，那么，“坐月子”到底该怎么吃，才能让身体恢复如初呢？根据月子阶段性特点，这里做分阶段说明，以供参考使用。

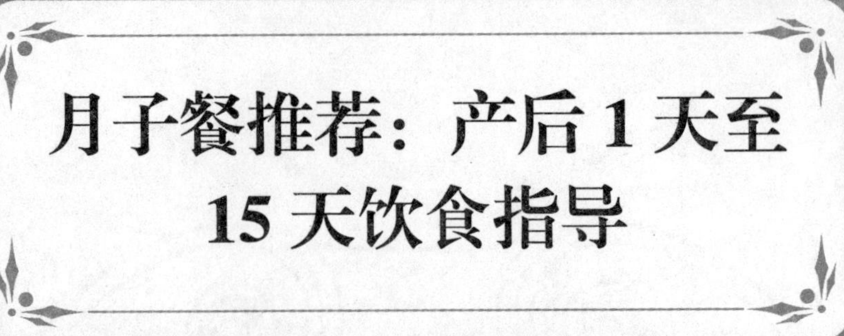

月子餐推荐：产后1天至15天饮食指导

产后，新妈妈“坐月子”，除了希望自己能照顾好宝宝外，也想要尽快恢复身材。减肥有个很重要的条件——加速新陈代谢，人体的新陈代谢可分为基础代谢、活动代谢和产热代谢，其中基础代谢占了人体70%的热量消耗，因此要想减肥，基础代谢很重要。这里就前半个月做个食谱推荐，以供参考。

❋ 产后第1天：糖水煮荷包蛋

推荐食谱：糖水煮荷包蛋

制作方法：鸡蛋1个，100℃的开水少许。取一个容器，里面放入100℃的开水；沿着水边把鸡蛋打入，这时鸡蛋的外表已经凝固；盖盖，不用盖紧；放入微波炉高火45秒钟就可以。

推荐理由：产后的第一餐饮食应首选易消化、营养丰富的流质食物。

❋ 产后第2天：家常蛋花汤

推荐食谱：蛋花汤

制作方法：番茄250克(去核，切块)；鸡蛋2个(拌匀)；油适量，鸡精适量，云耳少许，盐适量，糖适量，胡椒粉适量。将鸡精加入沸水中，做成清汤备用；用油爆炒番茄，放入清汤、云耳、盐、糖、胡椒粉煮沸片刻；加入鸡蛋拌匀，即可食用。

推荐理由：可使沉淀于皮肤的色素、暗斑减退。此外，除了母乳几乎没有一种食品可与鸡蛋媲美，可照顾到全面的饮食需要。

✻ 产后第 3 天：大枣桂圆核桃粥

推荐食谱：大枣桂圆核桃粥

制作方法：大米 200 克，桂圆肉 10 克，核桃仁 20 克，白糖 2 小匙。将桂圆肉、核桃仁均洗净；大米淘洗干净浸泡 1 小时，捞出后沥干备用。坐锅点火，加入适量清水，放入大米、桂圆肉、核桃仁，先用大火烧开，再转小火熬煮 30 分钟；待米粒开花时，加入白糖搅拌均匀，即可出锅装碗。

推荐理由：可增加全面营养，保暖产妇腹部，有利于身体的恢复。

✻ 产后第 4 天：红糖小米粥

推荐食谱：红糖小米粥

制作方法：小米 150 克，西米 100 克。将小米用清水反复洗净；西米洗净后用清水漫泡约 2 小时；取瓦煲 1 个，注入适量清水，待水煮沸后加入小米，用小火煲至九成熟；再下入西米，调入红糖，继续用小火煲透，盛入碗内即可食用。

推荐理由：红糖益气补血，含大量葡萄糖，能供给新妈妈能量；小米粥对在分娩过程中消耗了大量体力和营养物质的妈妈有很好的补益作用，能促进新妈妈的身体恢复。西米营养丰富，对体质虚弱、产后身体恢复有帮助。

✻ 产后第 5 天：玉米粥

推荐食谱：玉米粥

制作方法：嫩玉米 1000 克，鸡蛋清 4 个，调料黄酒 10 克，清汤 750 克，精盐 1.5 克，味精 1 克，白糖 2.5 克，鸡油 15 克，菱粉 75 克。玉米去壳、洗净，加糖煮熟约 20 分钟取出，稍凉后，用不锈钢食匙刮下玉米。鸡蛋清打散。将铁锅置于炉上，放入清汤、黄酒、盐、味精、玉米，烧开后，用菱粉勾成薄芡，飘入鸡蛋清，淋入鸡油推匀，起锅装碗即用。

推荐理由：玉米粥能健脾开胃，适合脾胃虚弱、气血不足的妈妈食用。

❋ 产后第 6 天：清炒鸡蛋

推荐食谱：清炒鸡蛋

制作方法：鸡蛋（或鸭蛋）300 克，小葱 100 克。猪油、精盐、胡椒粉各适量。小葱择好洗净切成末；鸡蛋打在盘里，加盐、胡椒粉和葱末打成蛋液；炒锅用中火，锅热后加适量猪油，油热后倒上蛋液轻轻用勺（铲）沿锅底推炒，待蛋液完全凝固后即可出锅。

推荐理由：鸡蛋很适宜作为产后调养的食物，可帮助妈妈恢复体力。

❋ 产后第 7 天：桃仁莲藕汤

推荐食谱：桃仁莲藕汤

制作方法：桃仁 10 克，莲藕 250 克。莲藕洗净切片；桃仁去皮尖打碎；将打碎的桃仁、莲藕放入锅内，加水 500 毫升共煮汤；酌加适量红糖或食盐调味即可。

推荐理由：能及早清除腹腔内积存的淤血，增进食欲，促进乳汁分泌。适用于妇女产后血瘀发热。

❋ 产后第 8 天：枸杞枣粥

推荐食谱：枸杞枣粥

制作方法：大枣 75 克，粳米 100 克，枸杞子、白糖各适量。将大枣、枸杞子洗净，用温水浸泡 20 分钟左右；将粳米洗净后加水、大枣一起煮（如果不想枣煮得太烂，可以在粳米烧煮一会儿后放入大枣），待煮沸后再放枸杞子（枸杞子放太早，粥会有酸味）；食用时加入白糖调味。

推荐理由：大枣是补血佳品，谚语道：“要想皮肤好，米粥煮大枣。”枸杞子善补肝肾，补血养颜。产妇食用，可使肤色红润、体质强健、神清气爽目明。

产后第9天：莴笋猪肉粥

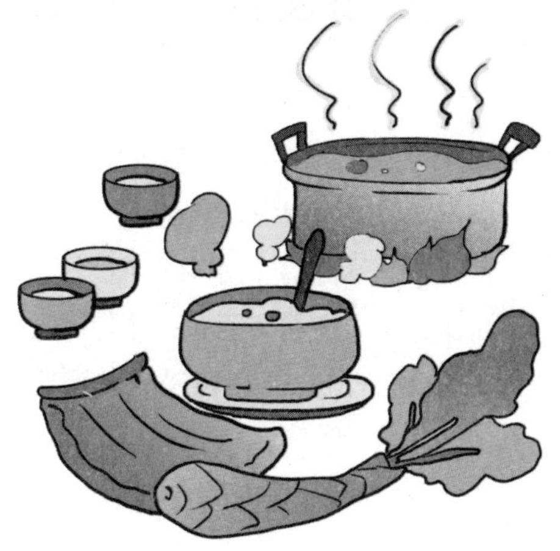

推荐食谱：莴笋猪肉粥

制作方法：莴笋180克，猪瘦肉50克，粳米100克。盐、生姜、葱各适量。将这些材料洗净，莴笋切成块，猪瘦肉切成片；锅中加入1000毫升清水，放入粳米大火煮沸，将莴笋块与猪肉片一并放入，改为小火熬煮；熬煮至粥状，加入盐、生姜、葱调味即可。

推荐理由：消食积滞、增强体质。既可促进母体健康，又能下乳催奶。

产后第10天：红薯粥

推荐食谱：红薯粥

制作方法：新鲜红薯250克，粳米150克，大枣若干，芝麻适量，白砂糖30克。将红薯洗净，连皮切成块，放入锅中，加入淘洗净的粳米及清水适量煮稀粥，加大枣、芝麻调味。每日2次，作早餐或晚餐食用。

推荐理由：健脾养胃、益气通乳、润肠通便，适宜产后缺乳的妈妈饮用。

产后第11天：芋头甜粥

推荐食谱：芋头甜粥

制作方法：芋头300克，小米200克，冰糖适量。芋头去皮洗净切块，米洗净，锅中烧开水适量，放入小米、芋头和冰糖。大火烧开后，用小火煮1小时，煮至芋头熟烂即可。

推荐理由：此粥甜软易消化，对便秘、恶露不尽有很好的改善作用。

✽ 产后第12天：美味火腿粥

推荐食谱：美味火腿粥

制作方法：大米100克，半肥瘦熟火腿150克，水1500毫升，盐5克，葱花25克，胡椒粉2克。大米拣去杂物，淘洗干净。熟火腿切成小碎丁；锅内放入大米，加水上火烧开，滚煮10多分钟，加入火腿丁，水开后用小火熬煮30～40分钟，至米粒开花、汤汁变稠，加盐，撒胡椒粉和葱花，拌匀即可。

推荐理由：此粥具有滋补、健脾开胃的功效。常食能充精髓、健腰脚，产妇食用，是很好的补养强壮保健粥品。

✽ 产后第13天：紫米粥

推荐食谱：紫米粥

制作方法：紫米100克，黄砂糖20克，水1500毫升。将紫米洗净，加水1500毫升浸泡1小时，移到炉火上煮开，改小火煮30分钟后熄火，放置半小时后，再重新开火煮20分钟直到米粒软烂；加糖调味，煮匀后即可熄火盛出食用。

推荐理由：补气益血，益于营养不良、体质虚弱者。适用于妇女体质虚弱、营养不良、贫血等症。

✽ 产后第14天：牛奶麦片粥

推荐食谱：牛奶麦片粥

制作方法：麦片、白糖各90克，牛奶150克。麦片加适量清水浸泡30分钟以上；将锅置于火上，倒入麦片汤，用小火煮20分钟左右，加入牛奶，拌匀，煮 15 分钟，加入白糖搅匀即可；也可以直接把纯牛奶煮 10 分钟后，再把麦片倒进碗里，然后把牛奶倒进麦片里，拌匀即可。

推荐理由：此粥中含有丰富的维生素 B、维生素 E 及矿物质，具有养心安神、润肺通肠、补虚养血及促进代谢的功用，是妇女产后气虚之滋补佳品。

❁ 产后第 15 天：小米山药粥

推荐食谱：小米山药粥

制作方法：小米 100 克，山药 200 克，大枣 9 个，水 800 克。先把大枣洗净，用水浸泡 30 分钟；山药洗净，去皮，切成片状；小米淘洗干净；锅里放水，把大枣、小米放入锅中；放入山药；盖上锅盖，大火烧开，小火熬煮 30 分钟就做好了。

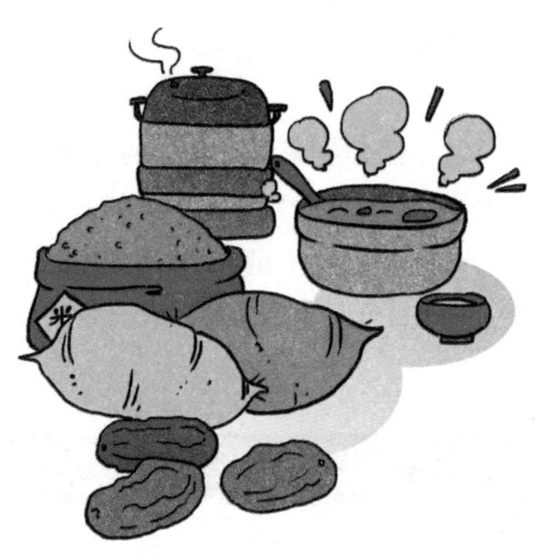

推荐理由：富含维生素 B、膳食纤维和铁。可单煮小米或将其与大米合煮，有很好的补养效果。适合产后滋补之用。

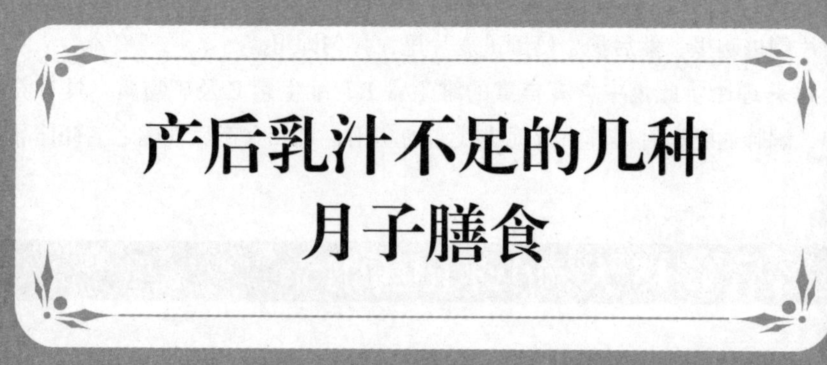

产后乳汁不足的几种月子膳食

从中医角度来看，乳汁的分泌与气血有关。乳汁不足的原因有两种，一是阻塞，二是本身乳汁不足。如果是阻塞，新妈妈会觉得乳房很胀痛，但乳汁又出不来，建议用鸡肉或猪肉加中药药材进行食疗，如果是乳汁分泌不足，则应该有子宫或是下腹坠感，此种情况也可以通过食疗来改善。

❋ 蒸麻酱鸡蛋——适用于乳汁不足，乳无汁

原料：芝麻酱 100 克，鸡蛋 4 个，小海米、葱丝、味精各适量，盐少许。

做法：先用水将芝麻酱调成稀糊状，然后打入鸡蛋，加适量水搅匀，再加入调料，置锅内蒸熟即可。将蒸熟的羹 1 次食用。每日 2 次，一般 3 日见效。

推荐理由：适用于产后气血虚弱所致乳汁不足，乳无汁。

❋ 鸡肉蹄筋——适用于亏损所致乳汁缺乏

原料：熟蹄筋 350 克，鸡脯肉 50 克，鸡蛋清 3 个，料酒、盐、葱末、淀粉各适量。

做法：将熟蹄筋切成段，加水烧开片刻后，捞起备用，鸡脯肉去筋放在案板上，敲成细茸，放入碗中用水化开，加料酒、盐、淀粉和蛋清等调成薄浆。锅内调入油，烧熟后放入熟蹄筋和调味料，待入味后，将鸡茸浆徐徐倒入，浇上葱油。

推荐理由：适用于产后亏损所致乳汁缺乏。

❀ 鸡爪花生米——适用于血虚，乳汁不足

原料：鸡爪 10 个，花生米 50 克，调料适量。

做法：将鸡爪剪去爪尖，洗净，下锅，加水、黄酒、姜片，煮半小时后，再加入花生米，用小火焖煮 1.5 ~ 2 小时，撒上葱花、盐、味精，淋入鸡油。

推荐理由：适用于产后血虚，乳汁不足。

❀ 虾米粥——适用于肾精不足的乳汁不通

原料：虾米 30 克，粳米 100 克。

做法：将虾米用温水浸泡半小时，与粳米煮粥，每日早晚温热服食。

推荐理由：适用于肾精不足所致的乳汁不通。

❀ 鸡蛋黄花汤——适用于体虚乳汁不通

原料：鸡蛋 3 个，黄花、白菜心各 10 克，海带、木耳各 5 克，酱油 3 克，精盐 2 克，味精 1 克，高汤 350 克。

做法：将海带泡好洗净后切丝；黄花拣择洗净后切段；木耳泡发、洗净；鸡蛋打入碗中搅拌均匀；锅内加高汤烧开，放入味精及海带、黄花、木耳、白菜心，烧开后再冲入鸡蛋，再烧片刻后勾芡即成。

推荐理由：养肝明目、滋补阴血、生精下乳，本品营养全面，补益之功较为平和，并有保持大便通畅的作用，产妇食之，既有补益，又可利肠。

❀ 肉末蒸蛋——适用于产后滋补催乳之用

原料：鸡蛋 3 个，猪肉 50 克，葱末、太白粉各 5 克，酱油 10 克，精盐 2

克，味精 0.5 克，食油 25 克。

做法：将鸡蛋打入碗内搅散，放入精盐、味精、清水（适量）搅匀，上笼蒸熟；选用三成肥、七成瘦的猪肉剁成末；锅放炉火上，放入食油烧热，放入肉末，炒至松散出油时，加入葱末、酱油、味精及水（适量）；用太白粉用水调匀勾芡后，浇在蒸好的鸡蛋上面即成。

推荐理由：鸡蛋及猪肉均有良好的养血生精、长肌壮体、补益脏腑之效，尤其是维生素 A 含量高，除对产妇有良好的滋补效果外，对维生素 A 缺乏症也有很好的治疗作用。

❋ 蛋奶炖布丁——适用于母体恢复及乳汁分泌

原料：鲜牛奶 250 克，白糖 125 克，鸡蛋 135 克。

做法：将牛奶分为两份，一份与白糖混合，放在小火上慢慢加热使白糖溶化；布丁模可用上大下小的瓷茶杯代替，洗净擦干，涂一层薄油备用；锅中加水 15 克，糖 50 克，小火慢熬至金黄色后，趁热倒入布丁模内，垫住布丁模的底层（约 2 厘米厚）；鸡蛋打入碗内搅打均匀，先加冷牛奶搅拌，再倒入加糖溶化的热牛奶搅匀，然后用细筛（或干净纱布）过滤即成蛋奶；将蛋奶浆倒入布丁模内（装至八分满），入笼微火炖约 20 分钟，至蛋浆中心熟透即可出笼，冷却后覆于小玻璃（或小茶碟）上即可食用。

推荐理由：养血生精、滋阴养肝、补益脏腑、清热生津、下乳催乳，产后妇女及乳母食用能促进母体恢复及乳汁分泌。

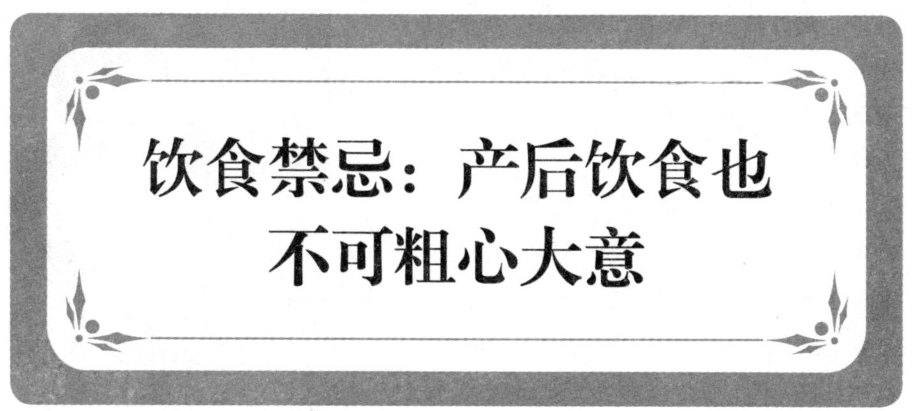

饮食禁忌：产后饮食也不可粗心大意

很多地方都有产后喝红糖水的习俗，这样好吗？喝红糖水就是多多益善吗？这里对此做一个说明，明确饮食的禁忌，让母子都在“安全区”。

❋ 喝红糖水，产后并非多多益善

我国大部分地区有坐月子吃鸡蛋、喝红糖水的习惯，认为鸡蛋吃得多，红糖水喝得多，新妈妈的营养就补充得多，身体就恢复得快，这样做虽然有一定的科学道理，因为新妈妈在分娩时，由于精力和体力消耗非常大，加之失血，产后还要哺乳，因此需要补充大量铁质。红糖水非常适合产后第一餐食用，红糖中的叶酸微量元素等可加速血液循环，增加血容量刺激机体的造血功能，并促进产后恶露的排出。此外，红糖是一种未经提纯的糖，在红糖的所谓“杂质”中含有大量的铁、钙、锰、锌等微量元素和白糖中根本就没有的核黄素、胡萝卜素等物质，都是合成血红蛋白的基础原料，所含的营养素很适合新妈妈恢复体力的需要，其利尿作用能减少产后尿潴留的发生，并能有效预防尿路感染。因此在产后的最初几天，多喝红糖水对新妈妈是有好处的。

红糖性温，具有散寒止痛、活血化瘀的功效，能够促进产后子宫收缩复归，恶露排泄和乳汁分泌。但新妈妈切不可因此就一味多吃，认为越多越好，更是一种误解。

因为过多饮用红糖水，不仅会损坏新妈妈的牙齿，而且红糖性温，如果新妈妈在夏季过多喝了红糖水，必定加速出汗，使身体更加虚弱，甚至中暑。

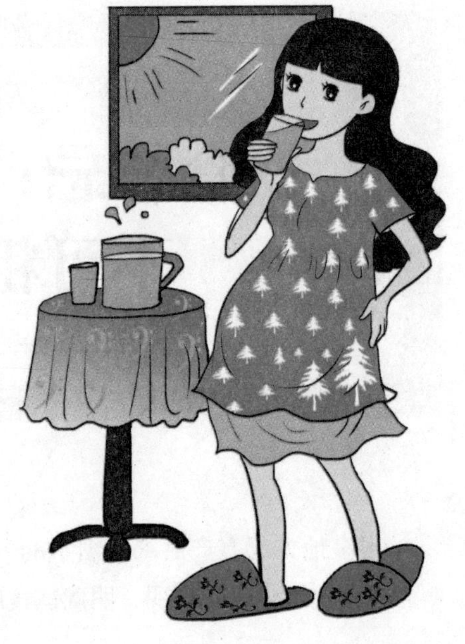

此外，喝红糖水时应煮开后饮用，不要用开水一冲就用，因为红糖在贮藏、运输等过程中，容易产生细菌，有可能引发疾病。

再者，产后恶露不行、经血阻滞，食用红糖可起到活血化瘀的功效。但目前多为初产妇，子宫收缩一般都较好，恶露的颜色和量一般都比较正常，如果食用红糖时间过长，反而会使恶露增多，导致慢性失血性贫血，而且会影响子宫恢复以及产妇的身体健康。一般来讲，产后喝红糖水的时间以 7 ~ 10 天为宜，以后则应多吃营养丰富、多种多样的食物。

哺乳期的新妈妈每天总热量大约比孕前多出 1/3，这 1/3 可以是 100 克肉、1 杯牛奶加半个馒头，也可以是 1 碗浓浓的鸡汤、1 个鸡蛋再加 1 份蔬菜炒饭。此外，产后如果肠胃消化功能较好，从产后第二餐便可开始进食鸡蛋，如煮鸡蛋、蒸蛋羹、荷包蛋，可以换着花样地吃。因为，鸡蛋富含的营养有助于新妈妈恢复体力，维护神经系统的健康，减少抑郁情绪。每天吃 2 ~ 3 个鸡蛋即已足够，最好分为两餐吃。

小米中富含维生素 B_1 和维生素 B_2，膳食纤维含量也很高，产后也应多吃些，它能帮助新妈妈恢复体力，并刺激肠蠕动，增加食欲。但小米粥不宜煮得太稀，也不应完全以小米为“月子”里的主食。

❀ 腹胀厉害，剖宫产妈妈的饮食禁忌

坐月子，饮食要注意，剖宫产妈妈尤为如此。因为剖宫产后腹胀很厉害，所以，容易发酵产气多的食物，如糖类、黄豆、豆浆、淀粉类，应该少吃或不吃，以免加重腹胀。所以，临床规定，剖宫产妈妈术后 6 小时内应禁食，6 小时后也要少进食。否则会造成便秘、产气增多、腹压增高，不利于身体恢复。

手术后 6 小时未排气时，可先饮用一些白开水及半流食，半流食包括粥、

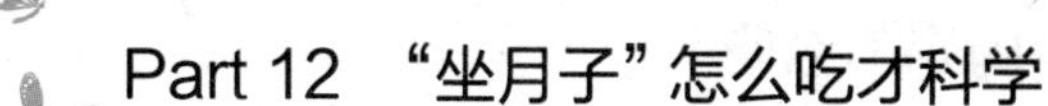

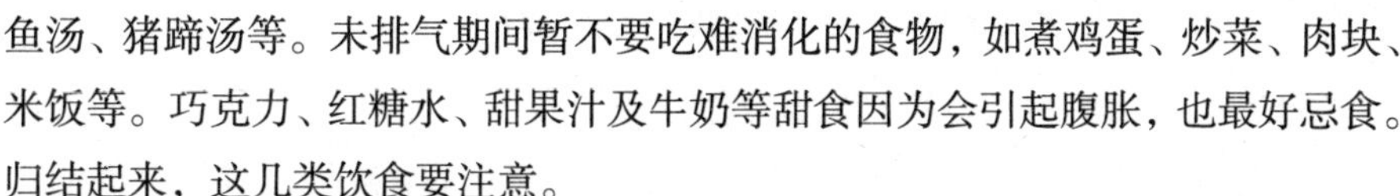

鱼汤、猪蹄汤等。未排气期间暂不要吃难消化的食物，如煮鸡蛋、炒菜、肉块、米饭等。巧克力、红糖水、甜果汁及牛奶等甜食因为会引起腹胀，也最好忌食。归结起来，这几类饮食要注意。

禁忌 1：发酵及炸、辣、燥热食物

容易发酵产气多的食物，如糖类、黄豆、豆浆、淀粉类，应该少吃或不吃，以免加重腹胀。此外，炸、辣、燥热食物也要少吃，尽管剖宫产妈妈产后由于腹压突然减轻，腹部肌肉松弛，肠蠕动缓慢，但会因伤口疼痛致使腹部不敢用力而出现便秘，造成大便秘结。而油炸、辛辣、燥热食物热量高，膳食纤维少，是易引起便秘的。

禁忌 2：不可恶补滋补类食品

刚刚分娩，且不说身体恢复，对于剖宫产妈妈而言，更要注意不能滥用高级滋补品，如高丽参、洋参等，鱼类食品也要少吃。这是因为，参类含有人参苷，具有强心、兴奋作用，会影响手术中麻醉药的效果和术后新妈妈的休息。此外，鱼类食物也要少吃，特别是海产鱼类。这是因为这些鱼类体内含有丰富的有机酸物质，它会抑制血小板凝集，对术后止血与创口愈合不利。

禁忌 3：产后 6 小时内别进食

那么，剖宫产术后新妈妈该吃点啥呢？首先需要等待 6 小时后再进食。剖宫手术，由于肠管受刺激而使肠道功能受刺激，肠蠕动减慢，肠腔内有积气，易造成术后腹胀感。6 小时后宜服用一些排气类食物，如萝卜汤等，以增强肠蠕动，促进排气，减少腹胀，并使大、小便通畅。新妈妈排气后，饮食可由流食改为半流食，食物宜富有营养且易消化，如蛋汤、烂粥、面条等，然后依新妈妈体质，饮食再逐渐恢复到正常。

剖宫产的新妈妈应禁止过早食用鸡汤、鲫鱼汤等油腻肉类汤和催乳食物，可在术后 7 ~ 10 天再食用。

❋ 月子餐食，避免饮食“红灯区”

月子怎么吃，各说各有理，到底相信老话还是另搞一套呢？去伪存真，听听专家怎么说。总的看来，分娩时的创伤、出血和频繁的宫缩，以及临产时竭尽全力地用劲，使新妈妈热量消耗很大，身体变得异常虚弱，加上产后新妈妈还要承担起给新生儿哺乳的重任，因此，饮食调理直接影响到宝宝的发育、成长。知道了怎么吃，更要知道哪些食物“碰不得”。

禁忌 1：冷硬——少吃硬食忌冷饮

之所以要这样，这是因为新妈妈脾胃功能尚未完全恢复，过于寒冻的食物会损伤脾胃影响消化，且生冷之物易致淤血滞留，可引起新妈妈腹痛、产后恶露不绝等。但是，新鲜的水果，不包括在“禁忌”之内。水果有促进食欲、帮助消化与排泄的作用，不必因“太凉”而不食用。而且一般在室内放置的水果不会凉到刺激新妈妈的消化器官而影响健康的程度。

禁忌 2：白开水——并非多多益善

通常情况下，新妈妈在怀孕末期都会有水肿现象，而产后坐月子正是身体恢复的黄金时期，这段时间要让身体积聚的所有水分尽量排出，如果这个时候又喝进许多水，将不利于身体恢复。但这不是绝对不能喝水，如果是剖宫产的妈妈可能需要服一些药物，则仍需饮用适量的水分，但不要一次饮用大量水，而应该分次适量。

禁忌 3：忌酸辣——食物别太酸太辣

新妈妈饮食宜清淡，尤其在产后 5 ~ 7 天，应以米粥、软饭、蛋汤、蔬菜等为主，不要吃太酸辣的食物。酸性的咸味食物容易使水分积聚，而影响身体的水分排出。此外，产后新妈妈大量失血、出汗加之组织间液也较多地进入血循环，故机体阴津明显不足，而辛辣燥热食物均会伤津耗液，使新妈妈上火，口舌生疮，大便秘结或痔疮发作，而且会通过乳汁使婴儿内热加重。因此新妈妈忌食韭菜、葱、大蒜、辣椒、胡椒、小茴香、酒等。

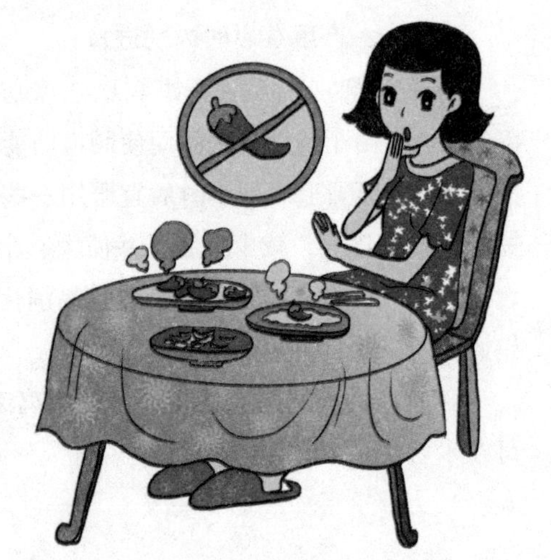

禁忌 4：忌家禽——别吃老母鸡

由于老母鸡营养丰富，是补虚的佳品，所以我国民间历来有产后炖老母鸡给产妇吃的习惯，以达到补益产妇身体的目的。但这并不科学，这是因为老母鸡鸡肉中含有一定量的雌激素，所以，产后立即吃老母鸡，会使产妇血中雌激素的含量增加，抑制泌乳素的效能，以致不能发挥作用，从而导致产妇乳汁不足，甚至回奶。

禁忌 5：调味品——忌多吃味精

通常情况下，成人吃味精是有益无害的，而婴儿，特别是 12 周内的婴儿，如果哺乳期间的妈妈在摄入高蛋白饮食的同时，又食用过量味精，则不利成长、发育。因为味精内的谷氨酸钠会通过乳汁进入婴儿体内。过量的谷氨酸钠与婴儿血液中的锌发生特异性结合，生成不能被机体吸收的谷氨酸，而锌却随尿排出，从而导致婴儿锌的缺乏，这样，婴儿不仅易出现味觉差、厌食，而且还可造成智力减退、生长发育迟缓等不良后果。

Part 13

对症食疗，孕期常见病症的营养对策

孕期不适症怎么处理，吃药不放心，不吃又难受，还害怕身体健康耽误了胎宝宝的成长，难道没有两全其美的办法吗？有，孕产期不适，饮食调理是不二之选。

❀ 妊娠疲劳——别拿咖啡、浓茶、可乐提神

【异常表现】

妊娠第一个月时极易产生疲倦感，甚至很多准妈妈会感觉自己一天到晚都很累，怀疑自己还能否继续工作。准妈妈怀孕初期的前 3 个月，如果体内缺乏铁、蛋白质和足够的热量，这种疲倦感会更为剧烈。不过不要担心，这种疲倦感是完全正常的。

【专家建议】

现在准妈妈正经历着未曾感到过的不受控制的疲倦，准爸爸此时要在身体上和精神上特别理解和照顾准妈妈。

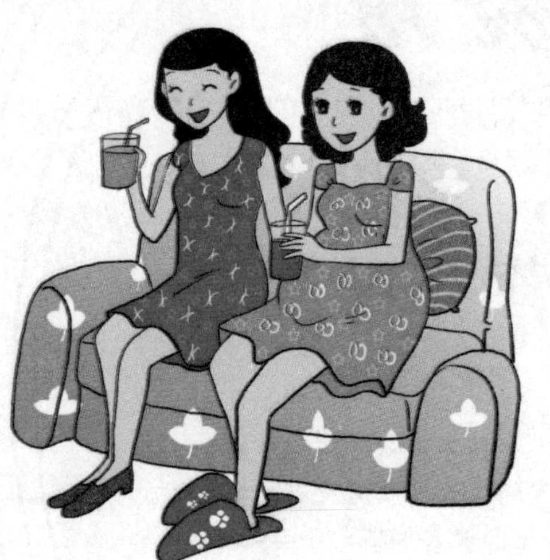

聊天：因为聊天是一种排解烦恼、交流体会的好方法。不仅可以释放和减轻心中的种种忧虑，而且可获得最新信息。所以说，聊天是一种有益心理健康的好方法。同时，在轻松愉快的聊天中也许就忘却了身体的不适。

按摩：闭目先养神片刻，然后用手指尖按摩前额、双侧太阳穴及后脖颈，每处 16 拍，可健脑养颜。

散步：准妈妈坐着的时候注意抬高脚的位置。晚上早点睡觉，并注意每天进行散步等适当的运动，去洁静、安全、鸟语花香的公园或其他场所散步。

【饮食要点】

孕期容易疲劳的准妈妈应该避免摄取过多油炸类、淀粉类、富含糖类食品。无论多么疲倦难当，也不要以咖啡、可乐、浓茶、糖果、甜腻的食品来提神，因为这些食物只会带给准妈妈短暂的兴奋，之后血糖就会直线下降，增加准妈妈的身体负担，让疲劳更为严重。当然，在整个孕期也要避免增加过多的体重，因为肥胖也是导致疲劳的主要原因之一。

【调理食谱】

麦芽蜜枣瘦肉汤：麦芽 100 克，猪瘦肉 100 克，蜜枣 20 克，盐适量。麦

芽用锅炒至微黄；将蜜枣洗净；猪瘦肉洗净，切成片；将蜜枣、炒麦芽放入砂锅中，用小火煮45分钟；再将猪肉放入，转大火将猪肉煮熟；出锅前放盐调味即可。麦芽含有丰富的维生素 B_6、叶酸和磷脂，在一定程度上能帮助准妈妈解除疲劳。

山药枸杞粥：将大米洗净，用水浸泡1小时；枸杞子用温水泡软；山药洗净，去皮，捣成泥，放入碗中，加入面粉拌匀成面团，做山药丸子，放入沸水中煮至浮起，捞出。锅中加水，将大米放入，煮成粥；粥内加入枸杞子、熟山药丸子及冰糖，稍煮片刻，即可。枸杞子对脾胃虚弱、倦怠无力、食欲缺乏、腰膝酸软有很好的缓解作用，和山药搭配食用更是事半功倍。

板栗烧仔鸡：板栗10颗，仔鸡1只，蒜、盐、糖、料酒、酱油、高汤各适量。将板栗划开一小口，大火煮10分钟后捞出，剥去外壳；将子鸡肉洗净切块，放酱油、糖、盐、料酒腌制10分钟；锅中加高汤、酱油、板栗、鸡块同煮，煮至板栗熟烂。再调转大火，加入蒜瓣，继续焖5分钟即可。板栗中含有丰富的不饱和脂肪酸和维生素、矿物质；板栗是糖类含量较高的干果品种，能供给准妈妈较多的热能，具有益气健脾、厚补胃肠的作用，常吃不仅可以健身壮骨，还有消除疲劳的作用。

❋ 孕期感冒——多清淡，少吃辛辣、油腻食物

【异常表现】

在孕期，孕妇的鼻、咽、气管等呼吸道黏膜肥厚、水肿、充血，抗病能力下降，故易患感冒。而患了感冒的孕妇害怕用药治疗会对胎儿产生不良影响，比如，孕早期，高热影响胚胎细胞发育，对神经系统危害尤其严重；高热还可使死胎率增加，引起流产。那么，该怎么办呢?

【专家建议】

患病就要用药，但孕期往往要做特别的考虑。一般来说，轻度感冒的症状不是特别重，可以采取非药物疗法，如推拿、穴位按摩、理疗、饮食调理等。多饮开水，或洗热水澡，都有助于身体康复，也比较安全。

【饮食要点】

准妈妈感冒期间不宜进补，应多喝水，需进食清淡、易消化、富有营养的食物，如蔬菜、水果、果汁、牛奶、汤类、粥品等，避免进食辛辣、油腻、

不易消化的食物；每次进食量不宜过多，可少量多次进食，食后稍微活动如散步以助消化。发热期间，准妈妈的消化吸收功能多少都会受到影响，若像平时一样饮食，可能导致胃肠道功能异常，反而影响身体的康复。所以可待康复后，再恢复正常饮食。

【调理食谱】

米醋姜末粥：将大米100克煮成稀粥，然后加米醋2匙，葱须、姜末适量，趁热吃。生姜有发汗解毒、温中止呕的功用，与葱须合用，祛风寒的作用尤佳；米醋具有杀菌的功效，二者同服具有发汗解表之功效，适用于孕期感冒服用。

白菜葱根饮：大白菜根3个，洗净切片，加大葱根7个，煎汤1碗，加白糖适量，趁热服下，盖被出汗后即愈。白菜根具有清热、解毒、止咳等功效；大葱根具有解热泻火、止血和镇咳的功效。二者合用具有发汗解表之功效。

芫荽汤：芫荽（香菜）30克，饴糖30克，大米100克。先将大米洗净，加水煮汤。取大米汤3汤匙与芫荽、饴糖搅拌后蒸10分钟。趁热一次服，注意避风寒。发汗透表，治伤风感冒引起的咳嗽。

❋ 妊娠剧吐——冰糖姜汁缓解呕吐好受些

【异常表现】

妊娠呕吐又称恶阻，是指妊娠早期出现的恶心、呕吐，头晕厌食，甚或食入即出者。在妊娠早期，少数孕妇会出现频繁而剧烈的恶心、呕吐，并会持续存在、进行性加重，常常影响到正常的工作和生活，甚至还会危及孕妇的生命，这种现象在医学上称为妊娠剧吐。

【专家建议】

与妊娠剧吐不同，通常提到的早孕反应，是指孕妇在妊娠早期出现的轻度恶心呕吐、食欲缺乏、头晕、倦怠等症状，这是一种正常的生理反应，一般在妊娠6周出现，12周左右就会逐渐好转并自行消失。

【饮食要点】

发生妊娠剧吐的孕妈妈最好选择西红柿、杨梅、石榴、樱桃、葡萄、橘子、苹果等新鲜的菜果，它们不但香味浓郁，而且营养丰富。同时可选用食疗方，减轻妊娠呕吐，保持妊娠期精神的愉快、营养的充足。在中医中，麦门冬粥、

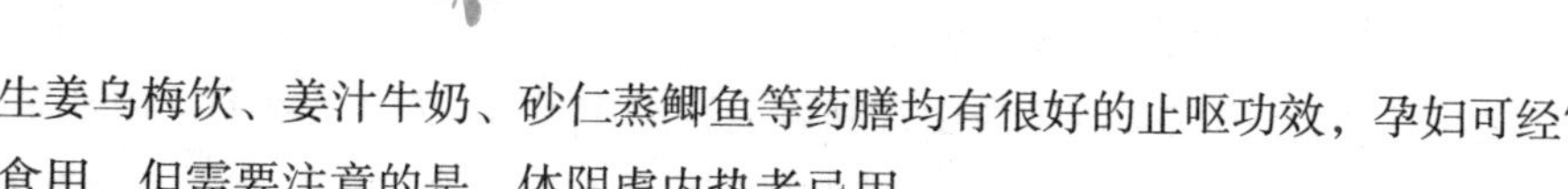

生姜乌梅饮、姜汁牛奶、砂仁蒸鲫鱼等药膳均有很好的止呕功效，孕妇可经常食用，但需要注意的是，体阴虚内热者忌用。

【调理食谱】

冰糖姜汁：鲜甘蔗汁 1 杯，生姜汁半汤匙，冰糖少许。将炖盅放入清水中洗净；把鲜甘蔗汁、生姜汁、冰糖倒入炖盅内，用筷子拌匀，炖盅加盖，隔水炖 15 分钟，即可食用。姜汁益脾胃，止呕祛痰；甘蔗能清热，生津下气，助脾胃，利大肠。此汤对准妈妈的妊娠呕吐有一定的疗效。

麦门冬粥：鲜麦冬汁、鲜生地汁各 50 克，生姜 10 克，薏苡仁 15 克，大米 80 克。将薏苡仁、大米及生姜入锅，加水煮熟，再下麦冬汁、生地黄汁，调匀，煮成稀粥。空腹食。每日 2 次。本粥具有安胎、降逆、止呕之功效。

生姜乌梅饮：乌梅肉、生姜各 10 克，红糖适量。将乌梅肉、生姜、红糖加水 200 克煎汤。每次服 100 克，每日 2 次。本品具有和胃止呕、生津止渴之功效，适用于肝胃不和之妊娠呕吐。

❋ 孕期抽筋——芹菜牛肉丝调治腿部抽筋

【异常表现】

孕期抽筋是孕期不适症候群中的一种病态现象，通常发生在夜间，一般是腓肠肌（俗称小腿肚）和脚部肌肉发生痛性收缩。或是在清晨起床时，可能伸个懒腰，脚底、小腿或腹部、腰部肌肉就抽筋了。

【专家建议】

孕期抽筋主要是因为缺钙引起的，一般孕妇出现抽筋的情况都是因为严重缺钙造成的，孕妇要注意补钙，这样才可以满足孕妇对钙的要求。

跷脚：发生抽筋的时候，可下床脚跟着地，或平躺时脚跟抵住墙壁；也可以将脚掌向上弯以抽伸小腿；另外，伸直膝盖，并把脚掌向膝盖的方向跷，向上屈曲，小心地以踝部进行绕圈运动，也可减轻症状。但是如果抽筋情况严重的话，就一定要请医生诊治。

保温：睡眠时保持下肢温暖，尤其入睡前，不要直接让小腿受风或冷气，并采侧卧姿势，以减轻症状；不要过度疲劳，避免走路太多或站得太久；休息时可平躺将脚部稍微抬高，脚趾向上伸展，使小腿后部肌肉舒张，可减轻肿胀等不适；常按摩抽筋的脚部肌肉使循环增加以利排除代谢物。

按摩：取承山穴（位于委中穴和脚后跟的中点）。准妈妈双手扶物站立，一只脚的脚尖着地，足跟提起，在小腿肚正中下出现一个“人”字形。准爸爸可沿着委中穴至承山穴，轻轻拍松此处筋肉（因男士手劲较大，不宜用力压按）。可促进小腿血液循环，使怀孕末期下肢肿胀的现象得到缓解，尤其对小腿抽筋有显著功效。

【饮食要点】

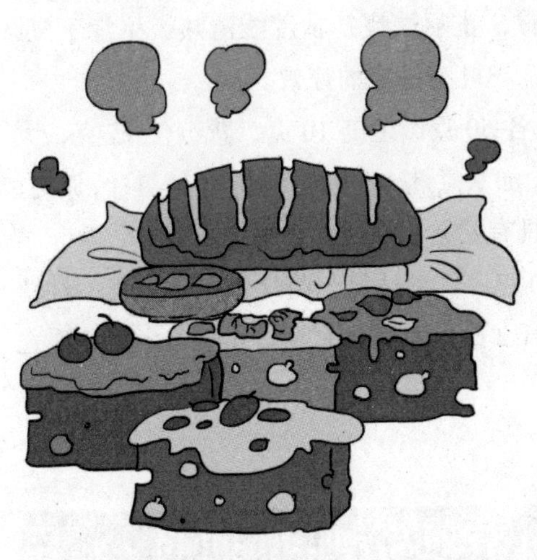

孕妈妈平时要注意多吃含钙丰富的食物，如芝麻、牛奶、排骨、虾皮等。海带含碘、钙丰富（海带炖虾皮、海带焖饭都是不错的选择），奶制品、绿叶蔬菜、葵花籽、鲑鱼和干豆中含有钙；枣、无花果、甜玉米、绿色蔬菜和苹果中含有镁；富含维生素 C 的食物包括柑橘类水果（如橙子、橘子和柚子）、绿叶菜、土豆和番茄等。孕妇食用，有利于胎儿生长，并可防治肌肉抽搐。在补钙的同时，还要注意保证饮食中维生素 D 的摄入。应鼓励孕妇多晒太阳，促进钙的吸收和利用。此外，建议每天喝数杯新鲜橙汁，补充矿物质。

【调理食谱】

芹菜牛肉丝：嫩牛肉 300 克，芹菜 200 克，料酒、酱油、淀粉、白糖、食盐、葱末、姜丝、植物油、味精各适量。将牛肉洗净，切成小丁。加料酒、酱油、淀粉、味精腌制 1 小时左右；芹菜择叶，去根，洗净，切段；热锅下姜片爆炒，然后加入腌制好的牛肉；加入切好的芹菜，爆炒；适当加一点清水，调味出锅。牛肉中富含蛋白质、脂肪、维生素 A、胡萝卜素、钙、磷、钾等营养素，与含蛋白质、多种维生素、钙、磷、铁等营养素的芹菜搭配成菜，能强筋壮骨，改善妊娠易抽筋现象。

银鱼肉丝汤：杜仲 1 克，苋菜 250 克，银鱼 100 克，猪肉丝 25 克。味精、盐、生粉、水与高汤适量。先将苋菜拣好后洗净，切成小段备用；将锅内加高汤烧开后，放入杜仲、苋菜、银鱼、猪肉丝一起煮滚；后加盐调味，并用生粉水勾薄芡即可。杜仲可补肝肾、强筋骨；银鱼、苋菜含有丰富的钙质，可强筋骨。此汤中含有丰富的钙质，可改善妊娠时脚易抽筋的现象。

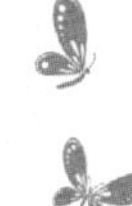

海带焖饭：海带100克，米300克，盐适量。将米淘洗干净；海带洗净，切成小块；锅中放入水和海带块，用大火烧开，滚煮5分钟；倒入电饭煲中，放入米和盐，水量与平时煮饭时同量，搅拌均匀，饭煮熟即可。海带中富含碘、钙、磷、硒等多种人体必需的微量元素，有利准妈妈补充丰富的营养元素，不仅有利于胎儿的生长，也可防止准妈妈在孕期出现抽筋现象。

❊ 静脉曲张——金橘、山楂活血化瘀"吃得开"

【异常表现】

部分患者可以在曲张的浅静脉内形成血栓，表现为局部红肿痛，硬块形成，疼痛影响行走；小腿曲张静脉所经过区域的皮肤由于营养不足，是十分脆弱的，轻微外伤，就很容易导致曲张静脉破裂从而引起大出血；由于静脉出现反流，患者常呈现晨轻晚重的患肢水肿。

【专家建议】

足浴：用热水泡脚，特别是用生姜或辣椒煎水洗脚，可较快扩张人体呼吸道黏膜的毛细血管网，加快血液循环，从而使呼吸道黏膜内血液中的白细胞及时消灭侵袭人体的细菌和病毒，使人体免受感染。经常站立者，易患"下肢静脉曲张"疾病，而足浴能加快腿部血液循环，使腿部的静脉血液及时向右心回流，有利于减轻腿部的静脉淤血，防治下肢静脉曲张。

按摩：洗脚后，双手搓热，轻搓相关部位或穴位，可全脚按摩，也可局部按摩，多摩涌泉穴（足心）或太冲穴（一、二足趾关节后）或太溪穴（内踝高点与跟腱之间凹陷中）。对头晕、失眠、厌食、面色晦暗、疲劳、高血压、便秘等有防治作用。

揉腿：以双手掌紧夹一侧小腿肚，边转动边搓揉，每侧揉动20次左右，然后以同法揉另一侧腿。此法能增强腿力。

【饮食要点】

饮食上可选金橘、山楂、油菜、丝瓜、赤豆、芝麻等活血之品，还可选食牛肉、羊肉、鸡肉等温性食物，不要食用辛辣刺激食物，要忌烟酒。

【调理食谱】

金橘根煲猪肚：金橘根30克，猪肚100～150克，加水4碗，饮汤食肉。

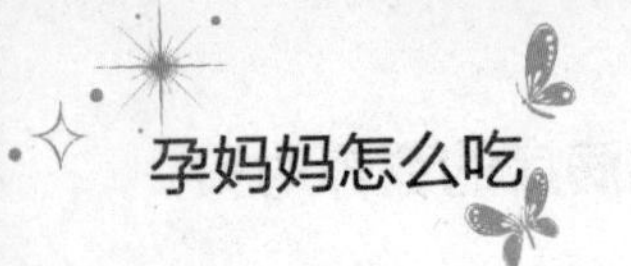

适用于肝气郁滞型静脉曲张。

升麻大肠：升麻10克，黑芝麻60克，小茴香10克，猪大肠一段，将三味药放在猪大肠内，两头扎紧，加水适量煮熟，去小茴香、升麻及芝麻，调味后饮汤吃猪大肠。有便秘者，可连黑芝麻食用。适用于气虚血滞型精索静脉曲张。

参芪双核粥：黄芪20克，党参30克，荔枝核15克，杧果核15克，粳米15克，煮粥食用。适用于气虚血滞型精索静脉曲张。

孕期腹痛——橘皮姜茶，改善腹部不适和疼痛

【异常表现】

怀孕期间出现了腹痛或腹部绞痛，并伴有见红、出血、发热、寒战、阴道分泌物、眩晕、排尿时有不适感、恶心、呕吐。

【专家建议】

流产是指在孕期的前28周内终止妊娠。最初的症状通常是阴道见红或出血，在接下来的几个小时或几天后出现腹痛。出血的程度可能轻重不一。腹痛可能表现为绞痛、阵痛或持续疼痛，程度或轻或重，而且感觉可能更像下背部疼或骨盆受压，或者有便意感。如果出现流产的征兆要去就医。

另外，在孕期出现一些疾病，也可引起准妈妈腹痛，但这些病与怀孕无直接相关的原因，如阑尾炎、肠梗阻、胆石症和胆囊炎等。因为在孕期出现腹痛比较常见，所以有时出现了非妊娠原因的腹痛，容易被准妈妈忽视。如果感觉剧烈腹痛，或者大量出血，需要马上去医院。

【饮食要点】

建议准妈妈：少食多餐，少吃太甜、太辣、太黏的食物。饭后不宜平卧在床上，也不要躺得太低，尽量少弯腰以减轻胃部反酸；保持大便通畅。

【调理食谱】

橘皮姜茶：橘皮、嫩姜各适量，新鲜橘皮洗净，用刀刮去内层白膜，切细丝备用；嫩姜洗净切细丝；将姜丝加两碗水煮，大火开后转小火，约煮5分钟，再放入橘皮煮20秒，即可熄火。本品具有舒肝、解郁、止痛之功效，可改善妊娠气郁、情绪不佳而造成的腹部不适和疼痛。

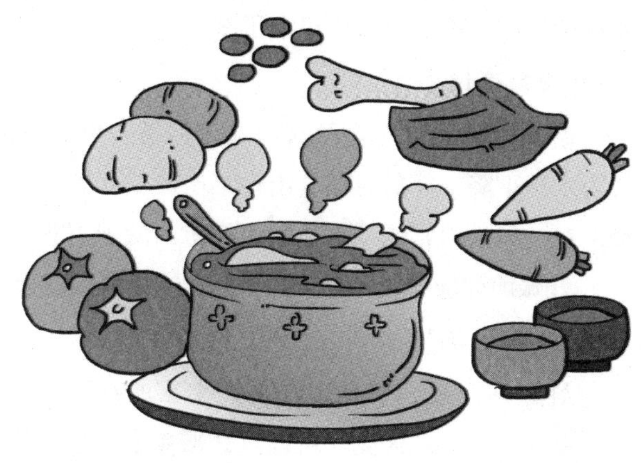

番茄牛骨汤：牛骨500克，牛肉200克，番茄250克，土豆200克，胡萝卜100克,黄豆50克，姜片、精盐各适量。牛肉洗净切块，与牛骨一起入沸水中焯一下，捞出沥水；胡萝卜、番茄、土豆分别去皮，洗净切块，黄豆去杂洗净，浸泡5小时；煲内加入适量清水，放入姜片、牛骨、牛肉块及黄豆烧沸，煲约半小时，加入番茄、土豆、胡萝卜，小火煲至肉烂，加入适量精盐调味即可。可缓解孕期腹痛及胎动不安。

羊排萝卜汤：羊排骨250克，白萝卜250克，水发海带50克，姜片、料酒、精盐各适量。羊排洗净，放入沸水锅中汆烫后捞出，再洗净，白萝卜、水发海带分别洗净，切丝备用；羊肉入炖锅，加水适量，大火烧沸，去浮沫，加入姜片、料酒，小火炖2小时，放入海带丝、萝卜丝，再煮15分钟，加精盐略煮即可。本品具有强筋健骨的作用，可用于缓解腹痛、补虚安胎。

银耳黄瓜汤：嫩黄瓜200克，水发银耳100克，大枣5枚，精盐1茶匙，白糖适量。将黄瓜洗净，切成菱形片，银耳撕成小朵，洗净，大枣用温水泡透备用；锅内倒油烧至五成热，加适量清水，用中火烧开下入银耳、大枣，煮5分钟左右，下入黄瓜片，加入精盐、白糖煮透即可。本品可缓解孕期腹痛，养胃、滋补、安胎。

❋ 妊娠贫血——肝、瘦肉，含铁食品补血最在行

【异常表现】

妊娠贫血是准妈妈特别容易发生的营养缺乏病之一。由于贫血，孕妇的血浆蛋白浓度低，所产生的抗体少，巨噬细胞作用减弱，而使免疫力下降，抗病力差，易发生感染。如果准妈妈经常感到疲惫和倦怠、头晕眼花、耳鸣、呼吸困难、面色发黄、指甲苍白脆弱，或由蹲姿起立时感到晕眩、眼前发黑，就

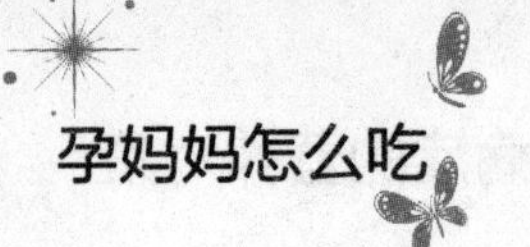

要特别注意，可能自己已患上了贫血。

【专家建议】

贫血可使胎宝宝在子宫内发育迟缓，出生时体重降低，还可导致出生后智力水平下降，严重时还会出现早产甚至死胎。因此，准妈妈要积极防治妊娠期贫血。如果血常规结果显示血红蛋白低于100克/升，可以诊断为贫血。

妊娠前即应积极治疗失血性疾病，如月经过多、钩虫病等，以增加铁储备。

【饮食要点】

妊娠期注意营养，多吃含铁丰富的食物，如肝、蛋类、瘦肉、白菜等，每日摄入铁21～28克才可以。妊娠4个月起应补充铁剂，每日给硫酸亚铁0.3克，并最好同时补给维生素C，有利于铁的吸收。

【调理食谱】

枸杞粥：枸杞子30克，粳米100克，煮粥。孕妇常食，可辅助治疗妊娠期贫血。

香菇大枣：取水发香菇20克，大枣20枚，鸡肉（或猪瘦肉）150克，加姜末、葱末、细盐、料酒、白糖等，隔水蒸熟，每日1次。常食，可辅助治疗妊娠期贫血。

绿豆枣汤：大枣、绿豆各50克，红糖适量。先将大枣与绿豆洗净后入锅，加适量水煮至大枣涨圆、绿豆开花，再加入红糖适量拌匀即成。本品有清热解毒、祛暑止渴、养血安神之功效。久服对治疗缺铁性贫血有益。

❋ 妊娠便秘——香蕉，富含纤维大肠小肠行得通

【异常表现】

便秘是孕期最常见的烦恼之一，也是孕期经常疏忽之处。特别是到妊娠晚期，便秘会越来越严重，常常几天没有大便，甚至1～2周都未能排便，从而导致孕妇腹痛、腹胀。严重者可导致肠梗阻，并发早产，危及母婴安全。曾有便秘孕妇分娩时，堆积在肠管中的粪便妨碍胎儿下降，引起产程延长甚至难产。

【专家建议】

妊娠后，孕妇往往因进食过于精细而排便困难，因此要多食含纤维素多

的蔬菜、水果和粗杂粮，如芹菜、绿叶菜、萝卜、瓜类、苹果、香蕉、梨、燕麦、杂豆、糙米等。

孕妇发生便秘时，切不可乱用泻药，尤其是怀孕16周内的孕妇，否则容易引起流产、早产，对于一些症状较轻的孕妇，可以采用食物疗法。

此外，许多女性怀孕后，唯恐活动会伤了胎气，加上家人的特别“关照”，往往活动量减少，整天坐着或躺着，使得蠕动本已减少的胃肠对食物的消化能力下降，加重腹胀和便秘的发生。

【饮食要点】

每天起床后空腹喝一杯淡盐水，有刺激肠蠕动的作用；多食富含粗纤维素的瓜果、绿叶根茎蔬菜及谷薯类，如奇异果、香蕉、梨、葡萄、菠菜、海带、黄瓜、芹菜、胡萝卜、马蹄、白菜、红薯、玉米等，可以促进肠道蠕动，软化粪便，从而起到润肠滑便的作用，帮助孕妇排便。

【调理食谱】

炒白萝卜丝：主料为白萝卜500克；配料为蜂蜜200克，冰糖100克。将萝卜洗净，顺长切成薄片，再切成丝，放入开水锅内焯一下捞出。锅内添入荤油，待油热时，下入葱、姜、海米炸一下，然后放入萝卜丝，加适量酱油、盐，煸炒，加水少许（约50克），炒拌均匀，收尽汁时出锅盛盘食用。适用于准妈妈头晕、便秘。

无花果粥：无花果30克，粳米100克，蜂蜜、白砂糖适量。先将米加水煮沸，然后放入无花果煮成粥。服时加适量蜂蜜和白砂糖。润肠通便，适用于孕期便秘患者。

❋ 妊娠痔疮——吃了木耳白糖饮，痔疮不找您

【异常表现】

痔疮的早期症状是粪块外表有血迹或大便后肛门滴血。严重者可喷射而出。内痔一般有坠胀感，有的排大便时可脱出肛门外，便后自行恢复。不能恢复的，可引起嵌顿水肿，发生疼痛。外痔发胀、瘙痒，当发炎或形成血栓性外痔时，疼痛剧烈，行走困难，坐立不安。

【专家建议】

按摩：一种是临睡前用手自我按摩尾骨尖的长强穴，每次约5分钟，可

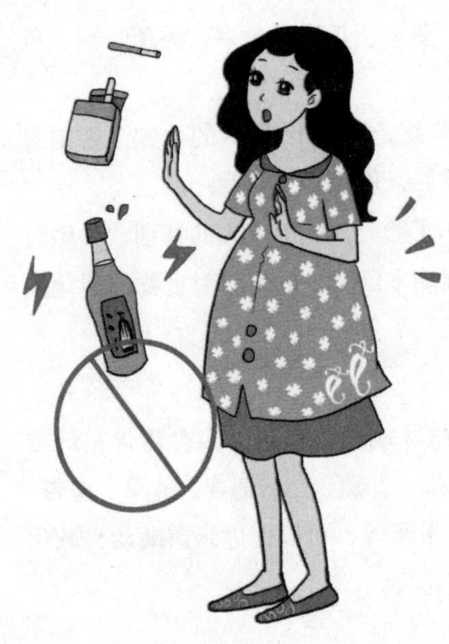

以疏通经络，改善肛门血液循环；另一种方法是用意念，有意识地向上收缩肛门，早晚各1次，每次做30次，这是一种内按摩的方法。

运动：经常参加多种体育活动如做广播体操、打太极拳、气功等，能够增强机体的抗病能力，减少疾病发生的可能，对于痔疮也有一定的预防作用。

【饮食要点】

准妈妈应多进食富含可溶性纤维的食物，如燕麦、全谷食物及糙米、蔬菜及水果。纤维性食物能加强肠道活动，令粪便变软，不会积存压住静脉血管。此外，不要饮酒，不吃辣椒、胡椒、芥末等刺激性食物，因为这些容易使肠道不适，同时令肝脏充血、下腹腔压力无端加大，可令痔疮恶化。

【调理食谱】

木耳白糖饮：木耳50克，冰糖适量。将木耳用水浸发，和冰糖煎服。本品有凉血止血、滋阴润燥之功效，适用于痔疮出血、久病体虚等症。

大肠炖绿豆：绿豆200克，猪大肠1节。绿豆、猪大肠洗净，然后将绿豆放入猪大肠内，两头扎紧，炖熟吃。本品有清热消暑、利水解毒、止渴止血之功效，适用于痔疮、脱肛等。

❀ 妊娠胃灼——香菜爆鸡丝，胃里不再烧得慌

【异常表现】

胃烧灼常发生在妊娠期，几乎有一半的准妈妈都会发生胃烧灼情况，主要表现为胃部胀气和饱满感，有的准妈妈还经常出现胃部烧痛和反酸。这是由于在妊娠期间，协助封闭胃上部与食管间通道的肌肉变得松弛，使消化液从胃部流回到食管里，刺激到其敏感的黏膜所致。扩大的子宫在妊娠晚期压迫到胃部，使得这种情况更加恶化。

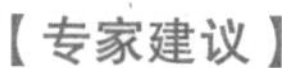

【专家建议】

一般情况下，孕期胃烧灼是一种无害的状况，在分娩后就会消失。要想避免妊娠胃烧灼恶心，可以少食多餐，喝一些加入柠檬汁的水和姜汤（每天不超过 2 克干姜精）。为了缓解胃部烧灼感，要忌吃过酸的食物、味道浓烈的食物和碳酸饮料，因为这类食物和饮料会刺激胃酸分泌，加重胃灼痛。同时还要避免饭后卧床。

大约有 1/2 的孕妇在孕前期会出现恶心的感觉。如果在这个阶段，出现厌食，体重有点降低，不用太恐慌。一般来说，在怀孕第 3 个月后，一切都会恢复正常。

【饮食要点】

避免胃烧灼，少食多餐是防止胃烧灼痛的好办法。最好每天进食 4 ~ 5 次。准妈妈要吃好每一顿正餐，不要让胃空着。此外，要选择能够稀释胃液的食物（如鸡蛋、土豆泥、牛奶），避免吃绿色水果、西红柿以及带汤的菜。如果胃不适感没有减轻，应该去看医生。

【调理食谱】

炒土豆丝：土豆 400 克，植物油、酱油、葱、花椒、醋、盐各适量。将土豆去皮后洗净切丝，入开水锅焯过沥干。油锅用旺火烧热，放入花椒、葱花煸香，放入土豆丝，煸炒均匀后，加入酱油、盐、醋，再煸炒片刻即可。佐餐食用。和胃调中，健脾益气。适宜于胃部灼热的准妈妈，尤其适合胃痛反酸者食用。

香菜爆鸡丝：鸡脯肉 300 克，香菜 100 克，葱段、生姜、盐、味精、黄酒、清汤、芝麻油各适量。鸡脯肉用温水洗净，切作细丝，上浆后用；香菜洗净，去叶，取净梗，切作 3 厘米左右长的段；炒锅放火上，烧热后加菜油，烧至七成热，下鸡丝划散划透，起锅沥净油；原锅留少许油，烧热后下葱段、生姜丝，煸炒出香味，倒入香菜梗，稍炒后，再加鸡肉丝合炒，烹入黄酒、清汤，加盐、味精，翻炒均匀，淋上芝麻油即成。本品有醒脾调中、健胃消食之功效，适宜于脾胃虚弱、久病体虚者，症状表现为脘腹胀满、反胃呃逆、食欲缺乏者食用。

❋ 妊娠水肿——水肿脾虚、阳虚需对号入座

【异常表现】

妊娠后，肢体面目等部位发生水肿，称“妊娠水肿”，亦称“妊娠肿胀”。

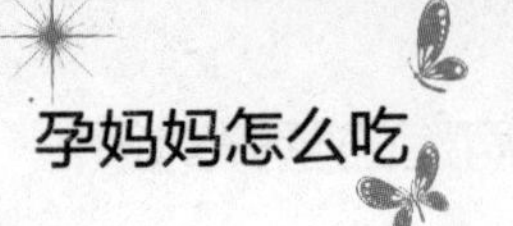

如在妊娠晚期，仅见脚部水肿，且无其他不适者，为妊娠后期常见现象，可不必做特殊治疗，多在产后自行消失。妊娠后，若肢体面目水肿，少气懒言、食欲缺乏、腰痛、大便溏薄，舌质淡，苍白，脉滑无力，多为病态。

脾虚型：妊娠数月，面目四肢水肿或遍及全身，伴胸闷气短、口淡无味、食欲缺乏、大便溏薄，舌质胖嫩，苔薄白或腻、边有齿痕，脉缓滑无力。

肾阳虚型：妊娠数月，面浮肢肿，尤以腰以下为甚，四肢欠温、腰膝无力，舌质淡或边有齿痕，苔白润，脉沉迟。

【专家建议】

食材过敏的孕妇禁止服用，如果不清楚自身体质情况，建议到当地正规医院查明咨询后再使用，避免因食疗不对症而影响孕妇和胎儿健康。

要保证充足的休息和睡眠时间，不能过于紧张和劳累。每餐后最好休息半小时，下午最好休息 2 小时，每晚应睡 9 ~ 10 小时。如果上班地点没有条件躺下休息，可以在午饭后将腿抬高放在椅子上，采取半坐卧位。此外，如妊娠 7 个月后，单纯只是脚部轻度水肿，无高血压、蛋白尿等其他不适，为妊娠期常见现象，产后自消。

【饮食要点】

每天一定要保证食入畜、禽、肉、鱼、虾、蛋、奶等动物类食物及豆类食物。多吃富含维生素 B_1 的全麦粉、糙米和瘦肉，多吃富含蛋白质的食物，如肉类、蛋类、鱼类、乳类、豆类、玉米等。

孕妇不宜饮茶过多、过浓，因为茶中的茶碱（咖啡因）具有兴奋作用，会使胎动增加，乃至危害胎儿的生长发育。

【调理食谱】

赤小豆山药粥：赤小豆 50 克，鲜山药 50 克，白糖少许。先煮赤小豆，待八成熟时，下鲜山药，熟后加糖少许，即成。此粥具有健脾清热利湿的作用。对脾虚湿蕴而已有化热的妊娠水肿、大便溏泄、小便短少者，食之颇益。

葫芦壳白术饮：葫芦壳、茯苓各 15 克，白术 30 克，生车前子 10 克。四味加水煎服，一剂煎 2 次，每日 1 剂，上、下午服用。此粥具有健脾利水消肿的作用。对因脾虚而引起的妊娠水肿者有显著效果。

黑鱼冬瓜汤：大黑鱼 1 条（约 500 克），冬瓜 500 克，调料适量。先将黑鱼刨洗干净，冬瓜切块，同放入瓦锅里煮烂，再加少许葱白、大蒜，不加盐，煮熟后吃鱼喝汤。此粥具有温肾利水安胎的作用，适用于肾阳虚型的妊娠水肿。

川续断羊肾粥：川续断 15 克，羊肾 2 对，羊肉 250 克，葱和五味佐料适量，粳米 50 克，薏苡仁 20 克。先将川续断、羊肾、羊肉，并入佐料，汤成下米和薏苡仁熬成粥，晨起作早餐服用。此粥具有健脾利水，补肾安胎的功效。本粥适用于肾阳虚的妊娠水肿。

❋ 妊娠失眠——少吃“产气”食物安枕无忧

【异常表现】

妊娠期失眠是由于有些女性表现为痰热内扰、阴虚火旺、肝郁化火，这些情况最终都会引起怀孕女性心神不安，因而造成了失眠现象的出现。

【专家建议】

必须尽量避免影响情绪的食物，如咖啡、茶、油炸食物等，尤其是食品中的饱和脂肪酸会改变体内的激素分泌，造成很多不适。医生建议，只要在入睡前 3 小时吃些东西，多数情况下能提高睡眠质量。而准妈妈更要留心自己的“助眠食品”，比如睡前不要吃太冷的食物等。除了调适心理上的压力外，孕妈妈最好也要注意避免刺激性饮食、过多使用化学药物、发炎、过敏等情况，这都会增加心理上的不适，加重尿频。

如果经常在睡眠中抽筋，就必须调整睡姿，尽可能取左侧卧位入睡，并且注意下肢的保暖。另外，多吃蔬菜和水果，少吃动物性蛋白质、精淀粉（如白面包、白米饭、甜食等），都可以减少血液酸碱度不平衡的问题。万一发生抽筋，也可以请家人帮忙热敷和按摩，以缓解抽筋的痛苦，早点入睡。

【饮食要点】

别吃胀气食物：有些食物在消化过程中会产生较多的气体，从而产生腹胀感，妨碍正常睡眠。如豆类、包心菜、洋葱、绿椰菜、球甘蓝、青椒、茄子、土豆、红薯、芋头、玉米、香蕉、面包、柑橘类水果和添加木糖醇（甜味剂）的饮料及甜点等。

睡前别吃辣咸食物：辣椒、大蒜及生洋葱等辛辣的食物，会造成某些人胃部灼热及消化不良，从而干扰睡眠。另外，高盐分食物会使人摄取太多的钠离子，促使血管收缩，血压上升，导致情绪紧绷，造成失眠。如果本来就已有高血压病史，进食高盐分食物很有可能引发高血压性头痛及卒中。

【调理食谱】

百合莲藕汤：鲜百合、莲藕各100克，梨1个，盐少许。将鲜百合洗净，撕成小片；莲藕洗净去节，切成小块，煮约10分钟；梨切成小块；将梨与莲藕放入清水中煲2小时；加入鲜百合片，约煮10分钟，最后放入盐调味即可。本品具有养心安神、美容养颜之功效，适用于容易失眠的准妈妈食用。

大枣葱白粥：大枣20个，连须葱白7根。大枣、连须葱白洗净，用水泡发大枣放入锅内，加适量水，大火烧沸，约20分钟后加入连须葱白，用文火煎熬10分钟即可。频频饮服。本品可安心神、益心气，适合失眠的准妈妈食用。

❀ 妊娠糖尿病——凉拌苦瓜，巧吃妙喝降血糖

【异常表现】

妊娠后首次发现或发病的糖尿病，又称为妊娠糖尿病。妊娠期糖代谢的主要特点是葡萄糖需要量增加、胰岛素抵抗和胰岛素分泌相对不足。其处理原则为维持血糖正常范围，减少母儿并发症，降低围生儿死亡率。

妊娠后出现糖尿病的症状和体征，部分孕妇出现糖尿病并发症（妊娠高血压综合征、巨大胎儿、死胎及死产等），但在分娩后糖尿病的临床表现均逐渐消失，在以后的妊娠中又出现，分娩后又恢复。

【专家建议】

一般会建议先接受营养师的营养咨询，依循正确的饮食方式，在不影响胎儿生长的情况下，控制热量的摄取，尤其在淀粉类和甜食的摄取比例上须降低。但在餐次上需特别注意，在总热量不变下，最好少量多餐，并注意质与量之分配，如此可使血糖较平稳。

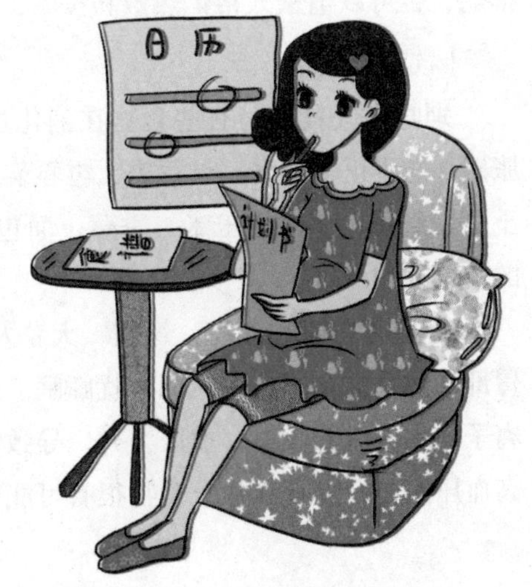

妊娠糖尿病的孕妇应该找一位专门的营养师或医生，根据你的体重、身高、体力活动、胎儿需求，以及你的葡萄糖耐量水平，专门为你制定一套饮食、运动方案。同时，也会考虑孕妇个人的饮食偏好，这一点孕妇不

用过于担心。

注意：如果饮食上的改变不足以让糖尿病孕妇的血糖水平保持在健康的范围内，那就还需要使用胰岛素。如果医生给你开了胰岛素针，孕妇还要告诉营养师，请他重新核定孕妇的饮食方案。

【饮食要点】

饮食要多样，一天所摄入的卡路里和糖类要均匀分配，确保正餐和零食的比例合理。无论是美国的糖尿病协会（ADA），还是中国的营养学会都会建议，妊娠糖尿病的孕妇一日三餐只吃较少到中等的量，然后再每天吃 2 ~ 4 次零食，其中包括一次晚餐后的零食。虽然孕妇的正餐可能比孕妇平时吃的糖类少，但复合糖类还会继续为孕妇提供大部分热量。

不要错过任何一餐。吃饭要坚持定时定量，每餐饭量差不多。如果孕妇日复一日每天都能坚持在一天中平均分配吃的东西，孕妇的血糖水平就会更加稳定。

多吃高纤维食物（例如新鲜水果和蔬菜）、全麦面包、谷类和豆类食物。这些食物比普通糖类消化和吸收得更慢，可能会帮助孕妇的血糖在饭后不会升得太高。蔬菜中魔芋、芹菜、竹笋、香菇、木耳、各种菌类膳食纤维都很丰富。

【调理食谱】

凉拌苦瓜：鲜苦瓜 100 克，精盐、香油各适量。将鲜苦瓜去皮和籽，洗净，再用凉开水冲洗一下，切成薄片，用盐、香油调拌即可。本品具有清热解毒、止渴除烦之功效，适用于防治妊娠糖尿病。

黄瓜橙皮片：黄瓜 2 根，橙皮 1 块，苹果酱 2 大匙。将黄瓜洗净去皮，切成长片；橙皮洗净，切成细丝，放入黄瓜片中间，整齐地摆放在盘中。将苹果酱浇在上面，即可上桌食用。本品可降糖、清热、解渴、利水、消肿，适合准妈妈防治妊娠糖尿病食用。

❋ 妊娠高血压——茼蒿炒笋丝血压“吃”下来

【异常表现】

水肿一般是此病最先出现的症状，由下肢末端开始，严重时向上发展，还可以出现高血压和蛋白尿。此外，除了血压升高之外，患者还会自觉头痛头晕、恶心呕吐、视物模糊、上腹部疼痛等，严重的还会出现抽搐昏迷，抽搐时患者表现面肌紧张，牙关紧闭，眼球固定而直视前方，继而全面肌肉强直，剧烈抽动，呼吸停止，意识丧失，大、小便失禁，发作频繁或持续昏迷者，常可死亡。

【专家建议】

实行产前检查，做好孕期保健工作。妊娠早期应测量1次血压，作为孕期的基础血压，以后定期检查，尤其是在妊娠36周以后，应每周观察血压及体重的变化、有无蛋白尿及头晕等自觉症状。

加强孕期营养及休息。加强妊娠中晚期营养，尤其是蛋白质、多种维生素、叶酸、铁剂的补充，对预防妊娠高血压综合征有一定作用。因为母体营养缺乏、低蛋白血症或严重贫血者，其妊娠高血压综合征发生率增高。

重视诱发因素，治疗原发病。仔细想一想家族史，孕妇的外祖母、母亲或姐妹间是否曾经患妊娠高血压综合征，如果有这种情况，就要考虑遗传因素了。孕妇如果孕前患过原发性高血压、慢性肾炎及糖尿病等均易发生妊娠高血压综合征。妊娠如果发生在寒冷的冬天，更应加强产前检查，及早处理。

【饮食要点】

钙和多不饱和脂肪酸可降低血压，防治妊娠高血压综合征。首先，控制热能和体重；其次，减少饱和脂肪酸的摄入量；再次，增加优质蛋白质；复次，补充足够的钙、镁和锌，牛奶和奶制品含丰富而易吸收的钙质，是补钙的良好食物，以低脂或脱脂的奶制品为宜，豆类、绿叶蔬菜含丰富的镁，海产品如鱼、牡蛎等贝壳类及动物内脏含锌丰富；最后，减少盐的摄入量。因钠盐摄入过多导致的水钠潴留会导致血压升高。一般建议每天食盐的摄入量应少于5克，酱油应少用，少吃盐腌渍食品如咸菜、咸鱼、咸肉、咸蛋等。

【调理食谱】

茼蒿炒笋丝：茼蒿150克，冬笋100克，精盐、味精各少许。茼蒿去须根，切段，冬笋切丝，将炒锅置于旺火上，下油烧至八成热，倒入笋丝翻炒片刻，加水稍焖至熟，再入茼蒿同炒，下盐炒匀，起锅时调入味精。清热解毒，平肝降压。适宜于妊娠高血压综合征患者。

海带爆木耳：水发黑木耳250克，水发海带100克，蒜1瓣，调料适量。将海带、黑木耳洗净，各切丝备用。菜油烧热，爆香蒜、葱花，倒入海带、木耳丝，急速翻炒，加入酱油、精盐、白糖、味精，淋上香油即可。安神降压，活血化瘀。适宜于妊娠高血压患者。

附 录

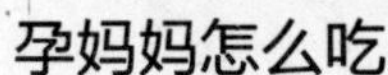

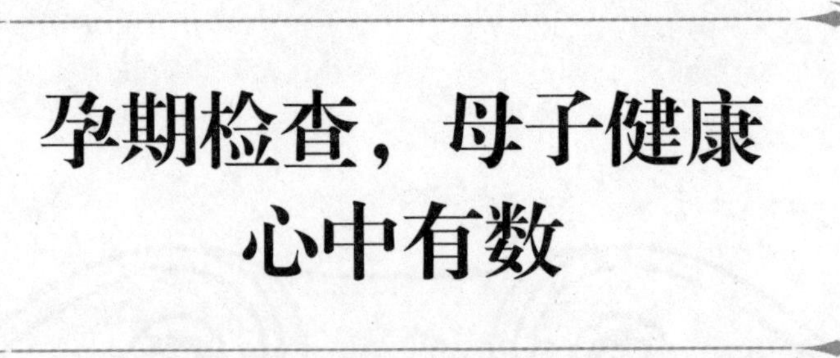

孕期检查，母子健康心中有数

❋ 血常规检查

检查项目：

血红蛋白、血小板、白细胞等。

检查目的：

判断准妈妈是否贫血。因为重度贫血可引起早产、低体重儿等。

检查说明：

◆正常值是 100 ~ 160 克 / 升。

◆白细胞在机体内起着消灭病原体、保卫健康的作用，正常值是（4 ~ 10）$\times 10^{9}$/L，超过这个范围说明有感染的可能，但孕期可以轻度升高。

◆血小板在止血过程中起重要作用，正常值为（100 ~ 300）$\times 10^{12}$/L，如果血小板低于 100×10^{12}/L，则会影响准妈妈的凝血功能。

❋ 尿常规检查

检查项目：

尿液中蛋白、糖及酮体，镜检红细胞和白细胞等。

检查目的：

看准妈妈指标是否为阴性。

检查说明：

◆正常情况下，上述指标均为阴性。

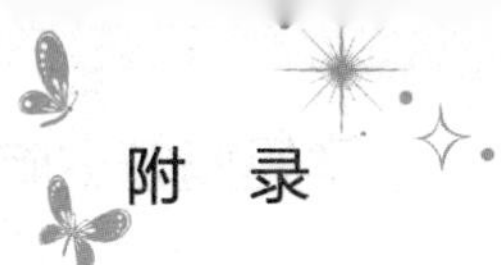

◆如果蛋白阳性，提示有妊娠高血压、肾脏疾病的可能。

◆如果糖或酮体阳性，说明有糖尿病的可能，需进一步检查。

◆如果发现有红细胞和白细胞，则提示有尿路感染的可能，如伴有尿频、尿急等症状，需及时治疗。

❋ 肝、肾功能检查

检查项目：

谷丙转氨酶、谷草转氨酶、尿素氮（BUN）、肌酐（Cr）等。

检查目的：

检查准妈妈有无肝炎、肾炎等疾病，以免因为怀孕让肝脏、肾脏的负担加重，“雪上加霜”。

检查说明：

◆肝功能正常值：谷丙转氨酶 0 ～ 55U/L；谷草转氨酶 0 ～ 55U/L。

◆肾功能正常值：尿素氮 9 ～ 20mg/dl；肌酐 0.5 ～ 1.1mg/d。

❋ 血型检查

检查项目：

（1）ABO 血型；

（2）Rh 血型。

检查目的：

检查血型，以备生产时输血，准妈妈了解自己的血型很重要。

检查说明：

如果准爸爸为 A 型、B 型或 AB 型血，准妈妈为 O 型血，生出来的小宝宝有 ABO 溶血的可能。

在亚洲人中 Rh 血型阴性的较少，大多数为 Rh 血型阳性。如果男女 Rh 血型不合，也有可能发生小宝宝溶血。

如果准妈妈为 Rh 阴性，在生产前医院还要预先备好 Rh 阴性的血液，一旦分娩时发生意外，就能够及时输血。

❋ 梅毒血清学试验

检查项目：

（1）螺旋体抗体血凝试验（TPHA）。

（2）快速血浆反应素试验（RPR）。

检查目的：

看准妈妈是否患有梅毒。因为如果准妈妈患梅毒可通过胎盘直接传给胎儿，有导致新生儿先天梅毒的可能。

检查说明：

正常准妈妈这两项试验结果均为阴性反应。当机体受到梅毒螺旋体感染后，会产生两种抗体，表现为 RPR 阳性和 TPHA 阳性。RPR 阳性的特异性不高，会受到其他疾病的影响而出现假阳性，TPHA 阳性可作为梅毒的确诊试验。

❋ 艾滋病的血清学检查

检查项目：

艾滋病（HIV）抗体。

检查目的：

检查准妈妈 HIV 抗体是否为阴性。

艾滋病是一种严重的免疫缺陷疾患，其病原体是 HIV 病毒。

检查说明：

正常准妈妈 HIV 抗体为阴性。如果感染了 HIV 病毒，则结果为阳性。HIV 病毒会通过胎盘传播给胎儿，会造成新生儿 HIV 病毒感染。

❋ 淋病的细菌学检查

检查项目：

淋球菌培养。

淋病是由淋病双球菌引起的性传播疾病，通过不洁性交直接传播，也可

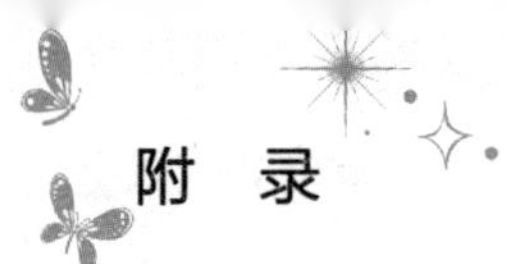

通过被淋病污染的衣物、便盆、器械等传播，也可通过患母的产道传染给新生儿。

检查目的：

查看准妈妈是否患有淋病。

检查说明：

一般是取准妈妈的宫颈管分泌物做淋菌培养，正常孕妇培养结果为阴性。如果为阳性，说明有淋球菌的感染，需及时治疗。

❋ 乙型肝炎（HBV）病毒学检查

检查项目：

乙型肝炎病毒抗原和抗体。

在病毒性肝炎中，以乙型肝炎发病率最高，在妊娠早期可使早孕反应加重，且易发展为急性重症肝炎，危及生命。乙型肝炎病毒可通过胎盘感染胎儿，母婴传播的概率达到90%以上。

检查目的：

查看准妈妈是否感染乙型肝炎病毒。

检查说明：

正常准妈妈各项指标均为阴性。

如果单纯乙型肝炎表面抗体（HBsAb）阳性，说明以前感染过乙肝病毒，现已经痊愈，并且对乙肝病毒具有免疫力。

如果其他指标（HBsAg、HBeAg、HBeAb、HBeAb IgG、HBcAb IgM）呈阳性则需引起重视，说明目前病毒具有传染性，应向医生进行咨询。

❋ 丙型肝炎（HCV）病毒检查

检查项目：

丙型肝炎（HCV）抗体。

丙型肝炎病毒是丙型肝炎的病原体，75%患者并无症状，仅25%患者有发热、呕吐、腹泻等。丙型肝炎病毒也可通过胎盘传给胎儿。

检查目的：

查看准妈妈是否感染丙型肝炎。

检查说明：

正常准妈妈检查结果为阴性，如果为阳性，说明有丙型肝炎病毒感染，需引起医生和准妈妈的重视。

❋ 唐氏综合征产前筛查

检查项目：

唐氏综合征血清学筛查。

唐氏综合征产前筛查是用一种比较经济、简便、对胎儿无损伤性的检测方法。在准妈妈中查找出怀有先天愚型胎儿的高危个体，并且随着母亲年龄的增长其发病率亦增高。

检查目的：

在准妈妈中查找出怀有先天愚型胎儿的高危个体。

检查说明：

每位准妈妈在孕中期 14 ~ 20 周进行检查，阴性报告只表明胎儿发生该种先天异常的机会很低，并不能完全排除这种异常。产前筛查结果以风险率表示，大于 1/275 为筛查阳性，则需进一步做羊水检查。

❋ TORCH 综合征产前筛查

检查项目：

风疹病毒（RV）、弓形虫（TOX）、巨细胞病毒（CMV）、单纯疱疹病毒（HSV）抗体。

检查目的：

检查准妈妈是否感染这些病毒。

检查说明：

正常为阴性。如果检查呈阳性，应经治疗后再怀孕。对于家中养宠物的

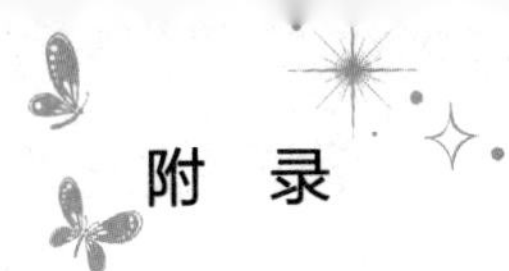

准妈妈更要进行检查。

准妈妈在妊娠 4 个月以前如果感染了以上这些病毒，都可能使胎儿发生严重的先天性畸形，甚至流产。

正常为阴性，如果检查呈阳性，应经治疗后再怀孕。对于家中养宠物的准妈妈更要进行检查。

❋ 心电图检查

检查项目：

心电图。

检查目的：

为了排除心脏疾病，以确认准妈妈是否能承受分娩。

检查说明：

正常情况下结果为：正常心电图。如心电图异常，需及时向医生咨询，并做进一步检查。

❋ 超声检查

检查项目：

B 超。

通过 B 超检查可以看到胎儿的躯体、头部、胎心跳动、胎盘、羊水和脐带等。

检查目的：

可检测胎儿是否存活，是否为多胎，甚至还能鉴定胎儿是否畸形（如无脑儿、脑积水、肾积水、多囊肾短肢畸形、连体畸形、先天性心脏病等）。

检查说明：

羊水深度在 3 ~ 7 厘米之间为正常，超过 7 厘米为羊水增多，少于 3 厘米则为羊水减少，都对胎儿生长不利。

胎心存在，说明胎儿存活。正常胎心率为 120 ~ 160 次 / 分，低于或超出

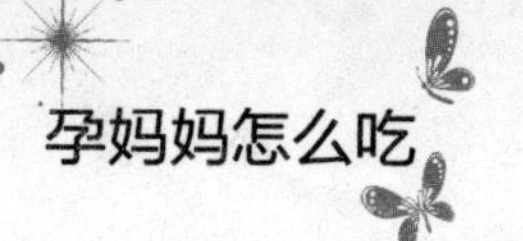

这个范围则提示胎儿在宫内有缺氧的可能。

❋ 阴道分泌物检查

检查项目：

白带清洁度、念珠菌和滴虫、线索细胞。白带是阴道黏膜渗出物、宫颈管及子宫内膜腺体分泌物等混合组成。

检查目的：

检查准妈妈是否患有阴道感染及阴道炎等。

检查说明：

正常情况下清洁度为Ⅰ～Ⅱ度，Ⅲ～Ⅳ度为异常白带，表示阴道炎症。

念珠菌或滴虫阳性说明有感染，需进行相应的治疗，正常值为阴性。

线索细胞是细菌性阴道病，最敏感最具特异性，在阴道分泌物中找有线索细胞即可做出细菌性阴道病的诊断，如为阴性说明正常。

❋ 妊娠糖尿病筛查

检查项目：

50克葡萄糖负荷试验。

这是一种妊娠糖尿病筛查试验。在妊娠24～28周进行，口服含50克葡萄糖的水，1小时后抽血检测血浆血糖值。

检查目的：

看准妈妈是否患有妊娠糖尿病。

检查说明：

如果≥7.8mmol/L（或140mg/dl），则说明筛查阳性，需进一步进行75克葡萄糖耐量试验，以明确有无妊娠糖尿病。

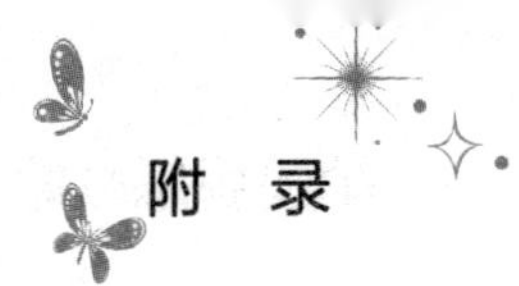

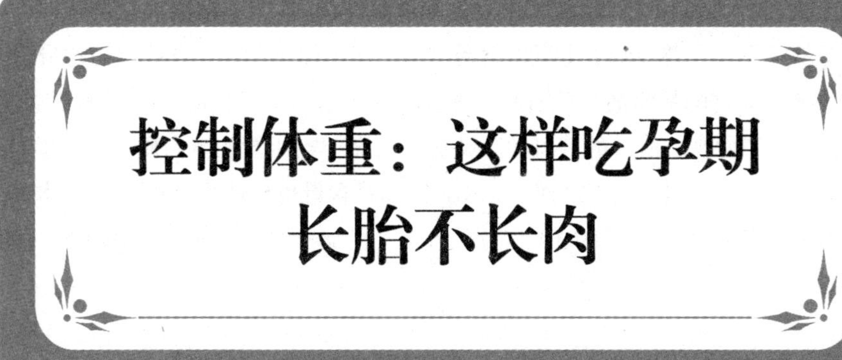

控制体重：这样吃孕期长胎不长肉

✻ 孕1月 蛋黄酸奶糊——补充营养，又能保持窈窕

推荐美食：蛋黄酸奶糊

原料：鸡蛋1个，肉汤50毫升，酸奶100毫升。

做法：将鸡蛋煮熟后，取出蛋黄放入细筛捣碎，将捣碎的蛋黄和肉汤倒入锅中，用文火煮并不时地搅动，呈稀糊状时取出冷却，将酸奶倒入搅匀，即可食用。

功效：蛋黄中有宝贵的维生素A和维生素D，还有维生素E和维生素K，这些都是“脂溶性维生素”。水溶性的B族维生素，也绝大多数存在于蛋黄之中。而蛋黄之所以呈浅黄色，就是因为它含有核黄素，而核黄素就是维生素B_2，它可以预防烂嘴角、舌炎、嘴唇裂口等。所以，孕期食用本品不仅可以补充营养，因为脂肪含量低，还能保持自己的身材。

✻ 孕2月 牛奶土豆泥——边补营养边吃出好身材

推荐美食：牛奶土豆泥

原料：土豆250克，奶粉1调羹，精制油、鲜汤、盐适量。

做法：土豆水煮，酥熟后去皮，用刀压制成泥，加入盐和奶粉搅拌均匀；

炒锅上火，放入精制油适量，放入土豆泥和适量鲜汤，炒至不粘锅加盐调味即可。

功效：作为主要原料，土豆富含蛋白质，甚至优于大豆，最接近动物蛋白。土豆中还含丰富的赖氨酸和色氨酸，这是一般粮食所不可比的。土豆还是富含钾、锌、铁的食物。所含的钾可预防脑血管破裂。它所含的蛋白质、维生素 C，均为苹果的 10 倍，维生素 B_1、维生素 B_2、铁和磷含量也比苹果高得多。总体看，它的营养价值相当于苹果的 3.5 倍。并且土豆的脂肪含量很低，成为减肥时的主食替代品。

❃ 孕 3 月　五彩麦片粥——妈妈消脂宝宝发育两不误

推荐美食：五彩麦片粥

原料：木瓜 50 克，草莓 50 克，香蕉 50 克，即溶麦片 10 克，配方奶 150 毫升。

做法：将所有水果洗净去皮去蒂后切成细丁；将即溶麦片加入配方奶搅拌待软后，再放上水果丁即可。

功效：此粥中含蛋白质、脂肪、糖类、钙、铁、锌和维生素 A、维生素 B_1、维生素 B_2、维生素 C 等多种营养素，不仅有利于补充营养，满足胎宝宝成长发育，还能起到消脂减肥的功效。

❃ 孕 4 月　黄油饼干——孕妈妈保持身材的上上之佳选

推荐美食：黄油饼干

原料：2 杯面粉，2 勺发酵粉，4 勺奶油，1/2 勺盐，3/4 杯牛奶。

做法：在面粉里加入发酵粉，加入适当的盐，然后过筛；第二步把奶油磨成面包屑状。拿擦丝板就可以；将奶油混入面粉中，加入牛奶搅拌均匀，直到生面粉变成了面团样；轻轻地翻转生面团，揉 30 秒钟；把面团做成 12 块 1 厘米厚、2 厘米宽、4 厘米长的形状；烤箱预热到 200℃，将这 12 块饼干放入烤箱中，烤 12 ~ 15 分钟即可。

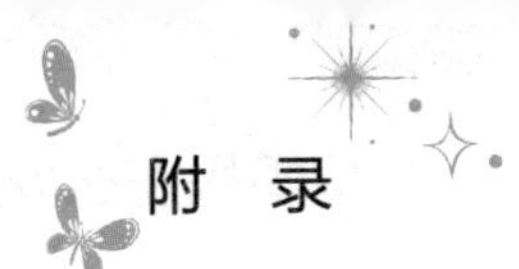

功效：本品香脆，既可以当主食，又可以当小点心，适量摄取，可以很好地满足饱腹感，是孕妈妈保持身材、好吃不胖的佳选。

❋ 孕 5 月　蜂蜜橘子——减肥消脂，增加孕期饱腹感

推荐美食：蜂蜜橘子

原料：橘子 90 克，蜂蜜 9 克。

做法：将橘子洗干净，剥去皮，再把内皮剥去，然后放入容器内弄碎；食用时加入蜂蜜搅拌均匀，使其具有一点柔和的酸味。

功效：本品含有丰富的糖类，还含有维生素、苹果酸、柠檬酸、蛋白质、脂肪、食物纤维及多种矿物质等，不仅可以补充营养，还能增加饱腹感，起到减肥消脂的功效。

注意：橘子可用广柑代替，最好是用无核蜜橘。

❋ 孕 6 月　玉米瘦肉汤——孕期胖妈妈的消脂塑身

推荐美食：玉米瘦肉汤

原料：甜玉米 200 克，瘦肉 50 克，酱油、生粉、盐各适量。

做法：把新鲜甜玉米的玉米子刨下来；锅里放水烧开后把玉米放进去煮；瘦肉用酱油和生粉腌一下；后与玉米同煮，肉熟后加盐至合口味。

功效：玉米素有长寿食品的美称，含有丰富的蛋白质、脂肪、维生素、微量元素、纤维素及多糖等，还是孕期胖妈妈的消脂塑身佳食。

❋ 孕 7 月　香蕉奶糖——准妈妈好吃不胖的点心佳食

推荐美食：香蕉奶糖

原料：香蕉 1 根、鲜奶 1 袋、冰块少许、白糖 1 勺。

做法：香蕉去皮后切段，与鲜奶、冰块、白糖一同放入搅拌机中搅打至烂即可。

功效：本品增加饱腹感，是孕期准妈妈好吃不胖的点心佳食。

❋ 孕 8 月　奶酪蝴蝶卷——满足食欲，消脂、消除赘肉

推荐美食：奶酪蝴蝶卷

原料：全麦面粉 100 克，奶酪粉 30 克，油、盐适量。

做法：取发好的面团一块，擀成厚片，面片上倒油，撒一把奶酪粉，如果喜欢咸味重一些的话，可同时撒一点点盐；把油和奶酪粉均匀地抹在面片上以后，卷起来，成一个长条，卷到最后的时候，留一小条边儿不卷（做蝴蝶的触须），然后把卷起的长条用刀切成小段儿；每两段儿为一组，把做触须用的未卷的两个小条挨在一起；用筷子把排在一起的这两小段儿在中间夹一下，即成蝴蝶生坯；室温下松弛 20 分钟左右，放入蒸锅，蒸熟即可。

功效：本品既可以当作孕期主食，又可以作为孕期小点心，满足食欲的同时，还能消脂、消除赘肉。

❋ 孕 9 月　菠菜鸡肉粥——准妈妈控制体重的消脂佳食

推荐美食：菠菜鸡肉粥

原料：鸡胸肉 10 克，米饭 1/4 碗，海带清汤 1/2 杯，菠菜 10 克，酱油、白糖各适量。

做法：将鸡胸脯肉去筋，切成小块，用酱油和白糖腌一下；将菠菜炖熟

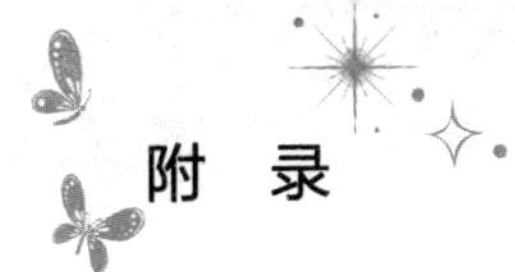

并切碎；米饭用海带清汤煮一下，再放入菠菜鸡肉同煮。

功效：鸡胸肉的脂肪含量很低，维生素却很多，每100克鸡肉含钙13毫克，磷190毫克，铁15毫克。菠菜不仅含有大量的胡萝卜素，也是维生素B_6、叶酸、铁质和钾质的极佳来源。大米的主要营养成分是糖类和蛋白质，其他营养成分还有钙、磷、铁、葡萄糖、果糖、麦芽糖、维生素B_1、维生素B_2等。是孕期准妈妈控制体重的消脂佳食。

❋ 孕10月　栗子粥——控制体重、增加产力

推荐美食：栗子粥

原料：大米粥1小碗，栗子3个，少许精盐。

做法：将栗子剥去外皮和内皮后研碎；栗子煮熟后，放入大米粥中，搅拌均匀，继续煮至烂熟；加入少许精盐，调匀后即可。

功效：本品有补虚养身、调肾壮腰的功效，适用于孕晚期控制体重和增加产力。